LIBERAÇÃO DE TECIDOS MOLES E DE PONTOS-GATILHO

Jane Johnson

LIBERAÇÃO DE TECIDOS MOLES E DE PONTOS-GATILHO

2ª
_____
EDIÇÃO

Título original em inglês: *Soft Tissue and Trigger Point Release – Hands-On Guides for Therapists*.
Copyright © 2019, 2009 by Jane Johnson. Todos os direitos reservados.
Publicado mediante acordo com Human Kinetics.

Esta publicação contempla as regras do Novo Acordo Ortográfico da Língua Portuguesa.

Produção editorial: Retroflexo Serviços Editoriais Ltda.
Tradução: Maiza Ritomy Ide
            Fisioterapeuta pela Universidade Estadual de Londrina (UEL)
            Mestre em Ciências pela Faculdade de Medicina da
                Universidade de São Paulo (FMUSP)
            Doutora em Reumatologia pela FMUSP
            Pós-doutora em Reumatologia pela Universidade de Cantábria (Espanha)
Revisão de tradução e revisão de prova: Depto. editorial da Editora Manole
Projeto gráfico: Depto. editorial da Editora Manole
Diagramação: R G Passo
Ilustrações e fotografias do miolo: © Human Kinetics
Adaptação da capa para a edição brasileira: Depto. de arte da Editora Manole
Imagem da capa: © Human Kinetics

CIP-BRASIL. CATALOGAÇÃO NA PUBLICAÇÃO
SINDICATO NACIONAL DOS EDITORES DE LIVROS, RJ

J65L
2. ed.

Johnson, Jane
    Liberação de tecidos moles e de pontos-gatilho / Jane Johnson ;
tradução Maiza Ritomy Ide. - 2. ed. - Barueri [SP] : Manole, 2021.
    24 cm.

    Tradução de: Soft tissue and trigger point release – hands-on guides for therapists
    ISBN 9786555763805

    1. Massagem terapêutica - Manuais, guias, etc. I. Ide, Maiza Ritomy. II. Título.

20-67825   CDD: 615.822
                                    CDU: 615.821

Leandra Felix da Cruz Candido - Bibliotecária CRB-7/6135

Todos os direitos reservados.
Nenhuma parte desta publicação poderá ser reproduzida, por qualquer processo,
sem a permissão expressa dos editores. É proibida a reprodução por fotocópia.
A Editora Manole é filiada à ABDR – Associação Brasileira de Direitos Reprográficos.

Edição brasileira – 2021

Direitos em língua portuguesa adquiridos pela:
Editora Manole Ltda.
Av. Ceci, 672 – Tamboré – 06460-120 – Barueri – SP – Brasil
Fone: (11) 4196-6000 | www.manole.com.br | https://atendimento.manole.com.br
Impresso no Brasil | *Printed in Brazil*

A edição atualizada e revisada desta obra é novamente dedicada
ao meu filho, Jake Johnson, que tinha 10 anos de idade na época
em que a primeira edição foi publicada. Ele agora tem 19 anos
e parece incólume por ter sido criado por uma mãe não tão
convencional. Sinto-me grata todos os dias por tê-lo em minha vida.

Durante o processo de edição desta obra, foram tomados todos os cuidados para assegurar a publicação de informações técnicas, precisas e atualizadas conforme lei, normas e regras de órgãos de classe aplicáveis à matéria, incluindo códigos de ética, bem como sobre práticas geralmente aceitas pela comunidade acadêmica e/ou técnica, segundo a experiência do autor da obra, pesquisa científica e dados existentes até a data da publicação. As linhas de pesquisa ou de argumentação do autor, assim como suas opiniões, não são necessariamente as da Editora, de modo que esta não pode ser responsabilizada por quaisquer erros ou omissões desta obra que sirvam de apoio à prática profissional do leitor.

Do mesmo modo, foram empregados todos os esforços para garantir a proteção dos direitos de autor envolvidos na obra, inclusive quanto às obras de terceiros e imagens e ilustrações aqui reproduzidas. Caso algum autor se sinta prejudicado, favor entrar em contato com a Editora.

Finalmente, cabe orientar o leitor que a citação de passagens da obra com o objetivo de debate ou exemplificação ou ainda a reprodução de pequenos trechos da obra para uso privado, sem intuito comercial e desde que não prejudique a normal exploração da obra, são, por um lado, permitidas pela Lei de Direitos Autorais, art. 46, incisos II e III. Por outro, a mesma Lei de Direitos Autorais, no art. 29, incisos I, VI e VII, proíbe a reprodução parcial ou integral desta obra, sem prévia autorização, para uso coletivo, bem como o compartilhamento indiscriminado de cópias não autorizadas, inclusive em grupos de grande audiência em redes sociais e aplicativos de mensagens instantâneas. Essa prática prejudica a normal exploração da obra pelo seu autor, ameaçando a edição técnica e universitária de livros científicos e didáticos e a produção de novas obras de qualquer autor.

Editora Manole

Sumário

Sobre a autora XIII

Agradecimentos XV

Prefácio XVII

Parte 1 Primeiros passos na liberação de tecidos moles 1

1 Introdução à liberação de tecidos moles 3

Quem deve ser submetido à LTM 4

Como funciona a LTM 5

Onde realizar a LTM 10

Quando realizar a LTM 10

Benefícios da LTM 11

LTM e pontos-gatilho 12

  Por que tratar pontos-gatilho 12

  Como identificar um ponto-gatilho 13

  Como tratar pontos-gatilho 13

Comentários finais 14

Questões para estudo 14

2 Preparo para a liberação de tecidos moles 15

Uso do corpo para aplicar a LTM 15

  Antebraço 15

  Cotovelo 17

  Um dos punhos 18

  Ambos os punhos 19

  Palmas das mãos 19

  Segurar e comprimir 20

  Polegares um sobre o outro 20

  Um só polegar 21

  Dedos 22

  Articulações dos dedos 22

Uso de ferramentas para aplicar a LTM 23

Consulta com o paciente 26

Diretrizes de segurança e cuidado 26

Três métodos de LTM 28

Mensuração de eficácia da LTM 28

Dúvidas frequentes e dicas para resolução de problemas 31

Comentários finais 33

Questões para estudo 33

VIII   Liberação de tecidos moles e de pontos-gatilho

Parte 2 Técnicas de liberação de tecidos moles 35

3 Liberação de tecidos moles passiva 37

Introdução à LTM passiva 37
   Como executar a LTM passiva 37
   A direção dos travamentos 38
   Como focar o alongamento em uma área 40
   A direção da pressão 41
   Absorção do acúmulo de pele 42
   Incorporação da LTM à massagem com óleo 43
Principais pausas de manutenção, movimentos e posições para a LTM passiva 44
   Panturrilha 44
   Posteriores da coxa 46
   Glúteos 47
   Romboides 47
   Tríceps braquial 48
   Adutores do ombro 49
   Bíceps braquial 49
   Extensores do punho e dos dedos 50
   Flexores do punho e dos dedos 51
   Peitorais 52
Diretrizes de segurança para a LTM passiva 53
Quando a LTM passiva é indicada 53
Uso da LTM passiva para tratar pontos-gatilho 55
Como se tornar proficiente no uso da LTM passiva 55
Questões para estudo 56

4 Liberação de tecidos moles ativoassistida 59

Introdução à LTM ativoassistida 59
   Como executar a LTM ativoassistida 60
   Como escolher entre a LTM passiva e a LTM ativoassistida 63
   A direção dos travamentos 63
   Como focar o alongamento em uma área 63
   A direção da pressão 63
   Absorção do acúmulo de pele 65
   Incorporação da LTM ativoassistida à massagem com óleo 65
Principais pausas de manutenção, movimentos e posições para a LTM ativoassistida 67
   Panturrilha 67
   Pé 69
   Posteriores da coxa 70
   Ilíaco 72
   Tibial anterior 72
   Fibulares 73
   Glúteos 74
   Quadríceps femoral 74
   Trato iliotibial (TIT) 75
   Parte descendente do trapézio 76
   Escalenos 77
   Levantador da escápula 78
   Eretor da espinha 79
   Peitorais 79
   Extensores do punho e dos dedos 80
   Flexores do punho e dos dedos 81

Infraespinal 82

Bíceps braquial 82

Tríceps braquial 83

Diretrizes de segurança para a LTM ativoassistida 83

Quando a LTM ativoassistida é indicada 84

Uso da LTM ativoassistida para tratar pontos-gatilho 84

Como se tornar proficiente no uso da LTM ativoassistida 87

Questões para estudo 87

5 Liberação de tecidos moles ativa 91

Introdução à LTM ativa 91

Como executar a LTM ativa 91

A direção dos travamentos 92

Como focar o alongamento em uma área 92

A direção da pressão 94

Absorção do acúmulo de pele 96

Incorporação da LTM ativoassistida à massagem com óleo 96

LTM ativa como parte de um programa de atendimento domiciliar 96

Principais pausas de manutenção, movimentos e posições para a LTM ativa 96

Pé 97

Posteriores da coxa 97

Quadríceps femoral 98

Panturrilha 99

Glúteos 99

Extensores do punho e dos dedos 100

Flexores do punho e dos dedos 101

Bíceps braquial 102

Tríceps braquial 102

Trapézio 103

Escalenos 103

Romboides 104

Peitorais 105

Diretrizes de segurança para a LTM ativa 106

Quando a LTM ativa é indicada 106

Uso da LTM ativa para tratar pontos-gatilho 107

Como se tornar proficiente no uso da LTM ativa 108

Questões para estudo 109

Parte 3 Aplicação da liberação de tecidos moles 111

6 Liberação de tecidos moles para o tronco 113

Romboides 114

Pontos-gatilho nos romboides 114

LTM passiva aplicada aos romboides: paciente em decúbito ventral 115

LTM passiva aplicada aos romboides: paciente em posição sentada 118

LTM ativa aplicada aos romboides: paciente em posição ortostática 120

Peitoral maior e peitoral menor 121

Pontos-gatilho nos músculos peitoral maior e peitoral menor 121

LTM passiva aplicada ao peitoral maior: paciente em decúbito dorsal 123

LTM ativoassistida aplicada ao peitoral maior: paciente em decúbito dorsal 125

LTM ativa aplicada aos peitorais: paciente em posição sentada ou ortostática 127

X Liberação de tecidos moles e de pontos-gatilho

Levantador da escápula 128
   Pontos-gatilho no levantador da escápula 128
   LTM ativoassistida aplicada ao levantador da escápula: paciente em posição sentada 130
Parte descendente do trapézio 132
   Pontos-gatilho na parte descendente do trapézio 132
   LTM ativoassistida aplicada à parte descendente do trapézio: paciente em posição sentada 134
   LTM ativoassistida aplicada à parte descendente do trapézio: paciente em decúbito dorsal 135
   LTM ativa aplicada à parte descendente do trapézio: paciente em posição sentada ou ortostática 136
   LTM ativa aplicada à parte descendente do trapézio: paciente em decúbito dorsal 138
Eretor da espinha (parte superior) 138
   Pontos-gatilho no semiespinal da cabeça 138
   LTM ativoassistida aplicada ao eretor da espinha: paciente em posição sentada 140
Escalenos 141
   Pontos-gatilho nos escalenos 141
   LTM ativoassistida aplicada aos escalenos: paciente em posição sentada 142
   LTM ativoassistida aplicada aos escalenos: paciente em decúbito dorsal 144
   LTM ativa aplicada aos escalenos: paciente em posição sentada 145
Questões para estudo 146

7 Liberação de tecidos moles para os membros inferiores 147
Posteriores da coxa 148
   Pontos-gatilho nos posteriores da coxa 148
   LTM passiva aplicada aos posteriores da coxa: paciente em decúbito ventral 149
   LTM ativoassistida aplicada aos posteriores da coxa: paciente em decúbito ventral 151
   LTM ativa aplicada aos posteriores da coxa: paciente em decúbito dorsal 154
   LTM ativa aplicada aos posteriores da coxa: paciente em posição sentada 156
Panturrilha 157
   Pontos-gatilho na panturrilha 157
   LTM passiva aplicada à panturrilha usando os polegares: paciente em decúbito ventral 158
   LTM passiva aplicada à panturrilha usando o dorso dos dedos: paciente em decúbito ventral 162
   LTM passiva aplicada à panturrilha com deslizamento usando o dorso dos dedos: paciente em decúbito ventral com os joelhos estendidos 164
   LTM passiva aplicada à panturrilha com deslizamento usando os antebraços: paciente em decúbito ventral com os joelhos flexionados 164
   LTM ativoassistida aplicada à panturrilha usando o cotovelo: paciente em decúbito ventral 166
   LTM ativoassistida aplicada à panturrilha usando um travamento por compressão: paciente em decúbito ventral 168
   LTM ativa aplicada à panturrilha: paciente em decúbito dorsal 169
Pé 170
   Pontos-gatilho no pé 170
   LTM ativoassistida aplicada ao pé usando uma ferramenta: paciente em decúbito ventral e decúbito dorsal 171
   LTM ativa aplicada ao pé: paciente em posição sentada 173
Quadríceps femoral 174
   Pontos-gatilho no quadríceps femoral 174
   LTM ativoassistida aplicada ao quadríceps femoral: paciente em posição sentada 176
   LTM ativa aplicada ao quadríceps femoral com uma bola de tênis 177

Tibial anterior	179
Pontos-gatilho no tibial anterior	179
LTM ativoassistida aplicada ao tibial anterior: paciente em decúbito lateral	179
LTM ativoassistida aplicada ao tibial anterior com deslizamento: paciente em decúbito ventral	181
Fibulares	182
Pontos-gatilho nos fibulares	182
LTM ativoassistida aplicada aos fibulares: paciente em decúbito lateral	182
Glúteos	184
Pontos-gatilho nos glúteos	184
LTM passiva aplicada aos glúteos: paciente em decúbito ventral	185
LTM ativoassistida aplicada aos glúteos: paciente em decúbito lateral	187
LTM ativa aplicada aos glúteos: paciente em posição ortostática	188
Trato iliotibial (TIT)/vasto lateral	189
Pontos-gatilho no vasto lateral	189
LTM ativoassistida aplicada ao vasto lateral: paciente em decúbito lateral	190
Ilíaco	191
Pontos-gatilho no ilíaco	191
LTM ativoassistida aplicada ao ilíaco: paciente em decúbito lateral	192
Questões para estudo	194

8 Liberação de tecidos moles para os membros superiores — 195

Tríceps braquial	196
Pontos-gatilho no tríceps braquial	196
LTM passiva aplicada ao tríceps braquial com travamento por compressão: paciente em decúbito ventral	197
LTM ativoassistida aplicada ao tríceps braquial usando o polegar: paciente em decúbito ventral	198
LTM ativa aplicada ao tríceps braquial: paciente em posição sentada ou ortostática	199
Bíceps braquial	200
Pontos-gatilho no bíceps braquial	200
LTM passiva aplicada ao bíceps braquial: paciente em decúbito dorsal	201
LTM passiva aplicada ao bíceps braquial com deslizamento: paciente em decúbito dorsal	202
LTM ativoassistida aplicada ao bíceps braquial: paciente em decúbito dorsal	203
LTM ativa aplicada ao bíceps braquial: paciente em posição sentada ou ortostática	204
Adutores do ombro	205
Pontos-gatilho nos adutores do ombro	205
LTM passiva aplicada aos adutores do ombro: paciente em decúbito ventral	206
LTM passiva aplicada aos adutores do ombro: paciente em decúbito lateral	207
Infraespinal	207
Pontos-gatilho no infraespinal	207
LTM ativoassistida aplicada ao infraespinal: paciente em decúbito ventral	208
Extensores do punho e dos dedos	209
Pontos-gatilho nos extensores do punho e dos dedos	209
LTM passiva aplicada aos extensores do punho e dos dedos: paciente em decúbito dorsal	210
LTM passiva aplicada aos extensores do punho e dos dedos com deslizamento: paciente em decúbito ventral	212
LTM ativoassistida aplicada aos extensores do punho e dos dedos: paciente em decúbito dorsal	213
LTM ativoassistida aplicada aos extensores do punho e dos dedos: paciente em posição sentada	214
LTM ativoassistida aplicada aos extensores do punho e dos dedos: com deslizamento	215

XII Liberação de tecidos moles e de pontos-gatilho

LTM ativa aplicada aos extensores do punho e dos dedos: paciente em posição sentada ou ortostática 216
LTM ativa aplicada aos extensores do punho e dos dedos: com deslizamento usando um rolo 217
Flexores do punho e dos dedos 219
Pontos-gatilho nos flexores do punho e dos dedos 219
LTM passiva aplicada aos flexores do punho e dos dedos: paciente em decúbito dorsal 220
LTM ativoassistida aplicada aos flexores do punho e dos dedos: paciente em decúbito dorsal 221
LTM ativa aplicada aos flexores do punho e dos dedos: paciente em posição sentada ou ortostática 222
Questões para estudo 224

Parte 4 Programas de liberação de tecidos moles 225

9 Elaboração de um programa de liberação de tecidos moles 227

Perguntas iniciais 228
Histórico de saúde do paciente 236
Uso de um diagrama corporal 236
Mensuração de sensações subjetivas 238
Avaliação postural 239
Amplitude de movimento e outros testes especiais 240
Programa de tratamento 240
Estudos de caso 242
Paciente A: dor e rigidez no joelho pós-cirurgia de artroplastia total do joelho 242
Paciente B: encurtamento de músculos posteriores da coxa e panturrilha 244
Paciente C: dor no pescoço e região posterior dos ombros 246
Paciente D: dor no membro superior esquerdo 248
Comentários finais 249
Questões para estudo 249

Respostas às questões para estudo 257
Referências bibliográficas 261
Índice remissivo 265

Sobre a autora

Jane Johnson, MSc, é fisioterapeuta e massagista esportiva especializada em saúde ocupacional musculoesquelética. Ela tem usado e ensinado a liberação de tecidos moles (LTM) há muitos anos e tem amplo conhecimento em anatomia, do qual se utiliza para explicar a LTM em termos objetivos. Já trabalhou com vários grupos de pacientes, incluindo atletas profissionais e amadores, adultos e idosos; essa experiência possibilitou que ela adaptasse a LTM a diversas categorias de pacientes e fornecesse dicas práticas aos leitores.

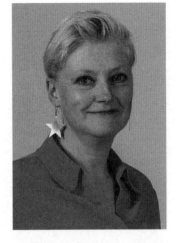

Johnson ministrou oficinas de aperfeiçoamento profissional continuado em muitas organizações do Reino Unido e de outros países. Essa experiência a colocou em contato com milhares de profissionais de todas as áreas e melhorou a sua própria prática. Ela é apaixonada por apoiar e inspirar fisioterapeutas recém-formados ou menos confiantes para que eles se sintam mais seguros em seu trabalho. Ela frequentemente ministra conferências e exposições sobre a LTM para profissionais da saúde.

Johnson é membro da Chartered Society of Physiotherapy e está registrada no Health and Care Professions Council. Como membro da Medico Legal Association of Chartered Physiotherapists, ela fornece relatos especializados em casos envolvendo terapias de tecidos moles.

Agradecimentos

É com gratidão que agradeço a todos da Human Kinetics que ajudaram a levar este livro à impressão. Contribuíram tomadores de decisão, editores, *designers*, artistas, revisores e fotógrafos. Como autora, tenho a honra de fazer parte dessa equipe.

Prefácio

Escrito para todos os profissionais da saúde que desejam acrescentar novas habilidades ao tratamento de tecidos moles, a primeira edição do *Liberação de tecidos moles* foi publicada em 2009. Projetada para ser usada como um texto autônomo, com fotografias auxiliando as explicações passo a passo, a primeira edição provou ser um valioso livro de apoio para profissionais da saúde que participavam de oficinas de liberação de tecidos moles (LTM) ou que realizavam cursos mais longos nos quais a LTM constituía um dos módulos, como o curso de massagem terapêutica esportiva. Profissionais da saúde já treinados na técnica acharam o livro uma referência útil. Como essa modalidade de alongamento também pode ser realizada sobre as roupas, *personal trainers*, treinadores esportivos, fisioterapeutas esportivos, fisioterapeutas, osteopatas, quiropráticos e outros terapeutas corporais também puderam utilizar este material.

Quase 10 anos depois da publicação deste guia prático, a nova edição do *Liberação de tecidos moles* baseia-se no texto original com a adição de conteúdo, fotografias, ilustrações e tabelas. Uma das adições mais significativas é o material que descreve como a LTM pode ser usada para desativar pontos-gatilho.

O Capítulo 1 introdutório fornece respostas para perguntas comuns em relação ao uso da técnica, por exemplo: como funciona a técnica? Quem deveria recebê-la? Onde e quando ela deve ser aplicada? Quais são os benefícios da técnica? Esse capítulo tem duas novas seções, uma descrevendo o uso da técnica de LTM para desativar pontos-gatilho e outra sobre as pesquisas atuais em relação ao alongamento. A nova seção sobre pontos-gatilho descreve o que eles são, por que eles devem ser tratados, como identificá-los e como usar a LTM para desativá-los. Para esclarecer esses pontos, adicionaram-se oito fotografias à descrição passo a passo da LTM passiva.

O Capítulo 2 detalha a preparação para a LTM e tem novas fotografias demonstrando pegadas e métodos de travamento de tecidos adicionais. Acrescentou-se à seção que trata da mensuração da eficácia uma ilustração da escala visual analógica (EVA), além de fotografias de testes de comprimento muscular simples.

Os Capítulos 3, 4 e 5 fornecem informações detalhadas sobre como aplicar as diferentes modalidades de LTM: passiva, ativoassistida e ativa, respectivamente. Em cada um desses capítulos, adicionaram-se três novas seções: direção dos travamentos, como aliviar o acúmulo de pele e direção da pressão. Adicionaram-se setas às fotografias em cada um desses capítulos para mostrar em que direção a pressão precisa ser aplicada para absorver o acúmulo de tecidos quando um travamento é aplicado. Cada capítulo tem agora uma seção sobre como usar essa modalidade de LTM para desativar pontos-gatilho. Além disso,

XVIII Liberação de tecidos moles e de pontos-gatilho

cada capítulo possui uma tabela de visão geral, com fotografias em miniatura mostrando todas as técnicas descritas no capítulo. O leitor pode usá-la como uma lista de verificação ao aprender a usar a LTM. Por fim, cada capítulo tem uma nova seção com ideias de como se tornar proficiente no uso dessa modalidade específica de LTM.

O Capítulo 3 tem novas fotografias e ilustrações, bem como uma seção nova descrevendo como aplicar a LTM passiva aos adutores do ombro.

O Capítulo 4 tem novas fotografias e ilustrações. Além disso, uma tabela nova mostra quais músculos costumam ser tratados em posição neutra e quais são normalmente tratados em posição encurtada. Uma nova seção descreve como incorporar a LTM ativoassistida a uma massagem com óleo, introduzindo uma nova modalidade dessa técnica – a LTM deslizante. Adicionaram-se novas seções descrevendo a LTM ativoassistida ao trato iliotibial (TIT), infraespinal, bíceps braquial e tríceps braquial.

O Capítulo 5 tem novas fotos e ilustrações, além de seções novas que descrevem como aplicar a LTM ativa aos músculos glúteos, trapézio, escalenos, romboides e peitorais.

A Parte 3 contém três capítulos, cada um com foco na aplicação da LTM a uma parte diferente do corpo. O Capítulo 6 descreve a aplicação da LTM aos seguintes músculos do tronco: romboides, peitorais, levantadores das escápulas, parte descendente do trapézio, eretores da espinha e escalenos. O Capítulo 7 contém alongamentos para os membros inferiores: músculos posteriores da coxa, panturrilha, tensor da fáscia lata e TIT, pé (face plantar), quadríceps femoral, tibial anterior, fibulares, glúteos e ilíaco. O Capítulo 8 concentra-se na aplicação da LTM aos seguintes músculos dos membros superiores: tríceps braquial, bíceps braquial, adutores do ombro, infraespinais, extensores do punho e dos dedos e flexores do punho e dos dedos. Adicionaram-se ilustrações de cada um dos músculos nesses três capítulos, juntamente com ilustrações mostrando pontos-gatilho comuns e uma descrição de como a LTM pode ser usada para abordá-los. Incluíram-se referências à desativação de pontos-gatilho em músculos específicos. Adicionaram-se setas às fotografias desses capítulos, mostrando em qual direção o acúmulo de pele é absorvido no início da técnica. Adicionaram-se posições alternativas de tratamento em todos os capítulos.

O Capítulo 6, "Liberação de tecidos moles para o tronco", foi melhorado com a adição de fotografias, ilustrações anatômicas e novas seções sobre a aplicação da LTM ativoassistida aos romboides e peitorais e da LTM ativa ao trapézio, peitorais e escalenos.

Adicionaram-se novas fotografias, ilustrações anatômicas e seções sobre a aplicação da LTM passiva aos glúteos, da LTM ativa aos glúteos e da LTM ativoassistida ao TIT no Capítulo 7, "Liberação de tecidos moles para os membros inferiores".

O Capítulo 8, "Liberação de tecidos moles para os membros superiores", tem novas fotografias e ilustrações, juntamente com novas seções sobre a aplicação da LTM passiva aos adutores do ombro, da LTM ativa aos adutores do ombro e da LTM ativoassistida ao infraespinal.

Por fim, a Parte 4 inclui um capítulo abrangente sobre a avaliação do paciente e o desenvolvimento de programas de LTM individualizados. Adicionaram-se dois novos estudos de caso a esse capítulo, especificamente em relação ao uso da LTM para desativar pontos-gatilho.

Em resumo, esta edição do *Liberação de tecidos moles e de pontos-gatilho* contém os seguintes destaques:

- 153 novas fotografias.
- 21 ilustrações anatômicas.
- Mais exemplos fotográficos de pegadas usadas para aplicar travamentos.
- Setas mostrando a direção na qual aplicar a pressão para absorver o acúmulo de tecidos moles.
- Fotografias e texto descrevendo variações das posições de tratamento.
- Informações sobre pesquisas atuais em relação ao alongamento.
- Uma nova seção sobre o uso da LTM para desativar pontos-gatilho.
- Ilustrações de pontos-gatilho comuns encontrados em cada um dos 21 músculos.
- Mais dicas ao longo do texto.
- Tabelas de visão geral nos Capítulos 3 a 5 com fotografias em miniatura mostrando todas as técnicas e posições descritas no capítulo.
- Uma nova seção em cada capítulo com ideias de como se tornar proficiente no uso de uma modalidade específica de LTM.
- Uma nova seção descrevendo como aplicar a LTM passiva aos adutores do ombro.
- Novas seções descrevendo a LTM ativoassistida ao trato iliotibial (TIT), infraespinal, bíceps braquial e tríceps braquial.
- Novas seções descrevendo como aplicar a LTM ativa aos músculos glúteos, trapézio, escalenos, romboides e peitorais.

COMO USAR ESTE LIVRO

Há várias opções diferentes de uso deste livro para ajudá-lo a se tornar proficiente na aplicação da técnica de LTM.

- **Opção 1**: a maneira mais fácil pode ser usá-lo em conjunto com cursos e vídeos, em que a técnica é demonstrada. As questões para estudo no final de cada capítulo ajudarão a consolidar o aprendizado.
- **Opção 2**: pode-se aprender a técnica ao escolher se concentrar em uma das três modalidades diferentes de LTM (passiva, ativoassistida e ativa), descritas nos Capítulos 3, 4 e 5.
- **Opção 3**: pode-se praticar a aplicação de qualquer uma das variantes da LTM, mas se concentrar em uma parte específica do corpo. Por exemplo, pode-se praticar o uso do Capítulo 7 para os membros inferiores.

Como o leitor descobrirá, existem muitas maneiras diferentes de aplicar a LTM. Espera-se que todas elas sejam experimentadas até que sejam encontradas as que funcionam melhor para o leitor. A massagem terapêutica é uma área vibrante e dinâmica, que ganha com a colaboração e a discussão.

Parte 1

Primeiros passos na liberação de tecidos moles

Esta primeira parte do livro fornece todo o necessário para ajudá-lo a começar a utilizar a excelente técnica de liberação de tecidos moles (LTM).

O Capítulo 1 detalha os tipos de pacientes a quem a LTM é apropriada, como a técnica funciona, os tipos de situações em que ela pode ser realizada, seus benefícios e os tipos de condições às quais ela é útil. Neste capítulo encontram-se também informações sobre os pontos-gatilho e como utilizar a técnica de LTM para desativá-los. Como a LTM é uma técnica de alongamento, este capítulo é encerrado com a apresentação de algumas pesquisas sobre o assunto. O Capítulo 2 descreve como o fisioterapeuta pode usar seu corpo para aplicar a LTM e quando o uso de ferramentas pode ser indicado. Aborda-se também neste capítulo a importância de dialogar com o paciente, questões simples de segurança e uma breve descrição dos três métodos de aplicação da LTM. O capítulo inclui ainda ideias para medir a eficácia da LTM, além de respostas a dúvidas frequentes e muitas dicas para resolução de problemas, úteis para serem consultadas ao longo do livro. No final desses capítulos e em cada capítulo subsequente encontram-se algumas questões para estudo, que podem ser respondidas para determinar seu nível de compreensão.

1
Introdução à liberação de tecidos moles

A liberação de tecidos moles (comumente chamada de LTM) é uma técnica de massagem avançada amplamente utilizada na avaliação e no alongamento de tecidos moles. Os tecidos moles incluem as fibras musculares, seus tendões e as fáscias profunda e superficial que circundam e se invaginam nesses tecidos. O alongamento é frequentemente usado para aliviar a dor da tensão muscular e realinhar o corpo para que ele funcione melhor. No entanto, ao contrário do alongamento generalizado, a LTM é voltada a áreas específicas de tensão no interior de um músculo. Também é útil para músculos que são difíceis de alongar ativamente (p. ex., o grupo de músculos fibulares) e para isolar um músculo dentro de um grupo de músculos que normalmente seriam alongados juntos (p. ex., o vasto lateral do quadríceps femoral). A LTM provou ser útil no tratamento de certas condições, como as epicondilites medial e lateral e a fascite plantar, talvez porque estimule o reparo tecidual nessas condições.

Existem muitas modalidades diferentes de alongamento. Ao contrário do alongamento tradicional, a LTM envolve a aplicação de pressão a parte de um músculo durante o alongamento. Nesse sentido, a LTM pode ser comparada à massagem tailandesa. No entanto, ao contrário da massagem tailandesa, não tem como alvo pontos de acupressão específicos e não é aplicada ao longo de linhas *sen* específicas (meridianos; *sen* significa "canal"). Ao utilizar a LTM, aplica-se pressão generalizada (para fins de alongamento geral) ou, mais comumente, a uma área específica de tecidos moles que o fisioterapeuta e o paciente percebem que está tensionada, independentemente de esse ponto ser ou não um acuponto ou meridiano. O campo do alongamento por LTM precisa de mais pesquisas científicas; no entanto, as informações contidas neste livro são baseadas na experiência da autora ao longo de muitos anos de prática clínica. Acredita-se que o alongamento em geral seja benéfico para a saúde. A American College of Sports Medicine (2018) recomenda que o alongamento seja realizado 2 a 3 vezes por semana, e que cada alongamento seja mantido por 10 a 30 segundos, repetido 2 a 4 vezes por grupo muscular, incluindo o pescoço, os ombros, o tronco, a região lombar, o tórax, os quadris, as regiões anterior e posterior das pernas e os tornozelos. Como não foi realizada nenhuma pesquisa sobre o uso da LTM como uma técnica de alongamento, não se sabe se essas diretrizes também se aplicam à LTM. Essa técnica é quase sempre realizada como parte de uma rotina de massagem, na qual a massagem é usada para relaxar e alongar tecidos conforme essa abordagem de travamento-alongamento; portanto, é provável que os benefícios da LTM relatados por pacientes e fisioterapeutas sejam o resultado tanto do alongamento como da massagem combinados. Não se sabe até que ponto as modalidades individualmente contribuem para o alcance do desfecho geral do tratamento.

Um dos objetivos da LTM é ajudar a reduzir a sensação de tensão nos músculos. Parece lógico, portanto, usá-la quando o paciente relata tensão ou rigidez. No entanto, um estudo recente de Stanton et al. (2017) descobriu que os voluntários que relataram sentir rigidez na coluna vertebral não apresentavam redução na amplitude de movimento (rigidez mecânica) da coluna vertebral, em comparação aos que que não relatavam rigidez. Não se sabe por que isso ocorreu, mas os autores sugeriram que os participantes que relataram rigidez superestimaram a quantidade de força aplicada à coluna vertebral e tiveram maior capacidade de detectar mudanças nessa força. Curiosamente, eles então aplicaram a força que estavam usando quando diferentes sons foram tocados. Como já era esperado, quando foi reproduzido um som de rangido, os participantes relataram que um nível mais elevado de força estava sendo aplicado quando comparado a quando era reproduzido um som de algo em movimento. Os autores concluíram que a sensação de rigidez não estava relacionada com a rigidez biomecânica real, mas que podia representar um senso de proteção. De maneira semelhante, isso faz com que se questione se os chamados músculos tensos estão efetivamente encurtados. Os indivíduos com músculos tensos têm uma amplitude de movimento reduzida em comparação com aqueles que não relatam tensão? Se o leitor já tratou bailarinos profissionais, saberá que eles têm uma amplitude de movimento maior que o normal nas articulações em comparação com a população em geral e, ainda assim, muitas vezes se queixam de que seus músculos parecem tensos. Isso significa que devemos parar de alongar as pessoas que relatam rigidez ou tensão no quadríceps femoral, ou que o alongamento não faz com que se sintam menos tensos ou encurtados? Não, isso significa que todas as modalidades de alongamento, incluindo a LTM, precisam ser avaliadas à luz das pesquisas em andamento e que se deve determinar antecipadamente como será medido o efeito do tratamento para que o fisioterapeuta e seu paciente possam decidir depois se ele foi eficaz. A ciência do alongamento é complexa. Até que protocolos definitivos sejam estabelecidos, é provável que diferentes modalidades de alongamento continuem sendo valiosas para pacientes distintos.

QUEM DEVE SER SUBMETIDO À LTM

Quase todos se beneficiarão da LTM. Ela é particularmente útil aos seguintes indivíduos:

- **Qualquer indivíduo que pratique esportes ou faça exercícios.** Aqueles que participam de um programa regular de alongamento se beneficiarão da LTM. Ela é útil antes de um evento, quando há pouco tempo e o atleta quer focar áreas de tensão específicas; nesse caso, a LTM pode ser aplicada de maneira leve e rápida. Entre os eventos, é útil como uma ferramenta de avaliação para identificar tensões nos tecidos que podem limitar o desempenho.

- **Qualquer indivíduo que esteja se recuperando de uma lesão musculoesquelética.** Os tecidos moles se encurtam, atrofiam e enfraquecem como resultado da imobilidade. Usada corretamente, a LTM pode ajudar a alongar e estimular a flexibilidade em tecidos tensos. Dessa maneira, ajuda o paciente a recuperar a amplitude de movimento em uma articulação. O alongamento ativo é conhecido por ajudar na orientação das fibras de colágeno durante a cicatrização.
- **Qualquer indivíduo que mantenha uma postura estática por períodos prolongados.** Funcionários de escritório e motoristas que permanecem sentados por períodos prolongados frequentemente têm dor no pescoço e nos ombros em razão da tensão muscular aumentada. A LTM pode ser usada para aliviar a dor no pescoço associada a posturas estáticas.
- **Qualquer indivíduo que procure tratamento para epicondilite lateral, epicondilite medial ou fascite plantar.** Também é usada como adjuvante no tratamento da dor na região anterior da perna e do encurtamento nos músculos posteriores da coxa. A aplicação de LTM aos peitorais é útil para superar as posturas que envolvem uma hipercifose torácica.
- **Qualquer indivíduo que precise de tratamento para tensão muscular aumentada e para tecido cicatricial antigo.** Essas áreas são palpáveis e a LTM fornece ao fisioterapeuta uma ferramenta adicional de massagem para ajudar a alongar e realinhar áreas de tecidos moles, popularmente descritas como congestionadas.
- **Qualquer indivíduo que precise de tratamento para pontos-gatilho** (fibras musculares localizadas, as quais se acredita estarem em um estado de contração insalubre e serem sensíveis ao toque).

COMO FUNCIONA A LTM

Observe as Figuras 1.1 a 1.3. Elas representam o que acontece quando um alongamento total é aplicado a um músculo. O fisioterapeuta está segurando duas faixas elásticas de resistência amarradas uma na outra – uma clara e a outra escura. A faixa de resistência

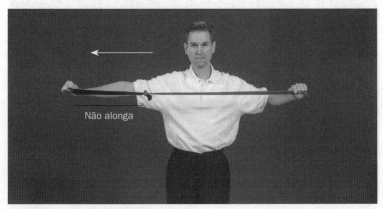

Figura 1.1 Observe qual faixa está sendo alongada.

mais clara é extremamente elástica; a mais escura é resistente e menos elástica. A faixa de resistência mais clara representa o tecido muscular normal e saudável; a faixa de resistência mais escura representa uma área de tecido muscular tenso. Juntas, essas faixas representam um músculo como um todo. Veja o que acontece na Figura 1.1 quando o fisioterapeuta move sua mão direita. Qual parte do músculo está se alongando – a parte flexível (mais clara) ou a parte resistente (mais escura)? Claramente, é a faixa flexível que está experimentando o maior alongamento. Agora observe a Figura 1.2. O que acontece quando o fisioterapeuta move a mão esquerda? Qual parte do músculo se alonga mais – a parte flexível (mais clara) ou a parte resistente (mais escura)? Mais uma vez, a faixa flexível está experimentando um maior alongamento.

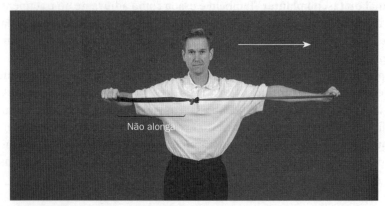

Figura 1.2 Qual faixa está sendo alongada agora?

Por fim, observe o que acontece quando o fisioterapeuta separa suas mãos direita e esquerda, de modo que estejam equidistantes (Fig. 1.3).

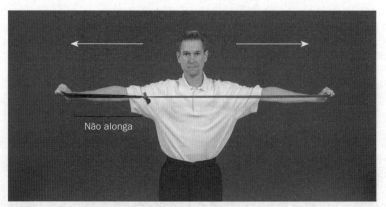

Figura 1.3 Mesmo com um alongamento equidistante, a faixa mais flexível é a que demonstra o maior alongamento.

Pode-se ver nas ilustrações que a parte flexível do músculo (a faixa mais clara) faz a maior parte do alongamento, independentemente de qual extremidade do músculo é movida. Para afetar a parte menos flexível do músculo – a área de tensão palpável – é necessário tornar o alongamento localizado. É exatamente isso que a LTM faz.

Para tornar o alongamento localizado, é necessário "fixar" parte do músculo contra estruturas subjacentes para criar um falso ponto de inserção. A fixação – chamada neste livro de *travamento* – impede que algumas partes do músculo se movam e sejam afetadas quando o fisioterapeuta usa a parte superior do seu corpo ou uma ferramenta de massagem. Quando um músculo é alongado, seus pontos de inserção são afastados um do outro; isto é, a área do tecido entre os pontos de inserção se alonga. Criar falsos pontos de inserção resulta em um alongamento mais intenso em algumas partes do músculo.

Observe a Figura 1.4a, que é uma ilustração do músculo sóleo. Provavelmente o leitor já sabe que o sóleo se origina na diáfise posterior da tíbia e se insere no calcâneo. Quando o paciente está em decúbito ventral, seu pé naturalmente cai em flexão plantar (Fig. 1.4b). Se ele levantar os dedos dos pés (fazendo uma dorsiflexão do pé e do tornozelo), isso alongará os músculos da panturrilha (que são os flexores plantares). A dorsiflexão é, portanto, uma maneira de aplicar um alongamento total ao sóleo e pode ser obtida passivamente, como ilustrado na Figura 1.4c.

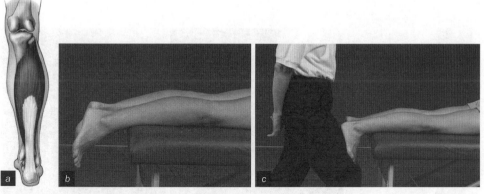

Figura 1.4 (a) O músculo sóleo; (b) o tornozelo fica em flexão plantar quando o paciente está em decúbito ventral; (c) realização de um alongamento passivo da panturrilha.

Agora observe a Figura 1.5a. Imagine prender o músculo à tíbia, levemente distal à sua origem real (travamento A; Fig. 1.5b). É possível perceber que, se fosse alongar o músculo agora (Fig. 1.5c), apenas as fibras que vão da nova origem (travamento A) ao calcâneo seriam alongadas? O leitor concordaria que, desde que seja capaz de realizar dorsiflexão na *mesma* amplitude de movimento que no primeiro alongamento, foi colocada uma maior força nessas fibras que estão sendo alongadas? Isso ocorre porque a pequena quantidade de tecido muscular proximal ao travamento A não está mais sendo alongada.

8   Parte 1 • Primeiros passos na liberação de tecidos moles

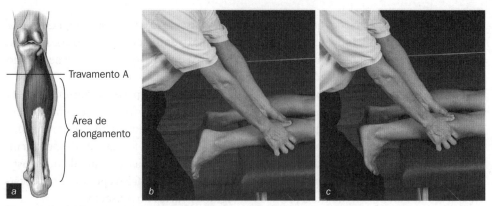

Figura 1.5 (a) Travamento do músculo sóleo levemente distal à sua origem real (travamento A); (b) aplicação do travamento; (c) realização do alongamento.

Agora repare na Figura 1.6a. Colocou-se uma segunda origem imaginária (travamento B) no sóleo, ainda mais distalmente na tíbia, bloqueando-a amplamente contra estruturas subjacentes (Fig. 1.6b). Realizar um alongamento agora (Fig. 1.6c) colocará uma tensão ainda maior às fibras em alongamento do que se o travamento tivesse permanecido no travamento A.

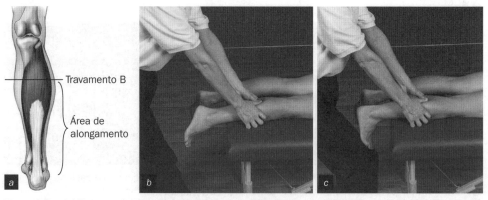

Figura 1.6 (a) Travamento do músculo sóleo mais distalmente na tíbia (travamento B); (b) aplicação do travamento; (c) realização do alongamento.

Por fim, pode-se produzir uma terceira origem falsa (travamento C), mais distal à origem real (ver Figs. 1.7a e 1.7b). Neste exemplo, apenas a porção mais distal do sóleo se estende quando o pé e o tornozelo são dorsiflexionados (Fig. 1.7c).

Na realidade, não é possível – ou aconselhável – travar toda a extensão do músculo, mas esse é o princípio por trás do funcionamento da LTM. Uma alternativa é aplicar um travamento específico, em vez de um travamento amplo – por exemplo, no bíceps braquial,

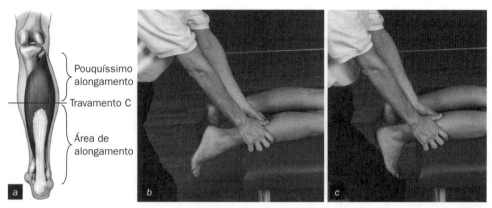

Figura 1.7 (a) Travamento do músculo sóleo ainda mais distal na tíbia (travamento C); (b) aplicação do travamento; (c) realização do alongamento.

conforme ilustrado na Figura 1.8. As áreas de fibras musculares distais a cada um dos travamentos são colocadas sob maior alongamento a cada vez que o cotovelo é estendido. Para entender esse conceito de alongamento específico, as fibras musculares podem ser vistas como as cordas de um violão. Colocar o dedo em todas as cordas, como no exemplo anterior do sóleo, é bem diferente de colocar o dedo em uma das cordas, como no caso de usar o cotovelo para aplicar um travamento ao bíceps braquial. Para começar, é muito difícil exercer em todas as cordas a mesma pressão que se usaria para travar apenas uma corda. Ao tocar o violão, se usar a ponta e o coxim adiposo do dedo para travar apenas uma corda, como em um travamento específico, somente essa corda será afetada, mas de

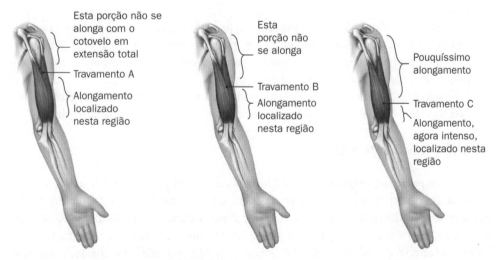

Figura 1.8 Ao aplicar travamentos específicos, as áreas de fibra muscular distais a cada um dos travamentos são colocadas sob maior alongamento cada vez que o cotovelo é estendido.

modo intenso. No entanto, se for usada uma maior porção do dedo na tentativa de travar todas as cordas, todas elas serão afetadas quando tocar, embora talvez não tão intensamente.

ONDE REALIZAR A LTM

Pode-se usar a LTM em qualquer lugar porque ela pode ser realizada sobre peças de roupa ou sobre uma toalha, e com o paciente nos decúbitos dorsal e ventral ou na posição sentada.

- **No escritório.** Ao trabalhar em um computador ou com outro equipamento de escritório, os funcionários do escritório podem achar útil aplicar a LTM ativa em seus flexores e extensores dos punhos e dedos.
- **Na posição sentada.** A LTM pode ser aplicada ativamente às plantas dos pés usando uma bola com cravos ou um rolo para pé. A LTM também pode ser aplicada ativamente ao quadríceps femoral quando na posição sentada. Os fisioterapeutas que oferecem massagem localizada com o paciente sentado podem se beneficiar da aplicação da LTM nos músculos levantador da escápula e parte descendente do trapézio.
- **No parque.** Pode-se aplicar a LTM nos músculos posteriores de coxa e tibial anterior em parques ou ao lado de uma pista de corrida.
- **Na quadra de tênis.** Depois de uma partida, a LTM aplicada aos músculos extensores dos punhos e dedos pode fornecer alívio temporário ao desconforto da epicondilite lateral (cotovelo de tenista).
- **No campo de golfe.** A LTM pode fornecer alívio temporário à epicondilite medial (cotovelo de golfista).
- **Na beira da piscina.** Trabalhando com uma toalha e tendo o cuidado de manter o paciente aquecido, o fisioterapeuta pode aplicar a LTM a todos os principais grupos musculares.
- **Na clínica.** A LTM pode ser realizada como parte de um tratamento holístico de massagem, ou pode constituir uma sessão inteira de tratamento em si. Sessões realizadas na clínica são úteis ao se trabalhar com áreas sensíveis, como o músculo ilíaco, porque o paciente precisa estar confortável e relaxado.
- **Em casa.** Praticamente qualquer pessoa pode seguir um programa de alongamento em casa usando ferramentas simples para aplicar travamento suave em tecidos moles.

QUANDO REALIZAR A LTM

Quando realizada de maneira lenta e minuciosa, a LTM pode ser usada antes, durante ou após um tratamento de massagem ou como um tratamento em si. Os tecidos moles tornam-se mais flexíveis quando aquecidos, e a maior parte das modalidades de alongamento pode ser mais eficaz quando aplicada em tecidos aquecidos. No entanto, também há um aumento na amplitude articular quando a LTM é aplicada a tecidos que não foram aquecidos. É uma modalidade perfeitamente segura de alongamento e proporciona movimentos lentos e controlados.

O alongamento diminui a força muscular e, portanto, deve ser usado com cautela em uma situação pré-evento. Nesse caso, pode ajudar a aumentar a amplitude de movimento nas articulações, desde que seja tomado cuidado para não sobrecarregar os músculos associados. Pode ser valioso para ajudar a superar a rigidez excessiva ou espasmos em áreas localizadas de tecido que precisam de atenção imediata antes de um evento esportivo.

Ao usar a LTM em uma situação pós-evento, tome cuidado para não intervir muito profundamente. Pode haver microtraumas aos tecidos, de modo que é melhor usar a LTM de maneira conservadora como uma ferramenta de avaliação e deixar o trabalho mais profundo para a parte de uma massagem de manutenção. Além disso, após exercícios ou treinos excessivos, o aumento dos níveis de hormônios para aliviar a dor pode diminuir a percepção de dor do paciente. Como resultado, o paciente pode ser menos capaz de fornecer um *feedback* preciso sobre o grau de pressão que está sentindo. Em ambas as situações pré e pós-evento, a LTM tende a ser usada como um complemento a outras modalidades de tratamento para superar as cãibras e para manter o comprimento muscular. Entre as sessões de treinamento e como parte de algumas modalidades de reabilitação, ela pode ser usada como uma modalidade de alongamento profundo e intenso.

No geral, a LTM deve ser usada quando houver um motivo para isso. Essa razão pode ser simplesmente porque o paciente gosta da sensação da LTM ou porque, como fisioterapeuta, identificou áreas de tensão que precisam ser abordadas. É improvável que se trabalhe com o mesmo paciente todos os dias, a menos que ele esteja se preparando para ou esteja envolvido em um evento esportivo no momento. A LTM por certo pode ser usada semanalmente, e talvez duas ou três vezes por semana, no mesmo músculo. O fisioterapeuta deve usar seu próprio julgamento para garantir que uma área não seja trabalhada excessivamente. Uma vez que a LTM tenha sido aplicada duas ou três vezes a um músculo em uma sessão de tratamento, o músculo ficará visivelmente mais flexível.

BENEFÍCIOS DA LTM

A LTM é usada por uma variedade de razões, talvez mais comumente porque alonga os tecidos moles. Portanto, é benéfica porque melhora a flexibilidade e a postura, alivia a dor da tensão muscular e elimina a pressão das estruturas articulares associadas. Ela ajuda a manter ou aumentar a amplitude de movimento em uma articulação e, combinada com habilidades de palpação primorosas, ajuda o fisioterapeuta a avaliar o grau de tensão intra e entre os tecidos moles. Muitos pacientes também acham a LTM prazerosa e gostam de tê-la incorporada em suas rotinas de massagem. A LTM fornece ao fisioterapeuta outra ferramenta que ele pode empregar e, assim, manter as rotinas de massagem variadas. A LTM é especialmente útil em situações clínicas em que os pacientes precisam alongar os músculos, mas não podem mover as articulações ao longo de toda a amplitude de movimento. Por exemplo, depois de diversos tipos de cirurgia de joelho, incentiva-se o paciente a flexionar e estender os joelhos para manter a integridade da articulação e a flexibilidade do tecido circundante. Acredita-se que o movimento facilite o processo de cicatrização, mas ele muitas vezes é limitado em decorrência da dor e do inchaço. Usada no momento certo do tratamento, a LTM pode ajudar a alongar os tecidos sem fazer com que a articulação se mova ao longo de toda a sua amplitude; por exemplo, a LTM pode ser aplicada ao quadríceps femoral com o paciente flexionando o joelho em apenas 90°. A LTM é particularmente útil como parte do processo de reabilitação quando usada para alcançar pequenos incrementos na amplitude que, de outra maneira, não seriam possíveis.

CASO CLÍNICO

A LTM foi usada no quadríceps femoral de um paciente que tinha utilizado aparelho gessado em todo o membro inferior. Em razão do retesamento da cápsula articular do joelho, ele inicialmente não conseguia alcançar a flexão total de joelho. Iniciou-se com cautela, obtendo primeiramente incrementos muito pequenos na amplitude articular, ao combinar a LTM com a massagem na tentativa de estimular o quadríceps femoral. A perna do paciente teve que ser segurada em extensão e abaixada passivamente, porque ele não tinha força em seu quadríceps femoral para fazê-lo. Concluiu-se que aplicar a LTM passiva ao quadríceps femoral é realmente muito extenuante para o fisioterapeuta, já que ele teve que tomar muito cuidado para não sobrecarregar as costas enquanto o fazia.

LTM E PONTOS-GATILHO

Pontos-gatilho miofasciais são pontos específicos no interior de um músculo esquelético que são palpáveis e cuja pressão os pacientes relatam como desconfortável ou dolorosa; os pacientes relatam dor em um padrão característico, que pode ser eliminada com terapia manual. Eles foram descritos por Simons, Travell e Simons (1999) como "um ponto hiperirritável no músculo esquelético que está associado a um nódulo palpável hipersensível em uma banda tensa" (p. 5) e por Leon Chaitow (2000) como "áreas localizadas de sensibilidade profunda e resistência aumentada, e em que frequentemente há contrações e fasciculações à pressão digital sobre esse gatilho" (p. 35). Embora o debate na comunidade científica acerca da presença de pontos-gatilho continue, eles são amplamente reconhecidos pelos terapeutas manuais, que relatam ser capazes de identificá-los à palpação. Massagem e outras modalidades, como inserção de agulhas a seco, injeção de anestésico e crioalongamento relatam a redução da hipersensibilidade desses pontos e, assim, a redução da dor associada a eles. Usa-se massagem e alongamento para desativar pontos-gatilho. Como a LTM combina esses métodos, postula-se que a LTM pode ser usada como um tratamento significativo por si só. Este livro orienta o leitor na aplicação da LTM para tratar pontos-gatilho, com ilustrações mostrando pontos-gatilho comuns no tronco (Cap. 6), nos membros inferiores (Cap. 7) e nos membros superiores (Cap. 8).

Por que tratar pontos-gatilho

Os pontos-gatilho estão associados a vários problemas, como:

- Músculos tensos e fracos.
- Diminuição da força muscular.

- Rigidez articular.
- Dor articular.
- Dor muscular.

Eles também têm sido associados com cefaleias, visão turva, tontura e problemas sinusais (Davies, 2004).

Como identificar um ponto-gatilho

Os pontos-gatilho emitem sinais elétricos que são mensuráveis. Clinicamente, eles são detectados com facilidade porque estão localizados no ventre do músculo, são dolorosos quando pressionados com firmeza e irradiam a dor em um padrão previsível. Ao passar um dedo ou o polegar firmemente sobre um músculo que contenha pontos-gatilho, eles poderão ser sentidos como uma área em forma de ervilha de tensão aumentada, e seu paciente, sem dúvida, informará que o ponto foi localizado. O músculo nesse ponto é firme ao toque e resistente à pressão, e pode parecer mais quente que o normal. Quando pressionados, os tecidos provocam o que é chamado de sinal de salto; isto é, quando são dedilhados, eles produzem um movimento característico. Outra característica interessante dos pontos-gatilho é que eles podem estar latentes ou ativos. Simons, Travell e Simons (1999) descrevem os pontos-gatilho latentes como "clinicamente quiescentes em relação à dor espontânea" (p. 4), o que significa que esses pontos são dolorosos apenas quando pressionados. Por comparação, um ponto-gatilho ativo "está o tempo todo sensível" (p. 1) e produz dor referida e sensibilidade. Ambas as modalidades de pontos-gatilho têm uma banda tensa em seu interior que restringe a amplitude de movimento (p. 4).

Como tratar pontos-gatilho

Os pontos-gatilho podem ser reduzidos pela aplicação de pressão suave. As técnicas variam. Davies (2004) sugere pressionar o ponto 6 a 12 vezes ao dia. Para um paciente que realiza autotratamento, esse conselho é valioso, mas para um fisioterapeuta isso é obviamente impraticável. O uso da LTM pode ser benéfico na redução de pontos-gatilho usando o seguinte método:

1. Identifique o ponto-gatilho. Palpe a área e obtenha *feedback* do seu paciente.
2. Siga as diretrizes para a aplicação de LTM passiva ou passivoassistida e encurte passivamente o músculo no qual o ponto-gatilho está localizado, sempre que possível.
3. Aplique uma leve pressão. Em uma escala de 0 a 10, com 10 sendo a pior dor de todos os tempos e 0 sendo nenhuma dor, peça a seu paciente que lhe informe quão dolorosa é a pressão que está sendo aplicada. Enquanto muitos fisioterapeutas usam uma dor de nível 7 como um guia ao tratar pontos-gatilho, o autor recomenda trabalhar em torno de um nível 5. A justificativa para essa abordagem é dupla. Em primeiro lugar, conforme os tecidos moles são estendidos e alongados com a LTM, a tensão aumenta naturalmente e a dor pode piorar. Em segundo lugar, o aumento da dor causa mais tensão

muscular ou proteção muscular no paciente, o que é contraproducente para reduzir os pontos-gatilho.

4. Seguindo as diretrizes para a aplicação da LTM em qualquer músculo que esteja tratando (que podem ser encontradas nos Caps. 6, 7 e 8 deste livro), alongue delicadamente o músculo usando a LTM e, em seguida, relaxe a área com massagem.

5. Localize novamente o ponto-gatilho, aplique uma pressão suave e peça a seu paciente para informá-lo se o mesmo nível de pressão provoca o mesmo nível de dor. Se o uso da LTM tiver sido bem-sucedido, seu paciente deve relatar que sente menos dor quando é aplicado o mesmo grau de pressão que anteriormente. Pode-se repetir a técnica uma segunda vez, se necessário. Muitas vezes, a liberação de um gatilho aumenta a amplitude de movimento e a extensibilidade muscular.

COMENTÁRIOS FINAIS

Observou-se que a LTM é voltada a áreas específicas de tensão em um músculo. Ela sobretudo alonga as fibras musculares, seus tendões e a fáscia. É segura e eficaz para a maioria das pessoas.

Agora que se tem ideia do que é a LTM, como ela funciona, quem pode recebê-la e quando e onde se pode usá-la, o leitor está pronto para descobrir mais sobre as várias maneiras de realizar travamentos nos músculos e usar ferramentas de massagem. Além disso, o leitor está pronto para aprender muitas dicas e truques para o uso dessa técnica, bem como ideias para medir sua eficácia.

QUESTÕES PARA ESTUDO

1. Como a LTM difere do alongamento generalizado?
2. Dê três exemplos de como um músculo pode ser travado.
3. Ao aplicar um travamento, começa-se na extremidade proximal ou distal do músculo?
4. Por que a LTM deve ser usada com cautela em uma situação pré-evento?
5. Por que se deve evitar a LTM profunda em uma situação pós-evento?
6. Dê três exemplos dos tipos de problemas musculares associados com os pontos-gatilho.
7. Dê dois exemplos dos tipos de problemas articulares comumente associados com os pontos-gatilho.

2

Preparo para a liberação de tecidos moles

Neste capítulo serão analisadas as seguintes noções básicas em relação à LTM: métodos diversos de travamento de tecidos, incluindo suas vantagens e desvantagens; uso de ferramentas de massagem para aplicar a LTM; potenciais riscos à segurança; e uma visão geral dos três tipos de LTM – passiva, ativoassistida e ativa. No final do capítulo, encontram-se dúvidas frequentes e dicas para resolução de problemas, além de uma seção sobre como avaliar a eficácia dos tratamentos. Depois de concluir o capítulo, o leitor terá tudo o que precisa para começar a utilizar essa versátil técnica de alongamento.

USO DO CORPO PARA APLICAR A LTM

A LTM pode ser aplicada sem qualquer equipamento. Em uma seção a seguir, será detalhado o uso de ferramentas para ajudar a travar músculos. Esta seção explica como a parte superior do corpo fornece uma variedade de opções para a aplicação da LTM. Os antebraços podem fornecer travamentos amplos e os cotovelos podem fornecer travamentos localizados; da mesma maneira, cada parte do membro superior pode ser usada para fins específicos. Massoterapeutas comumente apresentam lesões nos membros superiores em razão do uso excessivo. Pode-se facilmente evitar essas lesões usando os antebraços, os punhos e os cotovelos, conforme descrito no texto e nas figuras a seguir.

Antebraço

Os antebraços são usados em músculos grandes e volumosos, como os da panturrilha (*a* e *b*), os músculos posteriores da coxa (*c*), o quadríceps femoral (*d*) e os glúteos (*e*). Eles também podem ser usados ao trabalhar com as fibras descendentes do trapézio (*f*), usando menos pressão do que ao trabalhar com os membros inferiores. O antebraço do fisioterapeuta fornece um travamento forte e amplo, bom para proporcionar alongamento geral e para usar em pacientes que não são capazes de tolerar um travamento mais específico. Esses travamentos são fáceis de aplicar. A quantidade de contato com os músculos do paciente pode ser variada; por exemplo, um travamento de antebraço no quadríceps femoral é amplo, enquanto um travamento na panturrilha é um pouco mais específico.

Mesmo que os travamentos de antebraço produzam mais força e sejam mais seguros para as articulações do fisioterapeuta, alguns profissionais evitam esses travamentos, alegando que acham difícil avaliar os tecidos sem usar as mãos. Vale a pena praticar a LTM usando os antebraços para evitar possíveis lesões por uso excessivo. A desvantagem de usar os antebraços é que eles fornecem um alongamento menos específico do que ao usar o cotovelo, e os antebraços são difíceis de usar em grupos musculares menores.

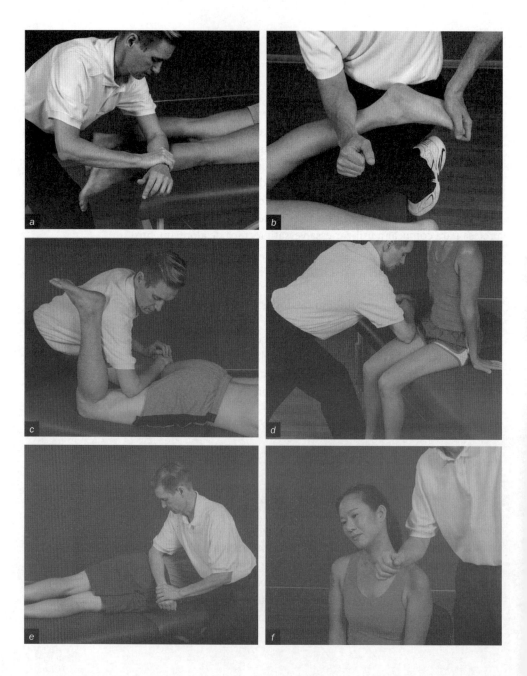

Cotovelo

Usam-se os cotovelos para aplicar uma pressão firme e profunda, que trava os tecidos de modo a direcionar o alongamento às partes tensas do músculo. Os cotovelos são bons para trabalhar músculos grandes e volumosos, como *(a)* panturrilhas bem definidas, em especial quando o paciente quer alongar ativamente um músculo ou onde há uma tensão palpável, talvez resultante de tecido cicatricial. Os cotovelos também são úteis para tratar músculos em formato de fita, como o levantador da escápula *(b)*, ou músculos que não seriam adequadamente bloqueados com o uso dos antebraços em decorrência da sua localização, como o tibial anterior *(c)* e os músculos fibulares. Usar o cotovelo para travar tecidos não requer a aplicação de força. Com a prática, os cotovelos podem ser usados sensivelmente nos músculos levantadores da escápula e ao redor das fibras descendentes do trapézio, a fim de fornecer um travamento localizado. Como acontece com o dedo ou o polegar, o cotovelo fornece um travamento específico que pode ser usado para aplicar LTM a fim de ajudar a desativar pontos-gatilho, uma vez que estes tenham sido identificados por meio da palpação.

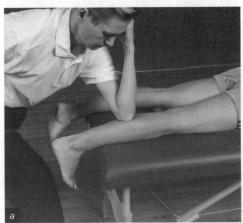
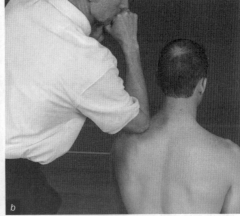
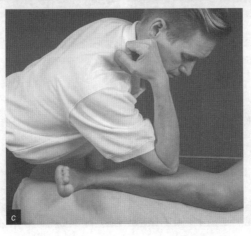

Um dos punhos

Às vezes é necessário fornecer um travamento amplo, mas não há espaço suficiente para o antebraço ou as mãos. Para trabalhar uma área mais especificamente do que com um antebraço, mas de forma menos específica do que com um cotovelo, pode-se usar um dos punhos. O posicionamento com os dedos em concha e a mão levemente fechada funciona bem em músculos peitorais (*a, b* e *c*), posteriores da coxa *(d)*, bíceps braquial *(e)* e até tibial anterior *(f)* ao trabalhar com um paciente em decúbito ventral. Observe a partir destas figuras como, ao usar o punho para aplicar LTM aos peitorais, o braço do paciente pode ser mantido em várias posições diferentes (*a* e *b*) para se adequar à sua aplicação preferida da técnica.

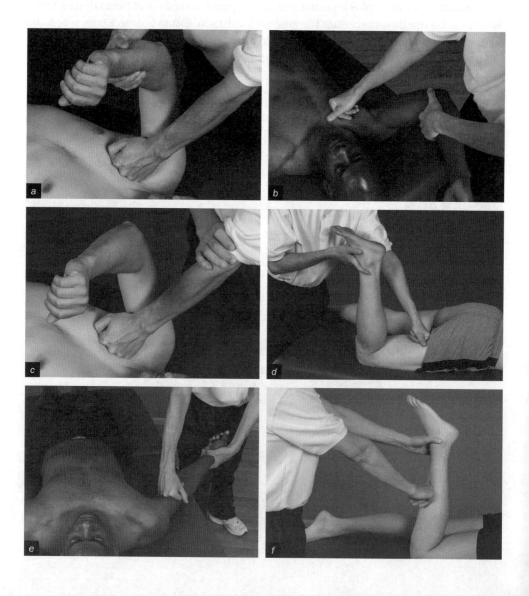

Ambos os punhos

Nos casos em que é necessária uma pressão firme, o uso de ambos os punhos pode ser útil. Posiciona-se um punho dentro do outro, como demonstrado pela aplicação de LTM ao trato iliotibial (TIT; *a*) na lateral da coxa. No entanto, pode-se usar os punhos lado a lado para fornecer um travamento mais suave, como ao trabalhar na panturrilha com o paciente em decúbito ventral *(b)* ou decúbito lateral *(c)*.

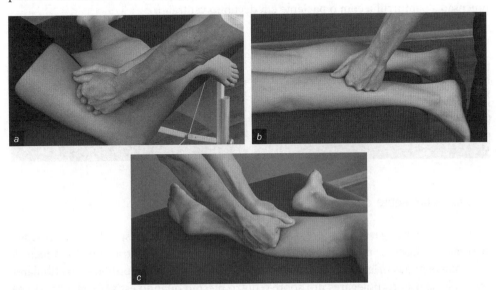

Palmas das mãos

As palmas das mãos fornecem uma superfície plana para um travamento, mas colocam um certo esforço sobre a articulação do punho do fisioterapeuta; portanto, as palmas das mãos devem ser usadas com cautela. Como a pressão da palma da mão não é profunda, é boa para fornecer um travamento suave, o que é útil para a aplicação de LTM leve antes ou depois de eventos esportivos, por exemplo. O uso da palma da mão como um travamento pode ser útil ao se trabalhar com o latíssimo do dorso *(a)* e os tecidos ao redor da axila *(b)*, com o paciente em decúbito ventral ou decúbito lateral.

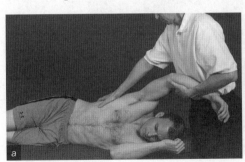
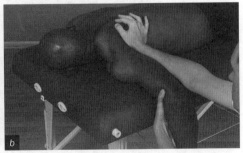

Segurar e comprimir

Às vezes, simplesmente segurar o músculo pode ser uma maneira de fornecer um travamento. Essa técnica funciona melhor em músculos pequenos, como o bíceps braquial e o tríceps braquial *(a)*, que não exigem um grande grau de alongamento. Para evitar pinçar o músculo, simplesmente aplique um pouco de óleo e segure sobre um lenço ou uma toalha pequena. Outro uso desse tipo de travamento é realizar um movimento de preensão à panturrilha com o paciente em decúbito ventral *(b)*.

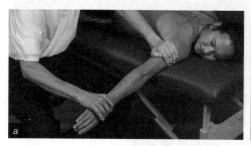
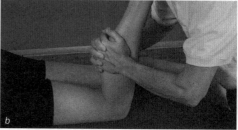

Polegares um sobre o outro

Usam-se os polegares um sobre o outro no travamento de áreas específicas do músculo, geralmente músculos menores que não exigem muita força para o travamento. A técnica funciona bem nas origens do flexor comum *(a)* e extensor *(b)* do punho e dos fibulares *(c)*. Pode-se usar os polegares um sobre o outro mesmo quando estiver trabalhando na panturrilha *(d)*. Contudo, tome cuidado, pois esse músculo mais forte geralmente requer a força de um travamento mais intenso. Caso detecte que é necessário aplicar muita pressão

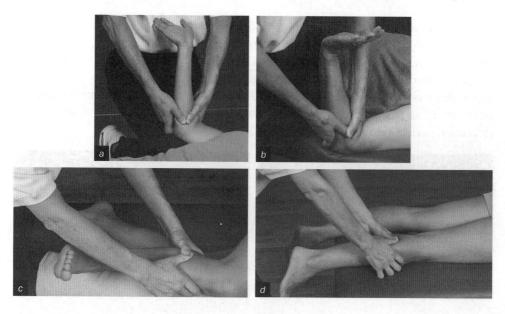

nos polegares, altere a modalidade de travamento que está usando. Pratique a aplicação de uma leve pressão nos antebraços ou no cotovelo, em vez de arriscar danificar as articulações do polegar. Pode ser necessário trabalhar com o paciente em uma posição sentada.

Um só polegar

Os polegares devem ser usados com cuidado e somente quando for necessária apenas uma pressão leve para travar o tecido; por exemplo, ao se trabalhar com o bíceps braquial *(a)*, os flexores do punho *(b)* e os extensores do punho *(c)*. O polegar pode ser útil para identificar os levantadores da escápula *(d)* antes da aplicação de um travamento mais profundo usando o cotovelo, por exemplo; quando esta área estiver sensível e for necessária apenas uma pressão leve, o bloqueio pode ser feito também usando o polegar. Pode-se usar o polegar ao aplicar a LTM aos romboides com o paciente na posição sentada *(e)*. No entanto, ao fazê-lo, o polegar é usado para absorver o acúmulo de pele, empurrando-a suavemente na direção da coluna vertebral, em vez de usá-lo para impor pressão para baixo sobre os romboides. Nesses casos, não é tão eficaz quanto ao trabalhar com o paciente em decúbito ventral, mas pode ajudar no tratamento de um paciente que não pode ficar em decúbito ventral ou ao aplicar a LTM para ajudar a eliminar pontos-gatilho. O uso excessivo dos polegares durante o tratamento é uma causa comum de lesão a massoterapeutas. Sempre que possível, use um método alternativo de travamento.

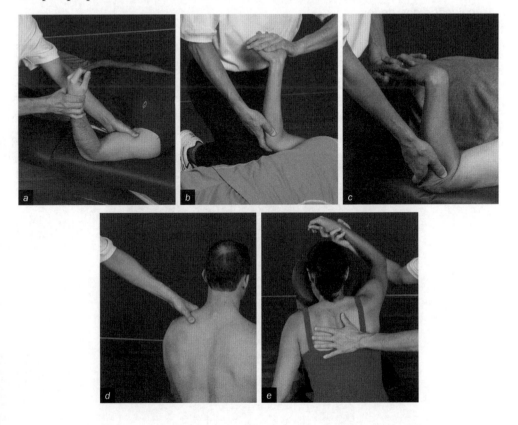

Dedos

É útil usar os dedos para travar tecidos sensíveis, como os músculos escalenos *(a)*, que exigem pouquíssima pressão, com o paciente na posição sentada ou em decúbito dorsal. Pode-se também usar os dedos para aplicar LTM suave à parte superior do tórax ao trabalhar com um paciente para quem é necessária pouca pressão *(b)* ou quando a área do tórax for pequena. Os dedos também podem ser úteis na aplicação de LTM ao músculo ilíaco, e pode-se trabalhar com a mão em concha para reforço *(c)*.

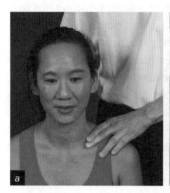 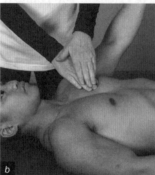 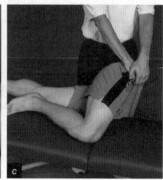

Articulações dos dedos

As articulações dos dedos são úteis para aplicar um travamento nos músculos eretores da espinha, com o paciente na posição sentada, e são uma boa alternativa aos polegares. Tal como acontece com a aplicação de todas as modalidades de LTM, é importante manter as articulações interfalângicas estaticamente bloqueadas. Evite desgastar os tecidos (esfregar de uma maneira que cause atrito) porque isso simplesmente machuca as articulações dos dedos.

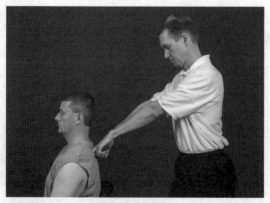

Uso das articulações dos dedos sobre o eretor da espinha.

USO DE FERRAMENTAS PARA APLICAR A LTM

Como na aplicação de todas as modalidades de tratamento, é preciso proteger o corpo do fisioterapeuta quando estiver trabalhando. Felizmente, pode-se aplicar a LTM com segurança e eficácia seguindo determinadas diretrizes. Além disso, diversas ferramentas fornecem suporte adicional. Mostra-se a seguir uma seleção de ferramentas projetadas para o uso no trabalho corporal, bem como alguns objetos que foram improvisados para essa finalidade.

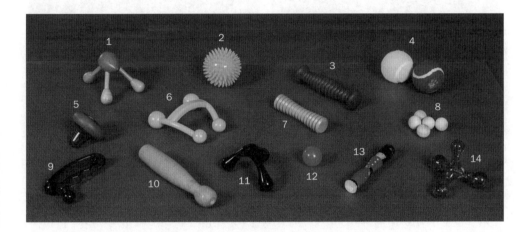

1. *Mouse* de madeira.
2. Bola terapêutica de plástico com cravos.
3. Rolo de madeira para pé (convexo).
4. Bolas de tênis para animais de estimação.
5. Ferramenta de massagem Knobble®.
6. Quad Nobber® de plástico rígido.
7. Rolo de madeira para pé (côncavo), também usado nos antebraços.
8. Esferas de madeira para marcenaria.
9. Index Knobber®.
10. Pino de madeira de brinquedo.
11. Ferramenta de massagem de plástico rígido.
12. Bola de plástico de alta elasticidade (macia) de brinquedo.
13. Soldado de madeira de brinquedo.
14. Jacknobber® de plástico.

Mostra-se a seguir o Index Knobber® sendo usado no tratamento da planta do pé. Poderia funcionar igualmente bem em qualquer área que exigisse uma pressão profunda e localizada; trata-se de uma boa alternativa ao uso do polegar, assim como o Jacknobber® sendo aplicado à planta do pé com o paciente em decúbito dorsal.

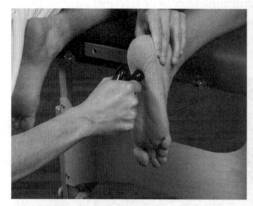

Index Knobber® aplicado à planta do pé com o paciente em decúbito ventral.

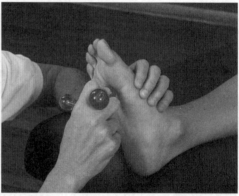

Jacknobber® aplicado à planta do pé com o paciente em decúbito dorsal.

As bolas terapêuticas com cravos são úteis para a aplicação de LTM ativa nas plantas dos pés na posição sentada.

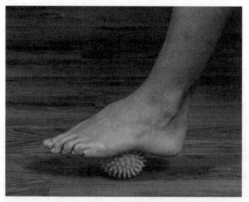

Bola com cravos aplicada à planta do pé.

As bolas semelhantes à bola de tênis são, na verdade, para cães e deformam-se com muito menos facilidade do que as bolas de tênis comuns. Elas são úteis para aplicar LTM ativa aos músculos posteriores da coxa ou ao quadríceps femoral, como demonstrado na figura.

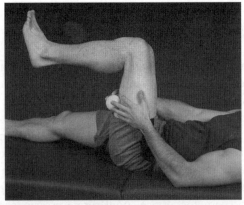

Aplicação de bola de tênis aos músculos posteriores da coxa.

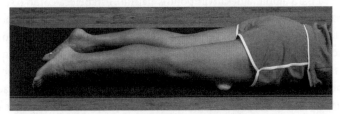

Aplicação de bola de tênis ao músculo quadríceps femoral.

Tanto o Index Knobber® como a bola de tênis podem ser úteis para a aplicação de LTM ativoassistida à parte descendente do trapézio, como mostrado a seguir.

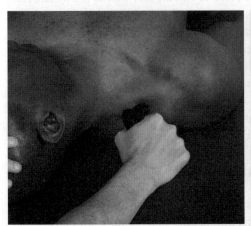

Aplicação de Index Knobber® à parte descendente do trapézio.

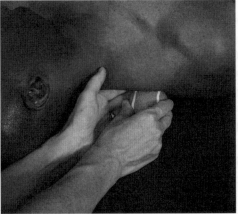

Aplicação de bola de tênis à parte descendente do trapézio.

Outras ferramentas úteis incluem uma toalha de rosto ou uma toalha pequena e um pouco de óleo para massagem. A LTM pode ser aplicada sobre as roupas; contudo, para um travamento mais forte, aplique óleo à pele do paciente e trabalhe sobre uma toalha de rosto ou toalha pequena.

CONSULTA COM O PACIENTE

Como acontece com todas as modalidades terapêuticas, ao tratar um paciente pela primeira vez, comece com uma consulta inicial. Nessa consulta, descobre-se a natureza do problema do paciente e o que ele espera obter com o tratamento. Levante um histórico detalhado, tomando nota de qualquer medicação que o paciente esteja tomando e identificando quaisquer contraindicações ao seu plano de tratamento. Em seguida, realize uma avaliação física, que variará dependendo do que se está tratando. Por exemplo, ao avaliar um paciente que apresenta uma articulação rígida em razão de uma entorse de tornozelo, será necessário testar a amplitude de movimento do tornozelo; se estiver atendendo um funcionário de escritório com dor cervical, pode ser necessário fazer uma avaliação postural da parte superior do corpo com o paciente na posição sentada.

Ao usar a LTM para ajudar a desativar pontos-gatilho, estabeleça como o seu paciente irá fornecer *feedback* em relação ao nível de desconforto. Lembre-se de que os pontos-gatilho são desconfortáveis – até dolorosos – quando pressionados, por isso é importante determinar como será medida essa resposta. Lembre-se do Capítulo 1, que relata que muitos fisioterapeutas gostam de inferir que 10 é um número usado para descrever a dor severa e 0 para descrever a ausência de dor. Ao usar uma escala de dor de 0 a 10, aconselhe seu paciente a alertá-lo se o desconforto exceder o nível 5. Lembre-se de pecar pelo excesso de cuidado, pelo menos inicialmente, avisando seu paciente que o desconforto não deve exceder o nível 5. Muitos pacientes acham prazerosa a massagem profunda dos tecidos, e alguns acreditam que o desconforto sofrido é benéfico e que os fins justificam os meios se forem capazes de reduzir as sensações de dor muscular ou rigidez. A dor é contraproducente ao relaxamento. Qualquer paciente que esteja sofrendo ao receber a LTM provavelmente não se beneficiará, pois é improvável que os pontos-gatilho sejam tratados de maneira eficaz quando o paciente não consegue relaxar.

Ao final de sua consulta, provavelmente serão definidos os objetivos do seu tratamento (p. ex., aliviar a dor, aumentar a amplitude de movimento, reduzir a sensação de rigidez muscular após o exercício), se necessário descrevendo esses objetivos em termos leigos para garantir que o paciente esteja de acordo com o que o fisioterapeuta planeja fazer e espera alcançar. O Capítulo 9 aborda detalhadamente o tópico da consulta com o paciente, com perguntas sugeridas, possíveis avaliações físicas e métodos de documentação.

DIRETRIZES DE SEGURANÇA E CUIDADO

A LTM é uma modalidade de alongamento assistido que é segura e eficaz para a maioria dos pacientes. Use essa regra simples para decidir se um paciente pode ou não receber a LTM: se em geral o paciente não seria tratado com massagem, trabalho corporal ou alongamento, tal paciente não deve ser submetido à LTM.

Como a técnica envolve uma pressão leve aos tecidos moles, tenha cuidado ao aplicá-la a pacientes que se ferem facilmente ou que têm pele fina. Ao tratar pacientes com hiper-mobilidade (p. ex., aumento na amplitude de movimento nas articulações, comum entre dançarinos profissionais), considere se o alongamento dos tecidos e, portanto, a melhora da amplitude articular, é realmente desejável. A LTM não é adequada para pacientes com síndromes de hipermobilidade porque esses pacientes já possuem uma maleabilidade excessiva dos tecidos.

Ao receber pela primeira vez um travamento, a maior parte dos pacientes não sente qualquer alongamento. Somente depois de o travamento se aproximar da extremidade distal do músculo é que o alongamento se intensifica. Se o travamento for realizado sobre um ponto-gatilho, o paciente relatará um leve desconforto. Esse desconforto deve ser ex-presso em termos de ser "confortavelmente tolerável" ou "dói, mas é bom". Se o leitor for um massoterapeuta, provavelmente está familiarizado com tais declarações. No entanto, se o paciente disser que a sensação se tornou realmente desconfortável, a LTM não deve ser utilizada. Pode ser que haja alguma inflamação subjacente ainda não palpável. Uma regra geral é que a sensação de aumento da tensão localizada deve se dissipar dentro de um minuto após a aplicação de um travamento. Se isso não ocorrer, interrompa o travamento. Essa sensação é bem diferente da sensação do tecido cicatricial antigo, que é palpável, mas não causa desconforto.

Embora raro, os pacientes às vezes relatam sentir dor após a LTM, como acontece com outras modalidades de alongamento. A sensação foi comparada à dor muscular de início tardio (DMIT). Por essa razão, deve-se evitar o trabalho excessivo em qualquer área específica e tentar incorporar a LTM à massagem com óleo, se possível. Teoricamente, a massagem entre as sessões de LTM ajuda a levar sangue fresco aos tecidos e melhora a saúde muscular. Alguns fisioterapeutas gostam de alertar os pacientes de que, em casos raros, pode ocorrer dor, mas esta desaparecerá dentro de 12 horas. No entanto, outros argumentam que essa declaração estabelece uma profecia autorrealizável e aumenta a probabilidade de o paciente sentir exatamente a dor descrita.

A LTM pré e pós-evento não deve ser aplicada muito profundamente. Antes de um evento, pode diminuir a força muscular e também pode ser profundamente relaxante. A LTM pré-evento deve ser usada de maneira superficial e com o objetivo de revigorar o paciente e manter a amplitude de movimento articular. A LTM pós-evento pode aumentar a probabilidade de contusões após microtraumas aos tecidos. A LTM pós-evento deve ser usada de modo geral para ajudar a superar cãibras.

Como fisioterapeuta, deve-se evitar o uso excessivo dos membros superiores ao aplicar qualquer técnica, incluindo a LTM. Sempre que possível, transfira o peso do corpo sobre os antebraços e cotovelos ou utilize uma ferramenta de massagem como alternativa ao uso dos polegares. Preserve os polegares e dedos para um trabalho delicado em tecidos menores e mais maleáveis. Para obter um braço de alavanca ainda maior, tente trabalhar com a maca terapêutica 3 a 5 cm mais baixa do que normalmente usa. Pratique se apoiar em seu paciente, transferindo seu peso aos tecidos dele. Muitos fisioterapeutas adotam uma posição inclinada, mas na verdade usam muita energia mantendo a postura inclinada porque estão com medo de machucar o paciente. Tente produzir travamentos inclinando-se delicadamente, mas com firmeza, sobre o seu paciente *antes* de iniciar o tratamento. Ao trabalhar de maneira lenta e minuciosa, o fisioterapeuta descobrirá que, com a prática, a LTM é uma ferramenta poderosa, segura e eficaz para alongar os tecidos moles.

TRÊS MÉTODOS DE LTM

As três maneiras de executar a LTM são a passiva, a ativoassistida e a ativa (ver exemplos em "Uso dos flexores do punho para comparar os três tipos de LTM", a seguir). Elas estão definidas da seguinte maneira:

1. **Passiva**. Quando a LTM é realizada passivamente, o fisioterapeuta aplica um travamento e move a parte do corpo do paciente para facilitar o alongamento.
2. **Ativoassistida**. Esta modalidade de LTM exige que o paciente e o fisioterapeuta trabalhem juntos. Geralmente, o fisioterapeuta aplica um travamento e o paciente move a parte do corpo para realizar o alongamento.
3. **Ativa**. Na LTM ativa, o paciente aplica um travamento em si mesmo e também realiza o alongamento sem assistência. Quase qualquer pessoa pode executar a LTM ativa, de modo que a presença de um fisioterapeuta não é necessária.

Este livro usa uma linguagem anatômica comum. No entanto, é improvável que os pacientes entendam esses termos a menos que sejam fisioterapeutas ou profissionais de saúde. É preciso prática para explicar aos pacientes o que eles precisam fazer para realizar uma LTM ativa sem usar uma linguagem técnica. Muitos pacientes podem não entender quando solicitados a inverter ou everter um tornozelo, por exemplo, ou flexionar e estender um punho. Uma dica é demonstrar a ação a ser realizada antes de fazer o travamento. Se quiser usar o comando "para cima" ou "para baixo" ao se referir a um movimento do punho, por exemplo, então é preciso demonstrar o que se quer dizer com esses comandos. Outra dica é evitar misturar diferentes tipos de LTM no mesmo tratamento. Se começar com a LTM ativoassistida, o paciente pode pensar que é obrigado a ajudar durante todo o tratamento e pode não relaxar quando o fisioterapeuta quiser realizar a LTM passiva. No entanto, muitos pacientes logo se acostumam com a LTM e demonstram uma preferência por participar (LTM ativoassistida) ou receber o tratamento passivamente.

MENSURAÇÃO DE EFICÁCIA DA LTM

É útil ter uma referência em relação à mensuração da eficácia de um tratamento. Isso é igualmente verdade para a LTM. A seguir são apresentadas algumas ideias para ajudá-lo a medir a eficácia da LTM.

- **Dor**. Se a LTM está sendo usada para aliviar o desconforto da tensão muscular, um dos métodos mais fáceis para medir a eficácia é simplesmente usar medidas de au-

USO DOS FLEXORES DO PUNHO PARA COMPARAR OS TRÊS TIPOS DE LTM

LTM passiva. O fisioterapeuta trava a origem do flexor comum dos dedos com o punho do paciente em flexão e, em seguida, move o punho em extensão.

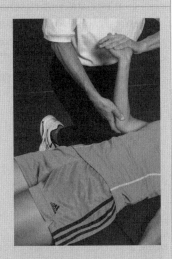

LTM ativoassistida. O fisioterapeuta trava a origem do flexor comum dos dedos e, em seguida, pede ao paciente para estender ativamente o punho.

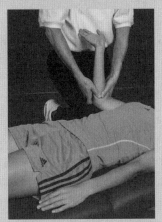

LTM ativa. O paciente trava em si mesmo a origem do flexor comum dos dedos e, em seguida, estende o punho.

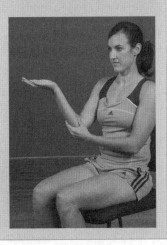

torrelato. Não é surpresa que a maior parte dos pacientes se sente melhor após a massagem e relata sentir menos desconforto, seja este inicialmente descrito como dor, puxões, cãibras ou incômodos. A maior parte dos fisioterapeutas está acostumada a perguntar aos pacientes como eles se sentem após o tratamento.

- **Escala visual analógica (EVA)**. Essa escala consiste simplesmente em uma linha horizontal na qual dois extremos foram escritos (Fig. 2.1). Um extremo pode ser "sem desconforto" e o outro extremo pode ser "o pior desconforto de todos os tempos". Antes e depois do tratamento, peça ao paciente que marque a escala de acordo com o que está sentindo. A EVA é útil para medir descritores subjetivos, como dor ou rigidez.

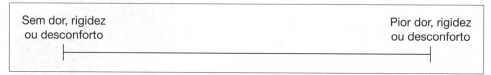

Figura 2.1   Escala visual analógica (EVA).

- **Testes de amplitude de movimento e comprimento muscular**. Se a LTM tiver sido aplicada para ajudar a aumentar a amplitude de movimento em uma articulação, pode-se aplicar testes como o de elevação da perna reta para medir o comprimento dos músculos posteriores da coxa (Fig. 2.2). Faça o teste de elevação da perna reta antes e depois de aplicar a LTM aos músculos posteriores da coxa e registre se ocorreu algum aumento na amplitude da articulação do quadril como resultado do tratamento. Um teste simples para medir a flexibilidade do quadríceps femoral é a flexão de joelho (Fig. 2.3). Peça ao paciente para flexionar o joelho em decúbito ventral; observe o quão próximo o pé do paciente chega à nádega daquele lado. Após o tratamento para alongar o quadríceps femoral, o paciente deve ser capaz de alcançar o pé mais próximo da nádega do que antes do tratamento. Certifique-se de que o paciente evitará a lordose excessiva na região lombar da coluna vertebral.

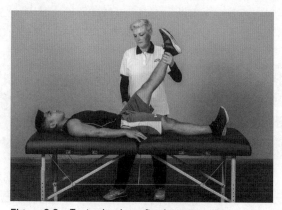

Figura 2.2   Teste de elevação da perna reta.

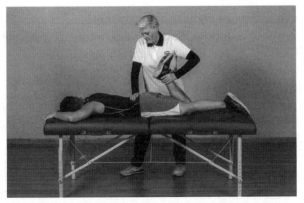

Figura 2.3 Teste de flexão de joelho em decúbito ventral.

- **Teste de sentar e alcançar.** Uma maneira simples de medir a efetividade da LTM ativa aplicada aos posteriores da coxa é pedir ao paciente que leve as mãos em direção aos pés e tente tocar nos dedos dos pés (Fig. 2.4). Observe até onde o paciente pode chegar e pergunte o que ele está sentindo nos músculos posteriores da coxa. Se tiver uma fita métrica, documente até onde ele pode chegar em relação aos pés. Dedique 5 a 7 minutos para aplicar a LTM aos músculos posteriores da coxa e, em seguida, teste novamente o paciente. O paciente foi capaz de tocar os dedos dos pés com mais facilidade? O paciente sentiu menos tensão nos músculos posteriores da coxa? Esse teste avalia também a flexibilidade dos músculos das costas e não deve ser realizado por pacientes que sofreram recentemente um trauma à região lombar da coluna vertebral.

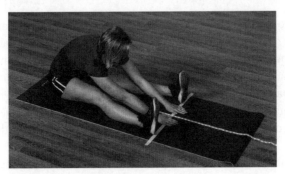

Figura 2.4 Teste de sentar e alcançar.

DÚVIDAS FREQUENTES E DICAS PARA RESOLUÇÃO DE PROBLEMAS

Por quanto tempo devo manter o travamento ao final do alongamento?
Quando os tecidos estiverem alongados, interrompa o travamento.

Quanta pressão devo aplicar ao realizar o travamento?

O suficiente para travar os tecidos. Se causar desconforto ao paciente ou ao fisioterapeuta, leia as dicas para resolução de problemas a seguir.

Devo incentivar o paciente a tolerar a dor?

Nunca. A LTM deve ser confortável. Os pacientes devem sentir um alongamento leve, mas a sensação pode variar dependendo de qual parte do músculo está sendo trabalhada.

Quantas vezes devo realizar a LTM em um músculo?

Para músculos grandes, como os posteriores da coxa, pode ser necessário trabalhar em linhas, de proximal a distal, para tratar adequadamente os tecidos. Depois de ter passado três vezes sobre cada linha, o fisioterapeuta e o paciente devem sentir que os tecidos se alongaram. No geral, é preciso evitar sobrecarregar um grupo muscular. Às vezes, é uma boa ideia aplicar a LTM duas ou três vezes, mudar para uma parte diferente do corpo, depois retornar ao primeiro local e verificar se o fisioterapeuta e o paciente percebem que o tecido foi alongado.

Se depois de ler este livro o fisioterapeuta ainda tiver dificuldade em aplicar a LTM, estas são algumas dicas que podem ser tentadas:

- Se não conseguir prender os tecidos moles, tente mudar o travamento. Já tentou usar a palma da mão ou o dorso dos dedos, o antebraço, o cotovelo ou as articulações dos dedos? Uma alternativa é aplicar uma pequena quantidade de óleo à pele e então trabalhar sobre uma toalha. A toalha vai absorver o óleo e fornecer um travamento mais forte.
- Se o travamento for desconfortável para o paciente, tente usar menos pressão. Tente trabalhar sobre roupas ou uma toalha pequena para dissipar o travamento. Alternativamente, verifique se não está pressionando um osso. É um erro comum que se comete ao aprender a aplicar a LTM aos romboides; evite pressionar a borda medial da escápula. Ao trabalhar os músculos peitorais, evite pressionar perpendicularmente às costelas. Verifique se não está pressionando um plexo nervoso, o que pode causar uma sensação de formigamento no paciente. Verifique se não está puxando a pele com muita força.
- Se o paciente parece não sentir o alongamento, tente adicionar mais pressão. Para aumentar a pressão, use os cotovelos ou antebraços e incline-se ao realizar o travamento. Alternativamente, certifique-se de absorver o acúmulo dos tecidos moles antes de realizar o alongamento. Verifique se está direcionando sua pressão à extremidade proximal do membro. Muitos pacientes não sentem muita coisa em uma LTM passiva. Nesse caso, tente usar a LTM ativa e veja o que acontece.
- Se for desconfortável aplicar o travamento usando os dedos, as mãos ou os polegares, tente usar uma ferramenta de massagem. Sempre procure proteger suas próprias articulações. Se ainda assim não conseguir aplicar o travamento confortavelmente, não o faça.

- Se não conseguir se sentir confortável, tente mudar a maneira como segura o paciente, alterando a altura da maca ou ajustando a posição do paciente na maca ou na cadeira.
- Se ainda tiver dificuldades depois de tentar várias maneiras de aplicar a LTM, pare de usar esse alongamento específico.

COMENTÁRIOS FINAIS

Este capítulo mostrou as vantagens e desvantagens de usar diferentes tipos de travamentos e considerou como e quando usar ferramentas de massagem. A seção sobre dúvidas frequentes e dicas para resolução de problemas, além de informações sobre diretrizes de segurança e como medir a eficácia da LTM, ajudou a fornecer a base para o uso dessa técnica. Agora o leitor está pronto para praticar as três modalidades diferentes de LTM.

QUESTÕES PARA ESTUDO

1. Dê um exemplo de quando a palma da mão pode ser usada para travar tecidos.
2. Dê exemplos de três tipos de pacientes aos quais a LTM não é indicada.
3. Liste os três tipos de LTM.
4. Por quanto tempo se mantém um travamento ao final de um alongamento?
5. Liste três maneiras de medir a eficácia da LTM.

Parte 2

Técnicas de liberação de tecidos moles

Nesta parte do livro encontram-se informações sobre como aplicar cada um dos três tipos de LTM: passiva (Cap. 3), ativoassistida (Cap. 4) e ativa (Cap. 5). Cada um dos três capítulos da Parte 2 segue o mesmo formato: primeiro encontra-se uma descrição passo a passo de como realizar a técnica. Em seguida, descrições detalhadas explicam a direção na qual aplicar os travamentos, como focar o alongamento em uma área específica, a direção na qual aplicar pressão, como absorver o acúmulo de pele e como incorporar a LTM à massagem com óleo. O Capítulo 5 conta ainda com uma seção sobre o uso da LTM ativa como parte de um programa de atendimento domiciliar. Descrevem-se as principais pausas de manutenção, movimentos e posições, usando muitos exemplos que envolvem diferentes músculos. Esta seção fornece instruções práticas e figuras que mostram as posições iniciais e finais dos alongamentos para cada músculo. É importante proteger a si e ao paciente durante os atendimentos, e cada capítulo contém importantes diretrizes de segurança específicas ao tipo de LTM que está sendo descrita, bem como os casos nos quais essa modalidade específica de LTM é indicada. Cada capítulo contém também uma seção que descreve como usar essa modalidade de LTM para tratar pontos-gatilho e outra sobre como se tornar proficiente na LTM. Ao final de cada capítulo encontra-se uma tabela de figuras em miniatura de cada um dos músculos para os quais a LTM foi descrita. Pode-se usá-la ao praticar as técnicas, fazendo anotações sobre o que achou fácil e em quais músculos e quais modalidades de LTM é necessária mais prática.

Ao utilizar a LTM, lembre-se de que alguns músculos em geral não são encurtados durante a aplicação. Isso se dá porque seria tecnicamente difícil travá-los depois de terem sido colocados em uma posição encurtada. A Tabela 4.1 lista os músculos que geralmente são encurtados e os que não são.

A leitura desses capítulos fornecerá uma compreensão clara das diferenças entre os três tipos de LTM. O leitor então estará pronto para praticar sua aplicação nas diferentes partes do corpo, conforme descrito nos Capítulos 6 a 8.

3

Liberação de tecidos moles passiva

Neste capítulo ensina-se como realizar a LTM passiva por meio de sete passos simples. Para começar a usar essa modalidade da técnica, o capítulo inclui figuras e breves descrições que demonstram as principais pausas de manutenção, movimentos e posições para uma variedade de músculos. A Tabela 3.2 no final do capítulo apresenta uma visão geral de tudo disso. Pode-se também usar a tabela como uma lista de verificação ao praticar a LTM passiva. As diretrizes de segurança e a Tabela 3.1 ilustram os casos nos quais a LTM passiva pode ser indicada. Ao ler este capítulo e responder às questões para estudo, o leitor terá uma boa compreensão de como a LTM passiva é aplicada.

INTRODUÇÃO À LTM PASSIVA

A liberação de tecidos moles passiva é um excelente método de alongamento, que pode ser usado como técnica independente com o paciente vestido ou incorporada em uma massagem holística. Nesta modalidade de LTM, o fisioterapeuta encurta um músculo, trava-o e, em seguida, alonga-o. O paciente permanece passivo, mas obviamente pode fornecer *feedback* sobre a intensidade do alongamento.

Como executar a LTM passiva

Para executar a LTM passiva, siga estes passos:

1. **Identifique o músculo a ser alongado e a direção das fibras musculares**.
2. **Certifique-se de que o músculo está em uma posição neutra**. Posição neutra significa que o músculo não está nem encurtado nem alongado. Isso normalmente requer que o fisioterapeuta encurte passivamente o músculo.

Alguns músculos (especialmente os músculos posteriores da coxa) são propensos a cãibras quando encurtados. A probabilidade de cãibras aumenta depois do exercício. É por isso que, às vezes, é uma boa ideia incorporar a LTM à massagem com óleo, ajudando assim a relaxar as fibras musculares, diminuindo a probabilidade de cãibras quando esses músculos são encurtados.

38   Parte 2 • Técnicas de liberação de tecidos moles

3. **Explique o procedimento ao paciente**. Diga ao paciente que você realizará o alongamento e tudo o que ele precisa fazer é relaxar. O músculo que está sendo trabalhado deve estar relaxado.

Sacudir de leve um membro estimula o relaxamento muscular e é útil quando se trabalha com pacientes que acham difícil "desligar" e relaxar.

4. **Mantendo o músculo em posição neutra, trave delicadamente o músculo para fixar as fibras**. (Consultar o Cap. 2, que contém diversos métodos de travamento.) Comece proximalmente, mais próximo da origem do músculo. Exemplos em que o travamento não precisa começar na extremidade proximal do músculo incluem casos em que se pode usar a LTM para deslizar ao longo do músculo de distal para proximal, enquanto move passivamente a articulação associada a esse músculo. Pode-se encontrar mais detalhes sobre essa aplicação menos comum, mas muito útil, no final deste capítulo e no Capítulo 4, e novamente nos Capítulos 7 e 8.

> 💡 Em geral, a origem do músculo é a parte mais próxima da linha mediana do corpo e menos móvel. Normalmente, quando um músculo se contrai, a inserção se aproxima da origem.

5. **Mantendo o travamento, alongue o músculo**. Mova a parte do corpo de maneira que o músculo passe de uma posição encurtada para alongada. Por exemplo, se for necessário flexionar uma articulação para encurtar o músculo, será necessário estender a articulação para alongá-lo.

6. **Uma vez que o músculo foi alongado, solte o travamento e retorne o músculo** à posição neutra.

7. **Escolha outro ponto para fixar o músculo, trabalhando de proximal para distal**. Repita os passos 4 a 6 até chegar aos tendões distais do músculo.

Para efetivamente focar o alongamento em uma área específica, realize travamentos próximos um do outro, com cerca de 1 cm entre eles, enquanto trabalha de proximal para distal em um músculo. Para um alongamento mais geral e menos localizado, realize os travamentos a uma distância de 3 a 4 cm um do outro.

Solicite *feedback* do paciente. Alguns pacientes não sentem muito o alongamento, apenas a pressão do travamento. Se a técnica estiver sendo aplicada corretamente, o alongamento aumentará à medida que se trabalha nas faces mais distais do músculo. Interrompa se o paciente relatar dor.

A direção dos travamentos

Como saber em qual direção um músculo deve ser trabalhado ao usar a LTM passiva? Ao tratar a panturrilha, por exemplo, trabalha-se do joelho ao tornozelo ou do tornozelo ao joelho? Ou sobre o ventre do músculo?

O Capítulo 1 afirmou que a LTM é aplicada ao trabalhar de proximal para distal em um músculo (Fig. 3.1*a*). Esse método é a maneira mais fácil de aplicar a LTM passiva e a mais confortável para o paciente. Ao aplicar a LTM, o alongamento será sempre mais intenso quando se trabalha de proximal para distal, a menos que se tenha aplicado o travamento sobre um ponto-gatilho. Se começar distalmente (Fig. 3.1b), o alongamento já será intenso, e será difícil aplicar a LTM ao trabalhar nessa direção, podendo ser bastante desconfortável para o paciente. Este capítulo introduz uma variante da LTM passiva, uma modalidade de LTM deslizante. Estranhamente, quando se usa a LTM deslizante, é mais fácil trabalhar de distal para proximal (Fig. 3.1c). A LTM deslizante funciona dessa maneira porque não envolve uma série de travamentos únicos e distinguíveis. Em vez disso, é aplicada como uma massagem, usando um deslizamento lento, único e firme à medida que a articulação associada a esse músculo é movida. É confortável recebê-la e fácil aplicá-la.

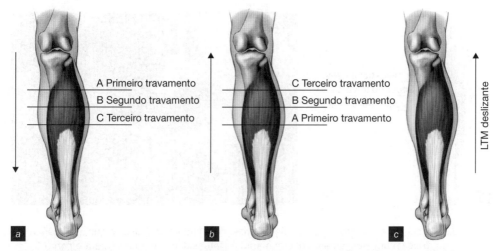

Figura 3.1 É mais fácil aplicar travamentos trabalhando (a) da origem à inserção de um músculo, enquanto é mais difícil trabalhar (b) da inserção à origem, a menos que seja usada a (c) LTM deslizante.

Ao trabalhar com músculos longos, como a panturrilha, os músculos posteriores da coxa, o bíceps braquial, o tríceps braquial e os músculos do antebraço, pode-se aplicar a LTM por meio de uma série de travamentos separados, realizados um após o outro, conforme descrito no Capítulo 1, trabalhando de proximal para distal ou deslizando ao longo do músculo (distal para proximal) em um movimento contínuo muito lento. No entanto, ao trabalhar músculos como os romboides, o peitoral maior ou os glúteos, pode-se descobrir que a área que precisa ser travada é pequena ou que a forma do músculo o impede de trabalhar de qualquer uma dessas maneiras. Nesses casos, simplesmente trabalha-se sobre a área que você tem, obtendo *feedback* do paciente sobre qual posição de travamento fornece o maior alongamento.

Como focar o alongamento em uma área

No Capítulo 1, as Figuras 1.5, 1.6 e 1.7 ilustram como, à medida que se trabalha de proximal para distal ao longo do comprimento de um músculo, a sensação de alongamento passa de mínima para máxima. A Figura 3.2 ilustra esse conceito, mostrando a aplicação de um travamento amplo primeiro no ponto A, depois no ponto B e, por último, no ponto C, usando o antebraço como exemplo. Compare-a com a Figura 3.3, que ilustra a aplicação de travamentos próximos um do outro; eles não estão apenas juntos, mas seriam aplicados usando um travamento mais localizado, como o polegar ou o cotovelo. É possível visualizar como a aplicação de travamentos próximos um do outro cria um alongamento maior em uma área localizada do que a aplicação de travamentos espalhados pelo comprimento do músculo?

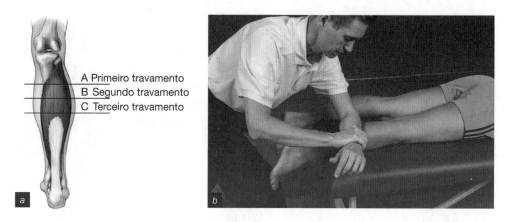

Figura 3.2 Produzir (a) travamentos amplos abrangendo a largura do músculo que, (b) quando aplicados, provocam um alongamento que aumenta de intensidade do ponto A para o ponto C.

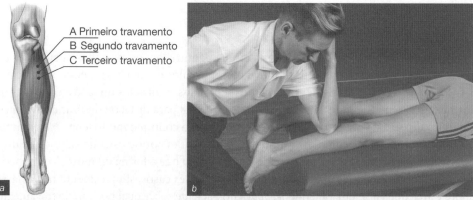

Figura 3.3 Realizar (a) travamentos próximos uns dos outros ajuda a focar o (b) alongamento em uma área específica do músculo.

Esteja ciente de que, embora seja possível usar a LTM para focar o alongamento em uma área específica do músculo, e muitos fisioterapeutas a usem para essa finalidade, é importante sempre aliviar a área com *effleurage* (deslizamento) após usar a técnica dessa maneira. Essa abordagem reduz a probabilidade de qualquer incômodo subsequente.

A direção da pressão

A direção na qual se aplica a pressão ao posicionar o travamento diferencia onde o paciente percebe o alongamento, a eficácia do alongamento e a facilidade com que é aplicado o alongamento. Mudanças sutis na direção da pressão podem fazer diferença no efeito dessa técnica. Com a prática, descobre-se que, ao alongar passivamente o músculo de um paciente, a parte do corpo que se está usando para aplicar o travamento é "arrastada" em uma direção específica. Portanto, é necessário contrapor esse movimento aplicando uma pressão *oposta* à direção do arrastamento.

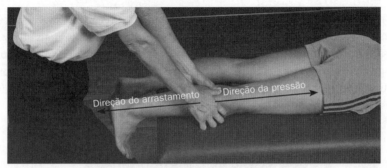

Figura 3.4 A direção do arrastamento é no sentido do pé quando se trabalha na panturrilha, então a pressão precisa ser direcionada ao joelho.

Por exemplo, ao usar a LTM na panturrilha, a direção do arrastamento é no sentido do pé, então é necessário aplicar pressão em direção ao joelho (Fig. 3.4). Ao usar a LTM nos músculos posteriores da coxa, a direção do arrastamento é no sentido do joelho, então é preciso aplicar pressão na direção da nádega (Fig. 3.5).

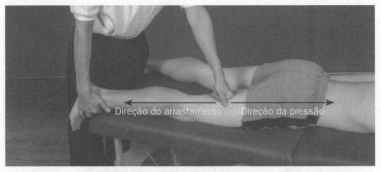

Figura 3.5 Ao trabalhar os músculos posteriores da coxa, o arrastamento em direção ao joelho é contraposto pelo direcionamento da pressão à nádega.

💡 Para entender como a direção da pressão afeta a aplicação da LTM passiva, tente este exercício: escolha um músculo como a panturrilha, aplique a pressão de travamento perpendicular à panturrilha e realize o alongamento. Compare com o que acontece quando se absorve um pouco do acúmulo de pele, aplicando pressão em direção ao joelho. Por fim, compare com o que acontece quando se aplica pressão ao puxar a pele da panturrilha levemente em sua direção. O fisioterapeuta (e o paciente) devem sentir que o alongamento mais forte ocorre quando a pressão é direcionada ao joelho.

Na seção deste capítulo intitulada "Principais pausas de manutenção, movimentos e posições para a LTM passiva" cada uma das figuras tem uma seta mostrando a direção na qual o fisioterapeuta deve aplicar a pressão.

Absorção do acúmulo de pele

Uma razão para aplicar pressão em uma determinada direção é absorver o acúmulo de pele antes de realizar o alongamento, pois isso torna o alongamento mais eficaz. Embora isso possa ser prontamente sentido, é difícil ilustrar. No entanto, pode-se ter uma ideia do que significa "absorver o acúmulo" nestas figuras, que mostram como o fisioterapeuta pode usar um polegar para afastar delicadamente a pele que recobre a parte inferior dos músculos trapézio e romboides.

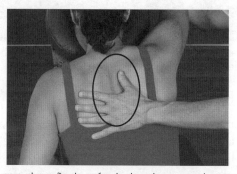

Preparação para absorção do acúmulo de pele que recobre os romboides.

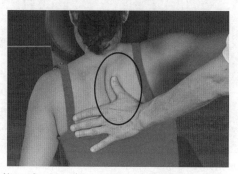

Absorção do acúmulo de pele sobre os romboides.

Incorporação da LTM à massagem com óleo

A LTM é facilmente incorporada à massagem com óleo. Depois da aplicação do óleo para massagem, coloque uma toalha fina ou de rosto sobre a área e aplique a LTM sobre ela. Esteja ciente de que trabalhar dessa maneira fornece um travamento muito mais forte do que trabalhar sobre a roupa ou sobre a pele nua, pois a toalha tem maior aderência ao óleo, gel ou creme para massagem. Retire a toalha, trate a área com mais massagem e repita. Descobre-se que, se isso for executado três vezes seguidas (ou seja, massagem, LTM; massagem, LTM; massagem, LTM), em sua terceira aplicação de LTM, o paciente sentirá menos alongamento (e o fisioterapeuta sentirá menos resistência nos tecidos) porque haverá uma diminuição do tônus nos tecidos moles após as duas primeiras aplicações.

Outra maneira de incorporar a LTM com óleo, gel ou creme para massagem é modificar a técnica para uma técnica deslizante. Por exemplo, ao realizar deslizamentos na panturrilha *(a)*, flexione e estenda passivamente o tornozelo do paciente; ao trabalhar no bíceps braquial *(b)*, flexione e estenda passivamente o cotovelo; ao tratar os extensores do punho e dos dedos *(c)*, flexione e estenda passivamente o punho.

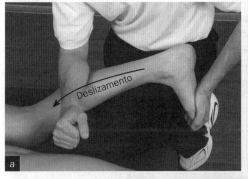
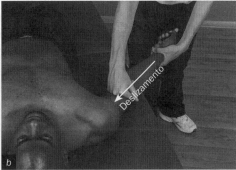
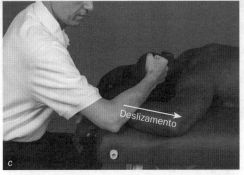

PRINCIPAIS PAUSAS DE MANUTENÇÃO, MOVIMENTOS E POSIÇÕES PARA A LTM PASSIVA

Esta seção ilustra estas nove áreas do corpo que se prestam à LTM passiva: a panturrilha, os músculos posteriores da coxa, os glúteos, os romboides, o tríceps braquial, o bíceps braquial, os flexores e extensores do punho e dos dedos e os peitorais. É importante lembrar que para cada um dos exemplos fornecidos é necessário manter a pressão suave do travamento durante o alongamento passivo dos tecidos. Cada figura inclui uma seta mostrando a direção na qual se aplica a pressão e se absorve o acúmulo de pele. Pode-se encontrar instruções detalhadas para esses alongamentos nos Capítulos 6 a 8, nos quais pode-se compará-las com as instruções para as técnicas ativoassistida e ativa.

Panturrilha

Fique em pé na extremidade da maca com o paciente em decúbito ventral. Trave a panturrilha do paciente usando os polegares um sobre o outro, levemente distais à articulação do joelho, porventura no centro da panturrilha. Cada vez que travar as fibras nesse alongamento, direcione sua pressão ao joelho, em vez de perpendicularmente. Nunca pressione diretamente sobre o espaço poplíteo na parte posterior do joelho. Mantendo o travamento, use sua coxa para dorsiflexionar o tornozelo do paciente. É importante observar que, nessa posição, não se sabe ao certo se a pressão aplicada pelo fisioterapeuta é profunda o suficiente para afetar o sóleo. A LTM ao sóleo seria realizada com o paciente em decúbito lateral.

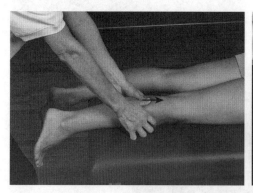 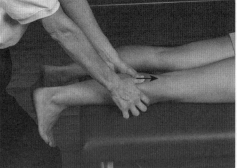

💡 Tome cuidado ao usar os polegares. Os músculos da panturrilha são fortes e potentes. Se achar que o uso dos polegares para aplicar a LTM passiva causa desconforto, mude para um método diferente.

Outro método para aplicar a LTM passiva à panturrilha inclui o uso dos punhos para aplicar o travamento.

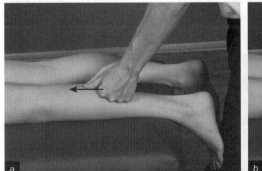
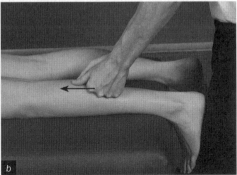

Aplicação de um (a) travamento com punho e (b) alongamento da panturrilha.

Um método levemente diferente de usar a LTM passiva na panturrilha consiste em posicionar o paciente em decúbito ventral, com o joelho flexionado e a coxa apoiada na maca. Nessa posição, pode-se deslizar o antebraço ao longo do comprimento da panturrilha, usando óleo, enquanto dorsiflexiona o pé e o tornozelo. Esse é um exemplo de trabalho de distal para proximal. O paciente vai sentir um maior alongamento logo acima do tendão do calcâneo e no ventre da panturrilha em comparação com a realização do deslizamento mais perto do joelho. Outra razão para o alongamento ser mais intenso é que, com o joelho flexionado, o gastrocnêmio fica relaxado, facilitando o alongamento do sóleo que se encontra subjacente.

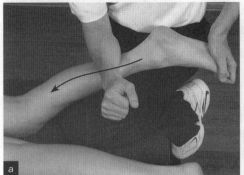
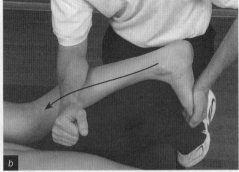

Aplicação de um (a) travamento com antebraço na panturrilha e (b) deslizamento ao longo do músculo.

Da mesma maneira, é possível perceber como se pode modificar o uso dos punhos de modo que, em vez de trabalhar do joelho ao tornozelo usando travamentos estáticos cada vez que há dorsiflexão de pé e tornozelo, pode-se começar perto do tendão do calcâneo e apenas deslizar os punhos proximalmente, ao longo do comprimento da panturrilha, com óleo, enquanto se dorsiflexiona-e-relaxa e dorsiflexiona-e-relaxa o pé e o tornozelo do paciente?

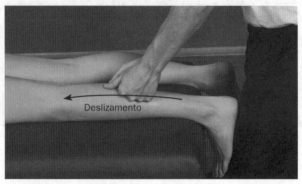

Uso dos punhos para aplicação de LTM deslizante à panturrilha.

Posteriores da coxa

Com o paciente em decúbito ventral, encurte passivamente os músculos posteriores da coxa ao flexionar o joelho do paciente. Trave o músculo perto da sua origem no ísquio. Cada vez que travar as fibras nesse alongamento, direcione sua pressão ao ísquio, em vez de perpendicularmente. Mantendo o travamento, alongue suavemente o músculo ao estender o joelho.

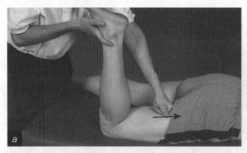 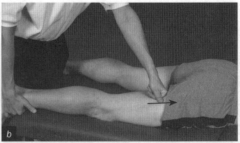

Uso do dorso dos dedos com pressão leve para (a) travar e (b) alongar os músculos posteriores da coxa.

 Caso o paciente tenha pernas longas ou seja mais alto que o fisioterapeuta, de modo que seja difícil aplicar travamentos perto do ísquio ou na parte superior dos músculos posteriores da coxa, recomenda-se focar apenas a parte inferior do músculo, ou escolher um método diferente de LTM, em vez de o fisioterapeuta forçar suas costas em uma tentativa de inclinar-se sobre a maca terapêutica para alcançar o local correto.

Glúteos

Pode-se aplicar a LTM passiva aos músculos glúteos usando o cotovelo. Em razão do formato desses músculos, não é possível trabalhar ao longo do comprimento das fibras como se poderia trabalhar com uma área longitudinal de tecidos moles, como os músculos posteriores da coxa ou o bíceps braquial. No caso dos músculos glúteos, simplesmente trabalha-se sobre a área, mudando a posição do travamento até que o fisioterapeuta e o paciente percebam que houve um alongamento. Para alcançar o alongamento, será necessário girar passivamente o fêmur do paciente. Uma maneira fácil de fazer isso é simplesmente mover o pé do membro inferior que está sendo trabalhado para longe ou para perto do fisioterapeuta.

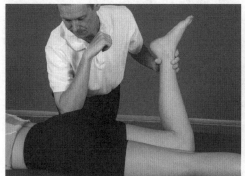
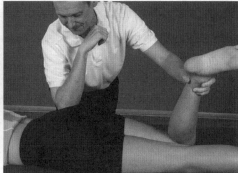

Romboides

Existem dois métodos de aplicação de LTM aos romboides. O primeiro é com o paciente deitado em uma maca terapêutica, em decúbito ventral, e o segundo é com o paciente sentado. Ao tratar o paciente em decúbito ventral, posicione-o na maca terapêutica de modo que ele seja capaz de flexionar o ombro. Enquanto segura o braço do paciente para manter os romboides passivamente encurtados, trave-os gentilmente, direcionando sua pressão à coluna vertebral do paciente. Mantenha o travamento e abaixe delicadamente o braço em flexão, de modo que a escápula protraia em torno da caixa torácica, alongando os romboides.

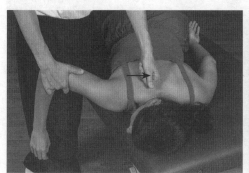
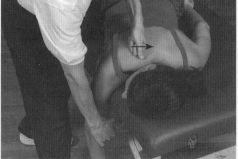

Como alternativa, com o paciente sentado de forma confortável, segure com delicadeza seu braço de modo a retrair passivamente a escápula, o que encurta os romboides. Absorva o acúmulo de pele, direcionando sua pressão à coluna vertebral do paciente. Mantendo o travamento, leve o braço em flexão, protraindo passivamente a escápula.

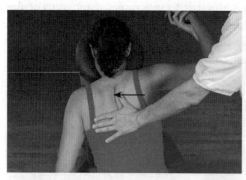 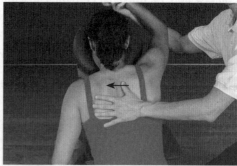

Usar o polegar dessa maneira requer pouca força, pois a pele está bastante frouxa quando a escápula está retraída nessa posição. No entanto, se o uso do polegar para realizar o travamento causar desconforto, deve-se optar por um método diferente.

Tríceps braquial

Posicione o paciente em decúbito ventral e certifique-se de que ele seja capaz de flexionar o antebraço. Tome cuidado para não esmagar a fossa cubital contra a maca enquanto trabalha do ombro ao cotovelo. Estenda passivamente o cotovelo do paciente para encurtar o músculo. Coloque o travamento próximo da origem, direcionando sua pressão ao ombro. Mantendo o travamento, flexione levemente o cotovelo. Neste exemplo, o fisioterapeuta optou por segurar delicadamente o tríceps braquial, já que a paciente é de estrutura mais esguia e uma pegada firme ou travamento diferente não são necessários neste caso. Caso queira usar o punho ou o polegar para aplicar o travamento, a pressão precisa ser direcionada à axila. Ao trabalhar com um paciente com braços longos, não é possível aplicar a LTM até a extremidade distal do músculo tríceps braquial porque pode-se achar que o braço do paciente não está apoiado na maca.

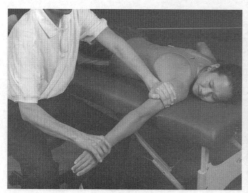 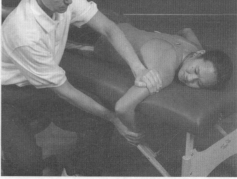

Adutores do ombro

Com o paciente em decúbito ventral e o cotovelo confortavelmente relaxado e flexionado, é possível aplicar a LTM passiva à parte inferior do ombro sem danificar as estruturas da axila. Esse alongamento requer que se pressione suavemente os tecidos moles, criando um travamento com uma mão e, em seguida, usando a outra mão para tracionar com delicadeza a articulação do ombro. Mantendo o travamento e a tração, abduz-se então com cuidado o braço do paciente.

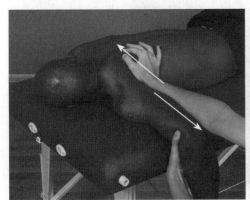
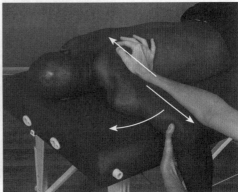

Bíceps braquial

Com o paciente em decúbito dorsal e o cotovelo flexionado passivamente, trave com cuidado o músculo bíceps braquial, absorvendo o acúmulo de pele ao direcionar a pressão à axila. Estenda o cotovelo delicadamente enquanto mantém o travamento. No exemplo, o fisioterapeuta está mais perto da maca do que o normal, para que se possa ver a posição do travamento produzida com o polegar esquerdo. Se fosse aplicada pressão nessa posição, seria um pouco desconfortável para o polegar. Na prática, o fisioterapeuta se afastaria levemente da maca, bloqueando a visão de sua mão, de modo que a pressão fosse aplicada no comprimento do antebraço, do punho e do polegar, com as articulações em uma posição "empilhada".

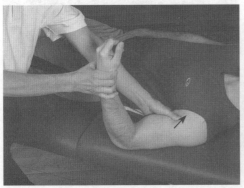
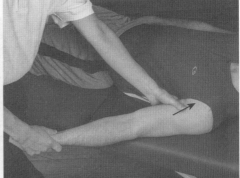

Como ocorre ao se trabalhar nos músculos da panturrilha, pode-se modificar a LTM de modo que, utilizando óleo, deslize-se ao longo do músculo bíceps braquial, trabalhando do cotovelo até o ombro. Ao trabalhar dessa maneira, comece simplesmente com um cotovelo flexionado e, ao deslizar seu punho, por exemplo, ao longo do músculo, com cuidado flexione-estenda e flexione-estenda o cotovelo do paciente.

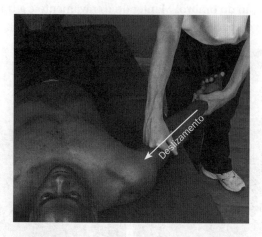

Extensores do punho e dos dedos

Para aplicar a LTM passiva aos músculos extensores do punho e dos dedos, estenda delicadamente o punho do paciente e, em seguida, trave-o no ventre dos extensores, na face lateral do antebraço. Direcione a pressão ao cotovelo. Mantendo o travamento, flexione delicadamente o punho.

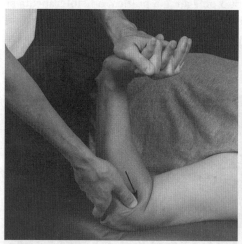
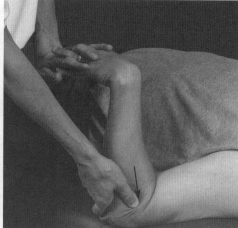

Se quiser modificar a técnica de modo a incorporar a massagem com o paciente em decúbito ventral, simplesmente posicione o paciente com o ombro abduzido, o antebraço repousando sobre a maca e a mão fora da extremidade da maca. Pode-se então deslizar do punho ao cotovelo enquanto flexiona-e-estende e flexiona-e-estende o punho passivamente.

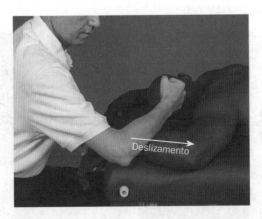

Flexores do punho e dos dedos

Peça ao paciente para flexionar o cotovelo. Realize delicadamente um travamento na origem comum dos flexores. Estenda com cuidado o punho do paciente, mantendo o travamento.

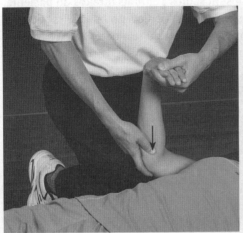
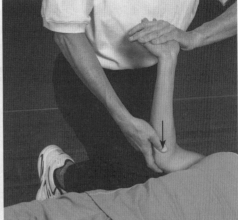

Peitorais

Com o paciente em decúbito dorsal, coloque o braço em flexão horizontal e foque os tecidos moles com o dorso dos dedos, direcionando a pressão ao esterno e não às costelas subjacentes. Mantendo o travamento, leve delicadamente o braço do paciente em flexão horizontal a uma posição mais neutra.

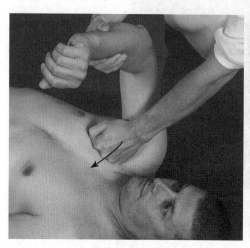
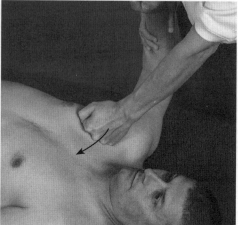

Observe que nas figuras anteriores o fisioterapeuta optou por usar o punho esquerdo para travar os tecidos, e com a mão direita estendeu passivamente o ombro do paciente. Na figura a seguir, o fisioterapeuta está trabalhando em um paciente diferente e optou por usar o punho direito para travar os tecidos e o esquerdo para mover o braço. Em ambos os casos, o fisioterapeuta está trabalhando nos músculos peitorais direitos do paciente. Não importa qual mão é usada para travar os tecidos e para mover o braço. Essa decisão fica a critério do fisioterapeuta, caso haja uma preferência ou seja necessário usar mãos diferentes ao trabalhar com pacientes diferentes.

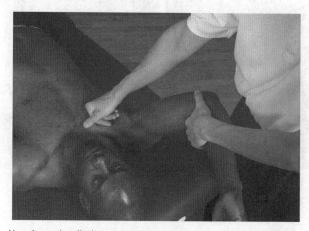

Uso do punho direito para o travamento dos músculos peitorais.

DIRETRIZES DE SEGURANÇA PARA A LTM PASSIVA

A LTM passiva é segura e eficaz. No entanto, é útil estar ciente dos seguintes cuidados antes de praticar esta técnica:

- Ao aplicar a LTM à panturrilha com o paciente em decúbito ventral, certifique-se de que não haja clipes de travamento na maca terapêutica que possam ferir a superfície dorsal do pé do paciente durante a dorsiflexão.
- Ao trabalhar com o paciente em decúbito ventral para aplicar a LTM à panturrilha ou aos músculos posteriores da coxa, evite pressionar o espaço poplíteo na parte posterior do joelho.
- Ao trabalhar os músculos romboides em decúbito ventral, tenha cuidado para não colocar o corpo todo do paciente na lateral da maca terapêutica. É mais seguro e estável posicionar o paciente deitado diagonalmente, de um lado a outro da maca.
- Ao trabalhar o músculo bíceps braquial, evite colocar pressão na fossa cubital.
- Da mesma maneira, ao trabalhar o tríceps braquial com o paciente em decúbito ventral, tenha cuidado para não esmagar a fossa cubital enquanto flexiona o cotovelo.
- Ao aplicar a LTM, proteja seus polegares. Se achar que o paciente não está experimentando uma sensação de alongamento e precisa de um travamento mais firme, use um travamento alternativo. Se descobrir que o uso de um travamento diferente impõe estresse em seu próprio corpo, considere o uso da LTM ativoassistida, o que geralmente possibilita aplicar uma pressão maior e alterar a postura do fisioterapeuta para uma posição de trabalho mais segura.
- Ao integrar a LTM à massagem com óleo, lembre-se de que é muito mais fácil fornecer um travamento ao trabalhar sobre uma toalha do que ao trabalhar sobre a roupa ou sobre a pele. Por essa razão, aplique seus travamentos com cautela até obter *feedback* do paciente quanto à adequação da sua pressão.
- Ao usar a LTM passiva, sempre receba *feedback* do paciente e pare se o paciente relatar dor.
- Ao utilizar a LTM passiva, aplicam-se todas as contraindicações habituais da massagem. Por exemplo, não aplique a LTM em áreas com varizes, ruptura de pele, lesões recentes ou sensibilidade diminuída.
- A LTM passiva aos adutores do ombro requer uma leve tração da articulação do ombro, o que seria contraindicado em um paciente propenso à subluxação de ombro.

QUANDO A LTM PASSIVA É INDICADA

A LTM passiva pode ser aplicada diretamente sobre a roupa em todo o corpo, como parte de uma rotina geral de alongamento, ou pode ser incorporada em um tratamento de massagem holístico. É útil quando aplicada rapidamente antes do exercício com o objetivo de aumentar a amplitude de movimento articular e superar as cãibras. É usada após o exercício para ajudar a realinhar as fibras musculares e superar as cãibras. No entanto, em ambas as configurações pré e pós-exercício, não deve ser aplicada muito profundamente. Também é uma ferramenta útil para avaliar a flexibilidade muscular.

A Tabela 3.1 fornece sugestões de quando o tratamento para músculos específicos pode ser útil.

Tabela 3.1 Situações nas quais a LTM passiva pode ser útil

Músculo	Situação
Panturrilha	<ul><li>Para tratar cãibras musculares na panturrilha</li><li>Para pacientes com panturrilhas tensas</li><li>Para pacientes que realizam atividade física envolvendo os membros inferiores, como corrida, tênis ou basquete</li><li>Para tratar pacientes que permanecem em pé ou deambulam por período prolongado</li><li>Para aumentar a amplitude de movimento do tornozelo ou do joelho</li><li>Para tratar pacientes que precisam melhorar sua dorsiflexão de tornozelo (p. ex., pacientes previamente acamados que agora precisam ficar em pé)</li><li>Para alongar os músculos da panturrilha de pacientes que usam calçados de salto alto (o que resulta em flexão plantar excessiva e possível encurtamento desses músculos)</li></ul>
Posteriores da coxa	<ul><li>Para pacientes com encurtamento dos músculos posteriores da coxa</li><li>Para pacientes que permanecem sentados por períodos prolongados, como motoristas ou digitadores</li><li>Para pacientes que realizam atividade física envolvendo os membros inferiores, como corrida ou basquete</li><li>Para aumentar a amplitude de movimento de joelho</li><li>Para pacientes com hiperlordose lombar</li></ul>
Romboides	<ul><li>Para pacientes que realizam atividade física envolvendo os membros superiores, como natação, esportes com raquete ou remo</li></ul>
Tríceps braquial	<ul><li>Para pacientes cujas atividades físicas envolvem extensão prolongada ou repetitiva do cotovelo, como em esportes de raquete</li><li>Para massoterapeutas</li><li>Para tratamento posterior à imobilização do cotovelo ou do ombro</li><li>Para aumentar a flexão de cotovelo</li></ul>
Bíceps braquial	<ul><li>Para pacientes cujas atividades físicas envolvem flexão prolongada ou repetitiva do cotovelo, como remar, escavar ou carregar peso</li><li>Para tratamento posterior à imobilização do cotovelo ou do ombro</li><li>Para aumentar a amplitude de movimento do cotovelo, particularmente a extensão de cotovelo</li></ul>
Extensores e flexores do punho e dos dedos	<ul><li>Para músicos como guitarristas, pianistas, flautistas ou trompetistas</li><li>No tratamento da epicondilite lateral (extensores do cotovelo)</li><li>No tratamento da epicondilite medial (flexores do cotovelo)</li><li>Para pacientes que realizam flexão repetida ou prolongada, como digitadores, motoristas ou pessoas que carregam peso</li><li>Para pacientes cujo esporte exige muitos movimentos do punho, como escalar ou remar</li><li>Para massoterapeutas</li><li>Para tratamento posterior à imobilização do punho ou do cotovelo</li></ul>
Peitorais	<ul><li>Para pacientes com posturas cifóticas</li><li>Para pacientes que permanecem sentados por períodos prolongados, como motoristas ou digitadores</li><li>Para fisiculturistas, que podem desenvolver peitorais excessivamente tensos em relação aos músculos posteriores do tronco</li><li>Para pacientes que usam o peitoral maior como parte de seu trabalho, lazer ou esporte, como tocadores de trompete, tenistas ou golfistas</li></ul>

USO DA LTM PASSIVA PARA TRATAR PONTOS-GATILHO

Ao utilizar a LTM passiva para tratar pontos-gatilho, é preciso usar o polegar ou o cotovelo. Se não estiver familiarizado com o tratamento de pontos-gatilho, o uso do polegar será mais fácil. Em vez de trabalhar deslocando-se distalmente pelo músculo, criando novos travamentos, permanece-se em uma só posição, com o polegar (ou o cotovelo) sobre o ponto-gatilho. Use estes passos como um guia:

1. Encurte o músculo que se pretende trabalhar.
2. Palpe a área para localizar um ponto-gatilho, usando o *feedback* do paciente para guiá--lo.
3. Coloque o polegar suavemente sobre o ponto e aplique pressão. Obtenha *feedback* do paciente: a pressão deve ser um pouco desconfortável, mas não dolorosa. Lembre-se, a dor faz com que os músculos se tensionem e, portanto, é contraproducente para o alongamento da LTM.
4. Mantendo o travamento, estenda delicadamente o músculo, alongando as fibras.
5. Libere o travamento e alivie a área.
6. Sinta o ponto-gatilho novamente e, mais uma vez, obtenha *feedback* do paciente enquanto repete a técnica, em um total de quatro ou cinco vezes.

Como saber se o tratamento de um ponto-gatilho foi bem-sucedido? Primeiro, o ponto deve parecer menos firme ao toque, e o paciente deve relatar menos desconforto (se houver) quando o ponto é pressionado. Os sintomas associados ao gatilho podem diminuir, embora na maior parte dos casos provavelmente seja necessária mais de uma sessão para que essa redução ocorra. Para provocar o mesmo nível de desconforto, é provável que você precise pressionar mais profundamente o músculo. Quando os gatilhos são tocados pela primeira vez, é necessária pouquíssima pressão para provocar desconforto. Assim, esse é um guia útil e aproximado em relação à eficácia da LTM passiva na redução de um ponto-gatilho.

COMO SE TORNAR PROFICIENTE NO USO DA LTM PASSIVA

Conforme descrito no Capítulo 2, os três tipos de LTM são a passiva, a ativoassistida e a ativa. Uma maneira pela qual é possível se tornar proficiente na aplicação da LTM passiva é usar a Tabela 3.2, fazendo anotações para si mesmo enquanto pratica em cada um dos músculos, usando vários travamentos. Aqui estão algumas ideias para ajudá-lo a tirar o máximo proveito de suas sessões práticas:

- Pratique em cada um dos músculos, usando as técnicas mostradas, pelo menos duas vezes.
- Determine se prefere usar os polegares, o punho ou o antebraço para gerar um travamento e em quais músculos eles funcionam melhor. É improvável que o fisioterapeuta queira usar os polegares para aplicar a LTM em cada um dos músculos discutidos neste capítulo, por exemplo, e é mais provável que se desenvolva uma preferência por

56 Parte 2 • Técnicas de liberação de tecidos moles

usar um determinado travamento ao trabalhar em um músculo em particular, usando uma variedade de travamentos diferentes em sua prática geral.

- É necessário obter *feedback* do indivíduo em quem se está praticando. Só porque alguém relata preferir receber LTM passiva quando se usa o punho em seu bíceps braquial, por exemplo, não significa que todos os pacientes preferirão esse método de travamento. Portanto, praticar travamentos distintos pode ser vantajoso para atender às preferências de pacientes diferentes.
- Para cada músculo em que se trabalha, experimente gerar o travamento usando a mão contralateral à normalmente usada.
- Pense em como está o seu corpo enquanto pratica. Você está confortável? Levantar ou abaixar a maca terapêutica pode fazer uma grande diferença na sensação de conforto durante o trabalho.

QUESTÕES PARA ESTUDO

1. O que significa dizer que um músculo está em uma posição neutra?
2. Na LTM passiva, quem realiza o alongamento – o paciente ou o fisioterapeuta?
3. O travamento é mantido enquanto o músculo está sendo alongado?
4. Onde é mais provável que o paciente sinta o alongamento – na extremidade proximal ou distal do músculo?
5. Por que você deve ser cauteloso quando começar a integrar a LTM passiva à massagem com óleo?

Tabela 3.2 Visão geral das aplicações da LTM passiva

Panturrilha			
Decúbito ventral Polegares um sobre o outro	Decúbito ventral Punhos	Decúbito ventral Antebraço para aplicar a técnica de deslizamento	Decúbito ventral Punhos para aplicar a técnica de deslizamento

Posteriores da coxa	Glúteos	Romboides	
Decúbito ventral Punhos	Decúbito ventral Cotovelo	Decúbito ventral Punhos	Sentado Polegar

Tríceps braquial	Adutores do ombro	Bíceps braquial	
Decúbito ventral Compressão	Decúbito ventral Palma da mão combinada com uma leve tração no ombro	Decúbito dorsal Polegar	Decúbito dorsal Punho para aplicar a técnica de deslizamento

Extensores do punho e dos dedos		Flexores do punho e dos dedos	Peitorais
Decúbito dorsal Polegar	Decúbito ventral Antebraço para aplicar a técnica de deslizamento	Decúbito dorsal Polegar	Decúbito dorsal Punho

4
Liberação de tecidos moles ativoassistida

Este capítulo o ajudará a entender como executar a LTM ativoassistida. As diretrizes de segurança e a Tabela 4.2 o ajudarão a decidir quando a LTM ativoassistida pode ser indicada para seus pacientes. A Tabela 4.3 fornece uma visão geral de todos os exemplos de aplicações fornecidos neste capítulo; pode-se usá-la ao praticar em cada músculo. Ao ler este capítulo e responder às questões para estudo, o leitor terá uma boa compreensão de como a LTM ativoassistida é aplicada.

INTRODUÇÃO À LTM ATIVOASSISTIDA

Ao contrário da LTM passiva (em que os tecidos são encurtados e travados pelo fisioterapeuta) ou da LTM ativa (em que o paciente realiza a técnica), a LTM ativoassistida combina os esforços do paciente e do fisioterapeuta. É útil para trabalhar com pacientes que acham difícil relaxar durante o tratamento e também para aqueles que gostam de se envolver nele. A LTM ativoassistida também possibilita que o profissional aplique mais pressão ao travar os tecidos, como pode ser útil ao tratar pacientes que não sentem o alongamento da LTM passiva. A LTM ativoassistida possibilita que o fisioterapeuta use ambas as mãos, se necessário, para aplicar um travamento mais firme, o que é útil no tratamento de músculos grandes e volumosos, como os posteriores da coxa e o quadríceps femoral. A capacidade de reforçar um travamento também possibilita proteger os punhos, dedos e polegares do fisioterapeuta.

A LTM ativoassistida é particularmente útil como parte do processo de reabilitação depois de uma imobilização articular. Não só facilita uma maior amplitude de movimento na articulação como também contribui para melhorar a força dos músculos associados. Esse fortalecimento ocorre porque o paciente está ativamente envolvido no uso do músculo a ser tratado ou do músculo oposto. É uma valiosa técnica de reabilitação e pode ser mais segura para a aplicação depois de cirurgias do que a LTM passiva, pois os pacientes são encorajados a trabalhar dentro da sua amplitude sem dor. Com a permissão da equipe médica, ela pode ser usada no início do processo de reabilitação para ajudar a manter as articulações lubrificadas. Além disso, o movimento ativo pode estimular um melhor alinhamento das fibras de colágeno do que poderia ocorrer caso a articulação permanecesse imóvel.

A maior diferença entre a LTM ativoassistida e a passiva é que na LTM passiva o fisioterapeuta está alongando um músculo relaxado. Na LTM ativoassistida, o músculo que está sendo alongado pode estar se contraindo excentricamente conforme o paciente o usa para mover a articulação associada.

Como executar a LTM ativoassistida

Para executar a LTM ativoassistida, siga estes passos:

1. **Identifique o músculo a ser alongado e a direção de suas fibras.**
2. **Assegure-se de que o músculo esteja em uma posição neutra ou encurtada.** A posição neutra significa que o músculo não está nem encurtado nem alongado; o paciente precisa manter o músculo nessa posição enquanto o fisioterapeuta trava os tecidos.
3. **Explique o procedimento ao paciente.** Demonstre o movimento que deseja que o paciente realize depois de ter travado os tecidos. Se, por exemplo, quisesse encurtar os músculos posteriores da coxa, poderia simplesmente dizer "Por favor, flexione o joelho", e a maior parte dos pacientes entenderia essa instrução. No entanto, ao tratar os músculos fibulares (previamente conhecidos como peroneais) e flexores e extensores do punho, por exemplo, é necessário ser mais específico e demonstrar o movimento a ser realizada pelo paciente (ver quadro a seguir). Muitos pacientes não entenderiam o comando para everter o pé (necessário para tratar os músculos fibulares) e poderia ser necessário mostrar a eles o que fazer quando solicitados a flexionar ou estender o punho.
4. **Na posição neutra ou contraída, trave o músculo para fixar as fibras.** Sempre que possível, inicie proximalmente, mais próximo da origem do músculo.
5. **Enquanto mantém o travamento, peça ao paciente que se mova de maneira que ele sinta um alongamento no músculo.** A maneira como o paciente se move irá variar dependendo de qual músculo se está trabalhando. (Ver Caps. 6 a 8, que contém figuras, dicas e descrições adicionais dos movimentos de cada músculo.)
6. **Uma vez que o músculo foi alongado, solte o travamento.** A seguir, deixe que o músculo volte à posição neutra ou peça ao paciente para contrair o músculo novamente.
7. **Escolha outro ponto para fixar o músculo.** Trabalhe de proximal para distal até chegar aos tendões distais do músculo.

Observe a Tabela 4.1. Ela compara os músculos que são normalmente tratados, dividindo-os entre aqueles que começam o tratamento na posição neutra e aqueles que o começam na posição encurtada antes da LTM. Utilizam-se posições neutras no tratamento da panturrilha, do pé, das fibras descendentes do trapézio, dos escalenos, do levantador da escápula, do eretor da espinha, dos músculos glúteos e do trato iliotibial (TIT). Quando um músculo precisa ser encurtado – como no caso dos músculos posteriores da coxa, ilíaco, tibial anterior, fibulares, quadríceps femoral, peitorais, bíceps braquial, tríceps braquial e flexores e extensores do punho – esse encurtamento é realizado ativamente pelo paciente ao contrair o músculo em questão.

MOVIMENTOS DO TORNOZELO E PUNHO QUE O PACIENTE PRECISA REALIZAR DURANTE A LTM ATIVOASSISTIDA

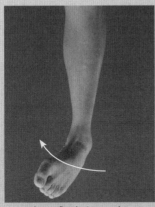

Inversão do tornozelo

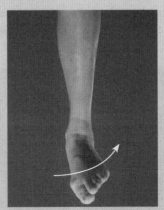

Eversão do tornozelo

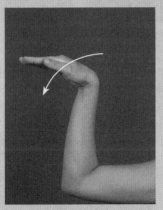

Flexão do punho

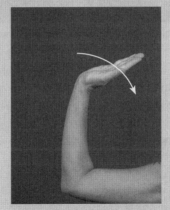

Extensão do punho

Tabela 4.1 Comparação de posições iniciais

Neutra	Encurtada
Panturrilha	Posteriores da coxa
Pé	Ilíaco
Fibras descendentes do trapézio	Tibial anterior
Escalenos	Fibulares
Levantador da escápula	Quadríceps femoral
Eretores da espinha	Peitorais
Glúteos	Bíceps braquial
Trato iliotibial (TIT)	Tríceps braquial
	Flexores do punho
	Extensores do punho

A vantagem de começar com o músculo em uma posição encurtada é que isso fornece a possibilidade de a articulação associada ser movida ao longo de toda a amplitude articular, ao passo que quando se começa com o músculo em uma posição neutra, há menos amplitude articular pela qual se mover. Observe a Figura 4.1, que mostra a articulação do tornozelo nestas várias posições: dorsiflexão (a), posição neutra (b) e flexão plantar (c).

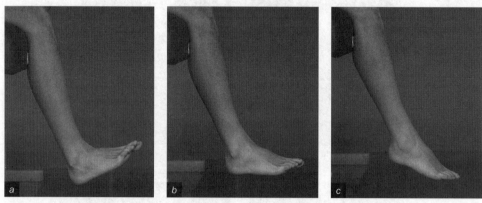

Figura 4.1 Articulação do tornozelo em (a) dorsiflexão, (b) posição neutra e (c) flexão plantar.

Compare as Figuras 4.2 e 4.3. É possível perceber que ao iniciar a LTM com o tornozelo em flexão plantar ele se move ao longo de uma amplitude maior (Fig. 4.2) do que ao começar com o tornozelo na posição neutra (Fig. 4.3)?

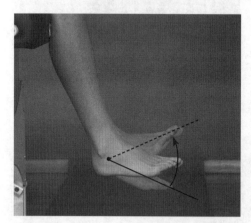

Figura 4.2 Movimento ao longo de toda a amplitude de movimento do tornozelo, da flexão plantar à dorsiflexão.

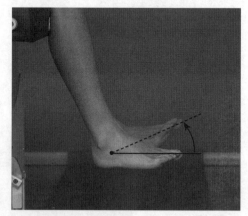

Figura 4.3 Movimento ao longo de uma amplitude parcial do tornozelo, da posição neutra à dorsiflexão.

Outra vantagem de começar com o músculo em uma posição encurtada é que é mais difícil para o paciente contrair um músculo para mover uma articulação ao longo de toda a amplitude do que ao começar com um músculo em posição neutra, na qual não é necessário que o paciente realize um movimento ativo. Isso pode ser útil quando o fortalecimento desse músculo é um dos objetivos do tratamento. Por outro lado, a repetição constante de começar com um músculo em uma posição encurtada pode ser fatigante para alguns pacientes. Pode-se facilmente testar essa ideia ao contrair o músculo tibial, fazendo uma dorsiflexão completa do pé e do tornozelo, como mostra a Figura 4.1a. São necessárias apenas três ou quatro dorsiflexões fortes até que os músculos dorsiflexores, mais fracos do que seus oponentes flexores plantares (gastrocnêmios), comecem a doer.

Como escolher entre a LTM passiva e a LTM ativoassistida

Como saber quando iniciar o trabalho de um músculo em uma posição encurtada ou em uma posição neutra? A resposta é que você começa com alguns músculos em uma posição neutra porque seria difícil aplicar o travamento ou lidar com o acúmulo de pele se esse mesmo músculo estivesse em uma posição encurtada.

Ao tratar um paciente, evite alternar entre a LTM passiva e a LTM ativa inicialmente. Se usar os dois métodos, poderá descobrir que os pacientes se confundem e se esquecem se devem participar do alongamento ou se devem relaxar e deixar que o fisioterapeuta mova a articulação associada. No entanto, muitos pacientes logo aprendem o que é necessário fazer para a LTM ativoassistida, especialmente se estiverem recebendo tratamento regular. Nos tratamentos subsequentes, pode-se descobrir que instintivamente se sabe qual modalidade de LTM funciona melhor para cada paciente; é provável que isso varie dependendo de qual músculo esteja sendo tratado.

Lembre-se de que alguns pacientes nunca querem se envolver ativamente em seu tratamento, de modo que a LTM ativoassistida nunca será apropriada, mesmo em situações em que o fisioterapeuta a consideraria benéfica. Alguns pacientes sempre preferirão que a técnica seja aplicada passivamente.

A direção dos travamentos

A exemplo do que acontece com a LTM passiva, sempre que possível, posicione o seu primeiro travamento na extremidade proximal do músculo e trabalhe de proximal para distal, como mostrado na Figura 4.4.

Como focar o alongamento em uma área

Esse objetivo é alcançado exatamente da mesma maneira que ocorre ao usar a LTM passiva. Em vez de usar travamentos amplos (Fig. 4.5) com o antebraço, use o polegar ou o cotovelo para travar sucessivamente os tecidos em uma área menor (Fig. 4.6).

A direção da pressão

Ao trabalhar em um membro, geralmente é necessário pressionar os tecidos no sentido de afastá-los do fisioterapeuta. No Capítulo 3, observou-se que, ao aplicar a LTM passiva,

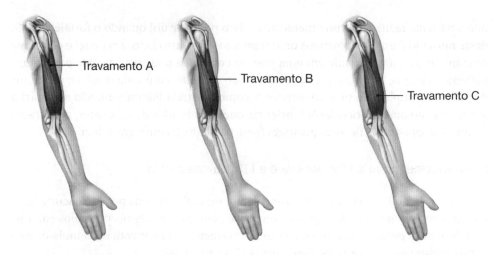

Figura 4.4 A direção na qual os travamentos são posicionados vão do travamento A para o travamento B para o travamento C.

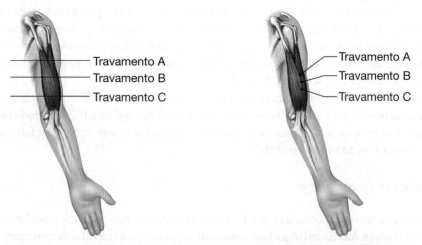

Figura 4.5 Aplicação de travamentos gerais e amplos.

Figura 4.6 Aplicação de travamentos localizados e específicos.

é necessário contrapor a direção do arrastamento que ocorre quando os tecidos moles se estendem. O mesmo acontece ao aplicar a LTM ativoassistida. Por exemplo, quando se trabalha no músculo levantador da escápula e nas fibras descendentes do trapézio, é necessário aplicar uma leve pressão para baixo, na direção da escápula, ao travar os tecidos (Fig. 4.7). Ao trabalhar no eretor da espinha, pressione suavemente para baixo depois de ter travado a pele para contrapor o arrastamento causado pela flexão do pescoço (Fig. 4.8).

Na seção intitulada "Principais pausas de manutenção, movimentos e posições para a LTM ativoassistida", mais adiante neste capítulo, adicionaram-se setas às figuras, indicando a direção da pressão.

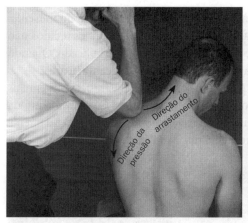 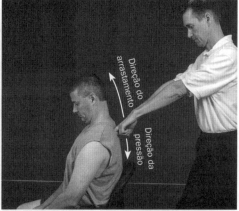

Figura 4.7 Direção do arrastamento e direção da contrapressão ao aplicar a LTM ao músculo levantador da escápula.

Figura 4.8 Direção do arrastamento e direção da contrapressão ao aplicar a LTM ao músculo eretor da espinha.

Absorção do acúmulo de pele

Compare a Figura 4.9 com a figura que corresponde à LTM passiva no Capítulo 3. É importante notar como, em ambos os casos, o fisioterapeuta absorveu suavemente o acúmulo de pele quando os tecidos foram travados, tornando o alongamento mais eficaz.

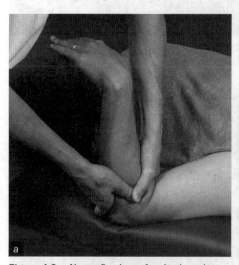 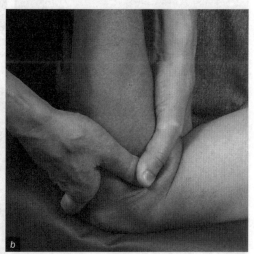

Figura 4.9 Absorção de acúmulo de pele.

Incorporação da LTM ativoassistida à massagem com óleo

A maneira mais fácil de incorporar a LTM ativoassistida a uma massagem com óleo é manter uma toalha de rosto ou uma toalha muito pequena à mão e, no momento em que estiver pronto para aplicar a LTM, cobrir a área com a toalha de rosto e aplicar seus travamentos sobre ela, ajustando-a se necessário à medida que se move ao longo do músculo. A toalha de rosto fornece maior aderência aos tecidos. Sem uma toalha, os tecidos não podem ser travados se um óleo, gel ou creme para massagem tiver sido aplicado. Quando terminar de aplicar a LTM, retire a toalha de rosto e continue massageando a área.

Uma alternativa é usar a LTM deslizante. As Figuras 4.10 a 4.12 ilustram três exemplos de quando o deslizamento pode ser usado com a LTM ativoassistida. O deslizamento da LTM ativoassistida requer que o paciente realize dorsiflexão e flexão plantar repetidamente enquanto o fisioterapeuta desliza ao longo do músculo tibial anterior, do tornozelo ao joelho.

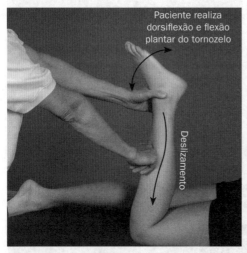

Figura 4.10 Uso da LTM deslizante no tibial anterior.

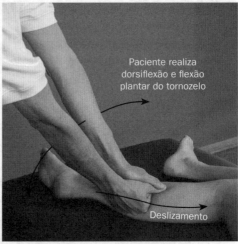

Figura 4.11 Uso da LTM deslizante na face medial da panturrilha.

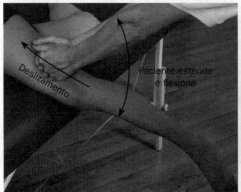
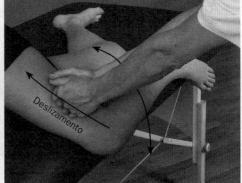

Figura 4.12 Uso da LTM deslizante no trato iliotibial (TIT).

Da mesma maneira, para trabalhar na face medial da panturrilha quando o paciente estiver em decúbito lateral, deslize suavemente do tornozelo até o joelho, à medida que o paciente realiza dorsiflexão e flexão plantar do tornozelo. Na figura, o fisioterapeuta escolheu manter o pé e o tornozelo do paciente na maca, mas outros fisioterapeutas encontram menos resistência se o pé ou o pé e o tornozelo estiverem fora da maca, desde que a perna em si esteja apoiada.

Neste terceiro exemplo, o fisioterapeuta está usando a LTM ativoassistida com deslizamento conforme percorre o TIT com um punho em concha, do joelho ao quadril, enquanto o paciente flexiona e estende repetidamente o joelho. Como é possível observar, quando o deslizamento é usado no TIT, o paciente precisa estar em uma posição confortável, em decúbito lateral, e flexionar e estender o joelho, retirando e recolocando a perna na maca.

PRINCIPAIS PAUSAS DE MANUTENÇÃO, MOVIMENTOS E POSIÇÕES PARA A LTM ATIVOASSISTIDA

A seguir serão apresentadas 16 áreas do corpo que podem ser tratadas com a LTM ativoassistida: a panturrilha, o pé, os posteriores da coxa, o ilíaco, o tibial anterior, os fibulares, os glúteos, o quadríceps femoral e o TIT nos membros inferiores; a parte descendente do trapézio, os escalenos, o levantador da escápula, o eretor da espinha e os peitorais no tronco; os extensores e flexores do punho e dos dedos; e o infraespinal, o bíceps braquial e o tríceps braquial. Pode-se encontrar instruções detalhadas desses alongamentos nos Capítulos 6 a 8, tornando possível compará-los com as técnicas de LTM passiva e LTM ativa.

Panturrilha

Trave o músculo da panturrilha logo abaixo da articulação do joelho, tomando cuidado para não pressionar o espaço poplíteo na parte posterior do joelho. Use o cotovelo, os polegares ou o antebraço. Mantendo o travamento, peça ao paciente que contraia os dedos dos pés, fazendo uma dorsiflexão do pé e do tornozelo. Em seguida, remova o travamento e vá para uma nova posição.

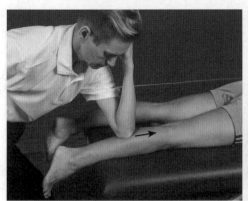
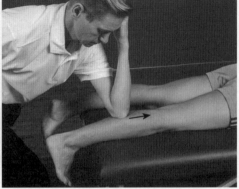

💡 Em panturrilhas volumosas, pode ser complicado travar os tecidos. Portanto, use a outra mão para segurar o cotovelo e obter estabilidade.

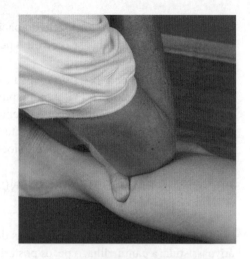

Se quiser realizar um travamento específico, mas achar difícil usar o cotovelo, experimente travar os tecidos usando os polegares.

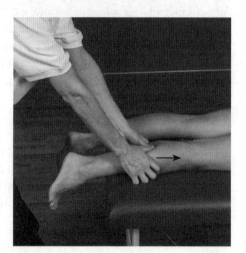

Alternativamente, use o antebraço se quiser produzir um travamento amplo.

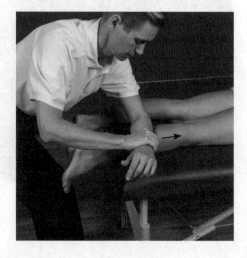

Uma adaptação da LTM ativoassistida consiste em comprimir o músculo da panturrilha enquanto o paciente realiza dorsiflexão e flexão plantar do pé e do tornozelo.

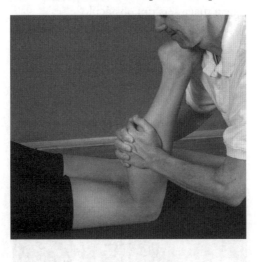

Pé

Posicione o paciente com os pés fora da maca, como mostrado na figura. Com o tornozelo em uma posição neutra, aplique um travamento suave com uma ferramenta de massagem. Peça ao paciente para contrair os dedos do pé, fazendo dorsiflexão do tornozelo e estendendo os dedos dos pés. Trabalhe sobre a planta de cada pé por apenas alguns minutos.

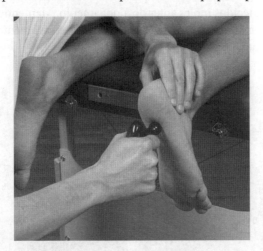

💡 Se o paciente tem cócegas ao se trabalhar no pé dessa maneira, simplesmente trabalhe sobre uma toalha. Será necessário aplicar um pouco de óleo, gel ou creme para massagem primeiro, a fim de que a superfície da toalha tenha algo a que aderir. Isso também significa que o fisioterapeuta não consegue aplicar tanta pressão, o que pode ser útil ao trabalhar com pacientes que possuem pés sensíveis.

Ao trabalhar com um paciente em decúbito dorsal, o pé não precisa ficar fora da maca, porque o paciente pode obviamente fazer dorsiflexão do tornozelo e estender os dedos de forma confortável sem que a maca seja um obstáculo.

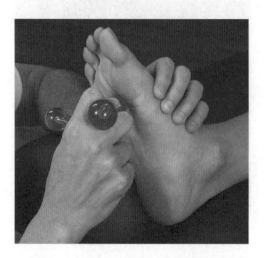

Posteriores da coxa

Com o paciente em decúbito ventral, peça a ele que flexione o joelho. Trave os posteriores da coxa perto do ísquio. Aplique pressão em direção à nádega para absorver um pouco do acúmulo de tecidos moles antes do alongamento. Mantendo o travamento, peça ao paciente que abaixe a perna de volta à maca. Libere o travamento e peça ao paciente que flexione novamente o joelho.

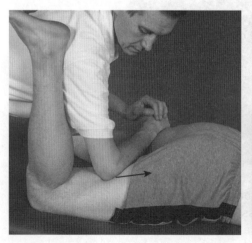 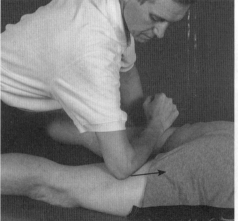

O momento em que estiver usando a LTM ativoassistida é uma boa oportunidade para experimentar alternar entre o uso dos antebraços direito e esquerdo. Observe que nas figuras anteriores o fisioterapeuta optou por aplicar a LTM aos posteriores da coxa do lado direito, usando o antebraço direito. Compare essa sequência com a figura a seguir, que mostra o fisioterapeuta usando o antebraço esquerdo nos posteriores da coxa do lado direito do paciente.

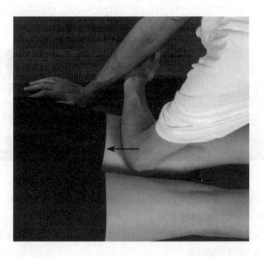

Usar o cotovelo nos posteriores da coxa produz um travamento muito mais específico, mas é necessário ao trabalhar com alguns pacientes que não sentem o alongamento quando são usados outros tipos de travamentos.

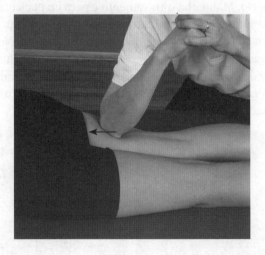

Ilíaco

Com o paciente posicionado em decúbito lateral e o quadril flexionado, posicione um travamento no ilíaco (na superfície anterior do ílio). Se não tiver certeza da localização do músculo, identifique a crista ilíaca e, em seguida, deslize os dedos sobre ela, na região da fossa ilíaca. Mantendo o travamento, peça ao paciente que estique a perna e estenda o quadril. Essa aplicação é a que mais invade a intimidade do paciente em relação a todos os outros exemplos neste livro; portanto, certifique-se de que o paciente entende onde é preciso colocar o travamento e dê o consentimento para isso.

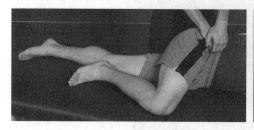
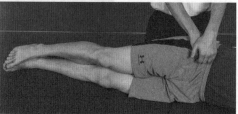

> Ao aplicar o travamento no ilíaco, é necessário puxar as pontas dos dedos em sua direção; ao fazê-lo, o paciente pode oscilar para trás. Colocar uma almofada entre o paciente e o fisioterapeuta ajuda a fornecer estabilidade e pode auxiliar o paciente a se sentir mais confortável.

Tibial anterior

Com o tornozelo do paciente em dorsiflexão, trave o músculo tibial anterior usando, por exemplo, o cotovelo. Mantenha o travamento e peça ao paciente que posicione o pé em ponta (flexão plantar do tornozelo). Em seguida, solte o travamento e escolha uma nova posição, um pouco mais distal, para o segundo travamento. No exemplo da figura, o fisioterapeuta optou por aplicar a LTM com o paciente em decúbito lateral e a perna apoiada em um rolo de posicionamento meia-lua, o que é válido, mas faça o que achar melhor para que o tornozelo do paciente esteja apoiado, mas o pé não, facilitando assim a dorsiflexão e a flexão plantar.

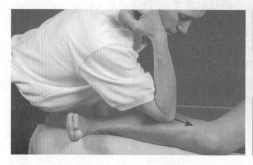
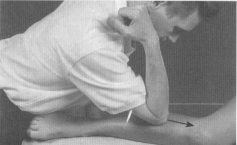

Ao trabalhar no músculo tibial anterior com o paciente em decúbito lateral, tome cuidado na extremidade proximal do músculo para não se desviar para a cabeça da fíbula, em torno da qual encontra-se o nervo fibular comum.

Alternativamente, tente usar a LTM deslizante.

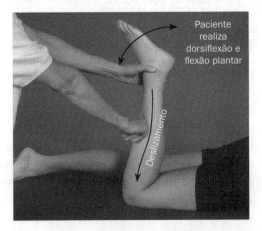

Fibulares

Com o paciente em decúbito lateral, peça-lhe que everta o pé. Trave o músculo, que agora está em uma posição encurtada. Mantendo o travamento, peça ao paciente que inverta o pé. Trabalhe em uma linha única ao longo do músculo, de proximal para distal, de modo que o paciente sinta o alongamento e permaneça confortável. Como ocorre ao trabalhar no músculo tibial anterior com o paciente em decúbito lateral, tome cuidado para não pressionar a área próxima à cabeça da fíbula, que é onde se localiza o nervo fibular comum.

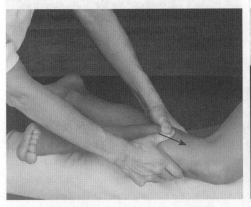 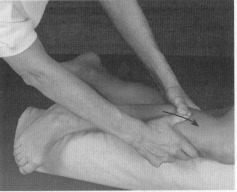

Com o paciente em decúbito lateral, posicione a perna dele sobre um rolo de posicionamento meia-lua para facilitar a inversão do pé e do tornozelo, que seria restringida pela maca.

CASO CLÍNICO

Utilizou-se a LTM na face lateral da perna para alongar os músculos fibulares em uma paciente que se queixava de dor nessa parte da perna. A paciente havia iniciado um novo trabalho que envolvia uma caminhada de 40 minutos, duas vezes ao dia, antes da qual ela não apresentara sintomas. As avaliações revelaram que a paciente tinha o pé particularmente plano, e experimentava uma sensação de tração à inversão ativa do pé. Depois do tratamento, não havia desconforto à inversão do tornozelo. A LTM ativoassistida foi particularmente útil quando a paciente encontrou dificuldade em alongar a face lateral de sua perna.

Glúteos

Com o paciente em decúbito lateral e os quadris em posição neutra, use o antebraço próximo do cotovelo para travar os glúteos, aplicando pressão em direção ao sacro. Mantendo o travamento, peça ao paciente que flexione o quadril. Repita esse procedimento por alguns minutos, trabalhando na área que parecer mais benéfica ao paciente.

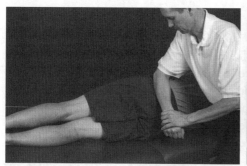
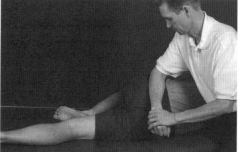

Quadríceps femoral

Com o paciente sentado, peça a ele que estique a perna, estendendo assim o joelho. Uma vez que o quadríceps femoral é ativamente encurtado dessa maneira, trave este músculo, absorvendo o acúmulo de tecidos moles, levando-os em direção ao quadril. Mantendo o travamento, peça ao paciente que flexione o joelho. Quando o joelho estiver flexionado, solte o travamento e repita, posicionando um novo travamento levemente mais distal do que o primeiro. Percorra o quadríceps femoral do quadril ao joelho. Observe que na figura o fisioterapeuta posicionou a paciente de modo que somente parte da coxa estivesse apoiada na maca. Esse posicionamento facilita a flexão de joelho, mas significa que o fisioterapeuta não poderá aplicar travamentos próximos ao joelho em si, na extremidade distal do quadríceps femoral, já que não haverá apoio da maca. Se quiser trabalhar na extremidade distal do quadríceps femoral, será necessário posicionar o paciente de modo que toda a coxa esteja apoiada na maca. No entanto, haverá sempre alguma perda, já que o paciente só poderá flexionar o joelho em cerca de 90°.

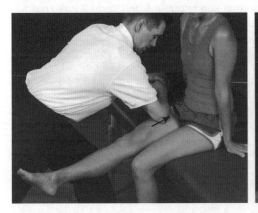
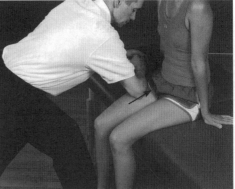

Para acessar a face lateral da coxa, o fisioterapeuta deve pedir ao paciente que se afaste dele, transferindo assim o peso para a nádega oposta. A vantagem dessa posição é que a face lateral da coxa ficará elevada, mas a desvantagem é que pode ser difícil para o fisioterapeuta encontrar uma posição adequada, a fim de evitar que o pé do paciente toque o fisioterapeuta ao flexionar e estender o joelho.

Trato iliotibial (TIT)

Posicione o paciente confortavelmente em decúbito lateral. Peça a ele que estique a perna, estendendo o joelho. Começando logo acima do joelho, trave os tecidos, absorvendo o acúmulo de pele, onde houver, pressionando os tecidos em direção ao quadril. Mantendo o travamento, peça ao paciente que flexione a perna, flexionando também o joelho. Repita, usando uma série de travamentos enquanto trabalha do joelho ao quadril.

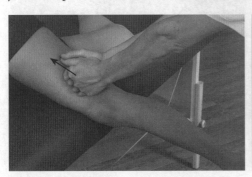
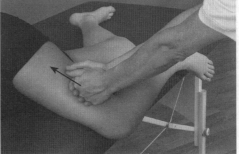

Alguns pacientes acham muito mais confortável se for colocada uma esponja ou uma toalha pequena entre o joelho da perna apoiada na maca e a maca.

CASO CLÍNICO

Um corredor amador procurou tratamento porque sentia que a face lateral da sua coxa esquerda estava encurtada e tracionando seu joelho. Ele tentou usar um rolo de espuma, mas achou esse método extremamente doloroso e teve dificuldade em chegar à posição correta no chão a fim de deitar sobre o rolo. Embora o paciente tenha sido aconselhado a considerar a liberação miofascial como um tratamento eficaz para essa parte da coxa, sua impressão era de que ele precisava de um "trabalho profundo". A área foi aquecida com massagem e depois foi aplicada LTM ativoassistida sobre uma toalha, usando uma combinação do punhos e palmas das mãos. O paciente gostou desse método, pois sentia uma profunda sensação de alongamento, que ele acreditava ser benéfica para aliviar seus sintomas.

Parte descendente do trapézio

Com o paciente sentado, trave as fibras descendentes do trapézio. Mantendo o travamento, peça ao paciente que flexione o pescoço lateralmente até que ele sinta um alongamento confortável. Repita o procedimento três vezes em cada lado do corpo. Observe como o travamento é arrastado em direção à orelha quando o paciente flexiona lateralmente o pescoço. Para contrapor esse movimento, é preciso aplicar pressão suavemente para longe da orelha, em direção ao topo do ombro, sem pressionar o acrômio, o que seria desconfortável para o paciente.

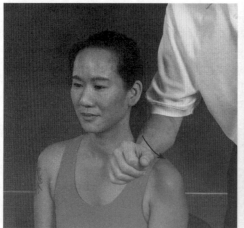 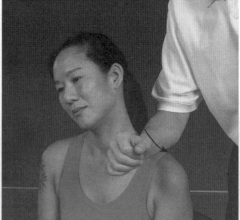

Outra opção é usar os polegares, uma ferramenta de massagem ou uma bola de tênis para travar as fibras descendentes do trapézio com o paciente em decúbito dorsal. Mantendo o travamento, peça ao paciente para flexionar lateralmente a cabeça e o pescoço. Por exemplo, ao travar o trapézio direito, pode-se pedir ao paciente que leve a orelha esquerda em direção ao ombro esquerdo.

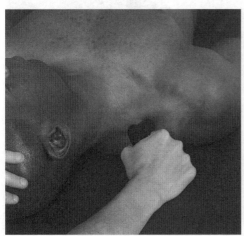 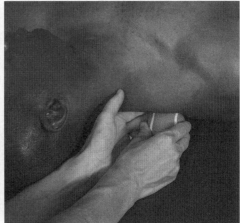

Escalenos

Com o paciente sentado, trave delicadamente os escalenos usando os dedos. Peça ao paciente que gire a cabeça até que sinta um alongamento confortável nos tecidos. Realize o procedimento três vezes de cada lado do corpo. Observe como os dedos do fisioterapeuta são afastados da clavícula quando o paciente afasta a cabeça do fisioterapeuta. Contraponha esse movimento com uma pressão muito suave, tomando cuidado para não pressionar muito profundamente.

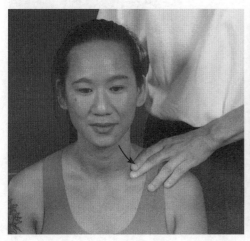 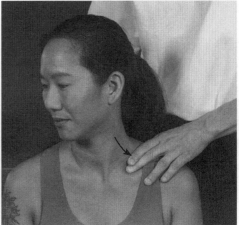

Essa técnica também é eficaz ao tratar um paciente em decúbito dorsal.

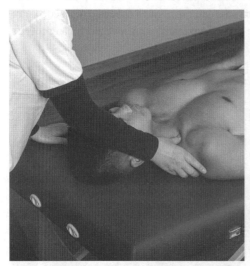
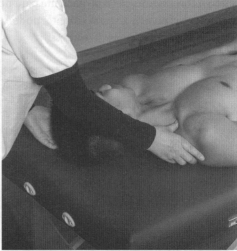

Levantador da escápula

Localize e trave o músculo levantador da escápula. Mantendo o travamento, peça ao paciente que gire a cabeça em cerca de 45° e, em seguida, abaixe o queixo para olhar para o chão. Peça ao paciente que repita esse alongamento três vezes; depois, use o mesmo alongamento no lado oposto do corpo. Observe como o cotovelo do fisioterapeuta é levado em direção à cabeça do paciente enquanto este se alonga. Contraponha esse movimento com uma leve pressão na direção oposta, no sentido do topo da escápula.

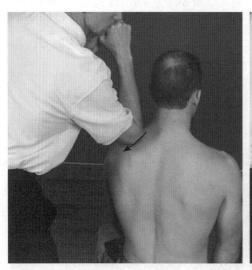
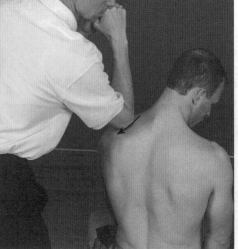

Eretor da espinha

Com o paciente sentado, trave os tecidos logo abaixo do pescoço. Mantendo o travamento, peça ao paciente que flexione o pescoço. Solte e repita, posicionando o novo travamento levemente acima do primeiro. Para contrapor o arrastamento dos tecidos moles no pescoço, direcione o travamento aos tecidos e ao chão ao mesmo tempo. Um dos desafios da aplicação da LTM ativoassistida ao músculo eretor da espinha com o paciente sentado é que há uma tendência de empurrar o paciente para a frente à medida que se pressiona os tecidos na tentativa de produzir um travamento. Uma maneira de combater esse movimento é posicionar o paciente sentado de frente para o encosto da cadeira, com uma almofada entre o tórax e a cadeira.

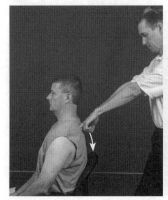
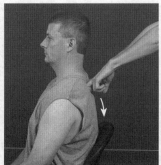
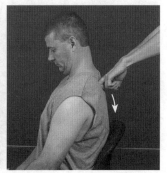

Peitorais

Peça ao paciente que cruze o braço sobre o tórax, encurtando ativamente o músculo peitoral maior. Usando o punho, trave o músculo, direcionando a pressão ao esterno. Mantendo o travamento, peça ao paciente que mova o braço de modo que sinta um alongamento nos peitorais.

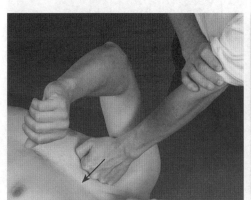
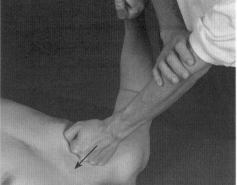

Extensores do punho e dos dedos

Localize o ventre dos músculos extensores do punho e dos dedos, pedindo ao paciente que estenda o punho. Trave os tecidos, absorvendo o acúmulo de pele ao pressionar suavemente em direção ao cotovelo. Mantendo o travamento, peça ao paciente que flexione o punho. Repita o procedimento na face lateral do cotovelo, onde os ventres dos músculos estão localizados.

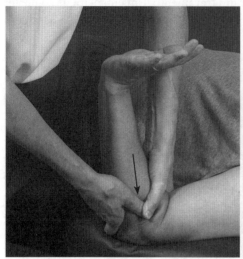 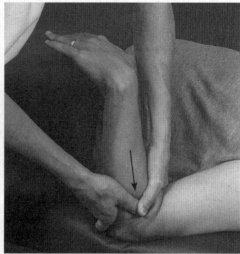

Uma maneira eficaz de aplicar a LTM ativoassistida aos extensores do punho é com o paciente sentado, com o braço apoiado na maca terapêutica de modo que o punho seja capaz de flexionar livremente na extremidade da maca.

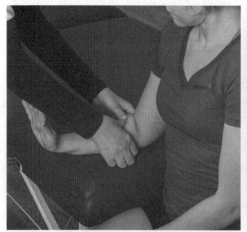 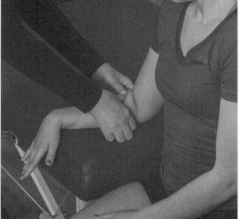

Observe como pode-se modificar a aplicação da LTM ativoassistida aos extensores do punho utilizando uma técnica de deslizamento. Com o paciente em decúbito ventral e a mão dele fora da maca, comece pelo punho e, usando um óleo, gel ou creme para massagem, deslize suavemente em direção ao cotovelo enquanto o paciente flexiona e estende o punho.

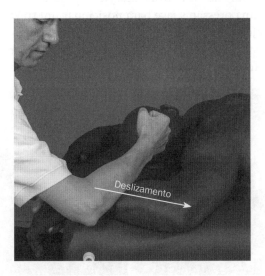

Flexores do punho e dos dedos

Identifique os músculos pedindo ao paciente que flexione o punho. Trave os tecidos sobre os ventres dos músculos, aplicando a pressão suavemente em direção ao cotovelo. Mantendo o travamento, peça ao paciente que estenda o punho. Repita a sequência de travamento, alongamento, travamento e alongamento sobre os ventres dos músculos.

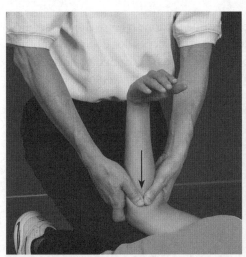
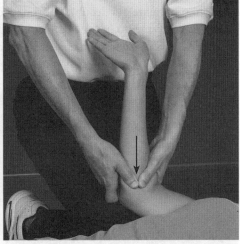

Infraespinal

A LTM ativoassistida no infraespinal é realizada com o paciente em decúbito ventral. É importante que se peça ao paciente que apoie os braços nas laterais do corpo, com as palmas das mãos inicialmente tocando a maca. Nessa posição, o infraespinal encontra-se contraído. Aplique uma pressão suave para posicionar um travamento e, enquanto o mantém, peça ao paciente que mude a posição dos braços girando as mãos de modo que o dorso delas fique contra a maca. Não há necessidade de absorver o acúmulo de pele ao aplicar um travamento nesse músculo.

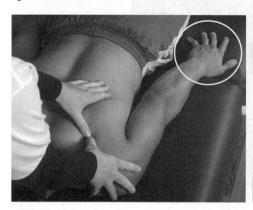 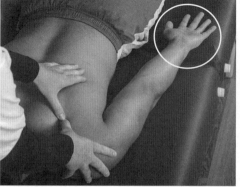

Há um ponto-gatilho no meio do músculo infraespinal que, na maior parte das pessoas, é sensível quando pressionado. Usar a LTM ativoassistida nesse ponto-gatilho específico é útil para reduzir a tensão no ombro.

Bíceps braquial

Com o paciente em decúbito dorsal, peça a ele que flexione o cotovelo. Em seguida, realize um travamento usando o dorso dos dedos, as articulações dos dedos ou o polegar, absorvendo assim o acúmulo de tecidos ao pressionar suavemente em direção ao ombro. Mantendo o travamento, peça ao paciente que estenda lentamente o cotovelo.

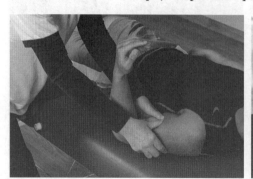 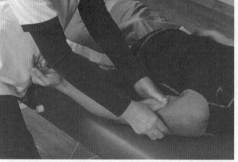

Tríceps braquial

Pode-se usar a LTM ativoassistida para alongar o músculo tríceps braquial da seguinte maneira: abduza delicadamente o braço do paciente com ele posicionado em decúbito ventral; em seguida, peça a ele que estenda o cotovelo. Trave os tecidos suavemente na extremidade proximal do músculo, absorvendo o acúmulo de pele em direção ao ombro. Mantendo essa posição, peça ao paciente que flexione o cotovelo. Como acontece ao usar a LTM passiva no músculo tríceps braquial nessa posição, nem sempre é possível alongar a extremidade distal do músculo ao trabalhar com um paciente com braços longos; quando abduzida, essa parte do braço não é apoiada pela maca e, portanto, não há resistência à pressão do travamento.

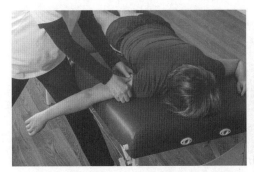 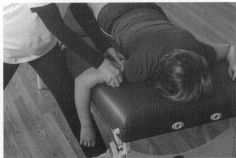

DIRETRIZES DE SEGURANÇA PARA A LTM ATIVOASSISTIDA

As diretrizes a seguir ajudarão a manter a LTM ativoassistida segura para o fisioterapeuta e para os pacientes:

- Aplicam-se as contraindicações habituais à massagem. Por exemplo, não aplique a LTM ativoassistida à panturrilha se o paciente tiver veias varicosas.
- Ao tratar os músculos da panturrilha e os posteriores da coxa, evite pressionar o espaço poplíteo atrás do joelho.
- Quando estiver trabalhando, se atente à sua postura e proteja suas costas. Por exemplo, evite a flexão da coluna vertebral sem apoio ao tratar a panturrilha.
- Ao trabalhar com um paciente com uma lesão no tibial anterior, evite aplicar a LTM ativoassistida à panturrilha. Nesse caso, a dorsiflexão constante irá fatigar o tibial anterior. Uma exceção pode ocorrer quando o paciente tem um pé caído decorrente de fraqueza no tibial anterior; nesse caso, a LTM ativoassistida à panturrilha pode na verdade ser benéfica como parte de um programa para aumentar a força muscular nos dorsiflexores do tornozelo.
- Ao trabalhar ao longo da tíbia e da fíbula, certifique-se de que o joelho do paciente esteja totalmente apoiado se ele estiver em decúbito lateral. Se estiver aplicando os cotovelos para acessar esses músculos em forma de fita, trabalhe com cuidado para evitar danificar os tecidos contra os ossos subjacentes. Tome cuidado para não pressionar sobre a cabeça da fíbula ou próximo a ela, onde encontra-se o nervo fibular comum.

- Ao alongar o quadríceps femoral de pacientes com dor na região anterior do joelho, perceba que pode não ser possível trabalhar até um ponto tão distal quanto o habitual. Essa limitação se dá porque quanto mais próximo do joelho se colocar o travamento, maior o alongamento e maior a pressão sobre a patela. Embora isso possa ser benéfico em longo prazo na superação da dor patelofemoral decorrente de um quadríceps femoral encurtado, pode haver dor durante o alongamento em si.
- Ao trabalhar nos músculos escalenos, tome cuidado para não pressionar muito profundamente. Certifique-se de obter *feedback* do paciente.
- Evite usar a LTM nos pés quando o paciente tiver diabetes, a menos que se tenha certeza de que não há alteração na sensibilidade dos pés e que o paciente seja capaz de relatar se houver qualquer desconforto.
- Evite usar a LTM nos músculos levantador da escápula ou trapézio na posição sentada em pacientes com problemas lombares; a pressão através do corpo nesse caso pode agravar os sintomas.

QUANDO A LTM ATIVOASSISTIDA É INDICADA

Em geral, a LTM ativoassistida é útil nas seguintes situações:

- Ao trabalhar com pacientes que acham difícil relaxar durante o tratamento.
- Ao tratar pacientes que gostam de se envolver com o tratamento.
- Quando é necessário aplicar mais pressão para travar os tecidos.
- Ao tratar pacientes que não sentem o alongamento da LTM passiva.
- Ao tratar músculos grandes e volumosos, como os posteriores da coxa e o quadríceps femoral.
- Quando for essencial para o fisioterapeuta proteger seus punhos, dedos e polegares.
- Quando for necessário fortalecimento muscular, talvez posterior à imobilização de uma articulação.

A Tabela 4.2 fornece sugestões de quando o tratamento ativoassistido a determinados músculos pode ser útil.

USO DA LTM ATIVOASSISTIDA PARA TRATAR PONTOS-GATILHO

Ao usar a LTM ativoassistida para tratar pontos-gatilho, em vez de trabalhar o músculo, gerando novos travamentos, permaneça em um só ponto, usando o polegar sobre o ponto-gatilho enquanto o paciente move a articulação para alongar o músculo em que se está trabalhando. Como não é necessário mover nenhuma parte do corpo do paciente, é tentador usar as duas mãos para aplicar pressão a um ponto, mas isso é desnecessário. É necessária apenas uma pressão leve. Use estas etapas como um guia:

1. Encurte o músculo que se pretende trabalhar.
2. Palpe a área para localizar um ponto-gatilho, usando o *feedback* do paciente para guiá-lo.

Capítulo 4 • Liberação de tecidos moles ativoassistida 85

Tabela 4.2 Situações nas quais a LTM ativoassistida pode ser útil

Músculo	Situação
Panturrilha	■ Para pacientes com panturrilhas encurtadas ■ Para pacientes que realizam atividade física envolvendo os membros inferiores, como corrida, tênis ou basquete ■ Para tratar pacientes que ficam em pé ou deambulando por período prolongado ■ Para aumentar a amplitude de movimento do tornozelo ou do joelho ■ Para tratar pacientes que precisam melhorar sua dorsiflexão do tornozelo (p. ex., pacientes previamente acamados que agora precisam ficar em pé) ■ Para alongar os músculos da panturrilha de pacientes que usam calçados de salto alto (o que resulta em flexão plantar excessiva e possível encurtamento desses músculos) ■ Para uso como parte de um programa para ajudar a fortalecer o tibial anterior
Pé	■ Para pacientes com fascite plantar ■ Para pacientes com problemas no tendão do calcâneo
Posteriores da coxa	■ Para pacientes com posteriores da coxa encurtados ■ Para pacientes que ficam sentados por período prolongado, como motoristas ou digitadores ■ Para pacientes que realizam atividade física envolvendo os membros inferiores, como ciclismo, corrida ou basquete ■ Para aumentar a amplitude de movimento do joelho ■ Para pacientes com lordose lombar excessiva ■ Com permissão médica, depois de cirurgias no joelho ou imobilização do joelho
Ilíaco	■ Para pacientes com flexores de quadril encurtados ■ Para pacientes envolvidos em atividade física que exija flexão repetitiva ou prolongada do quadril, como corrida, remo, ciclismo ou hipismo ■ Para pacientes que permanecem sentados por períodos prolongados, como motoristas ■ Para aumentar a extensão do quadril ■ Para pacientes que andam de motocicleta por períodos prolongados
Tibial anterior	■ Para pacientes com tibiais anteriores encurtados ■ Para pacientes envolvidos em atividades esportivas que exigem dorsiflexão repetida ou prolongada, como corrida ou tênis ■ Depois de deambular em aclives por períodos prolongados ■ Depois de ficar em pé por períodos prolongados ■ Para ajudar a aumentar a flexão plantar, se necessário, posterior à imobilização da articulação do tornozelo
Fibulares	■ Para pacientes com fibulares encurtados, muitas vezes aqueles com "pés planos" ■ Para ajudar a aumentar a inversão posterior à imobilização da articulação do tornozelo ■ Para pacientes envolvidos em atividade física que usa os músculos das pernas ■ Para pacientes com propensão à eversão repetitiva do tornozelo, como os envolvidos em equitação
Glúteos	■ Para pacientes envolvidos em atividade física que exija extensão ou abdução do quadril repetitiva ou prolongada, como corrida, salto ou patinação no gelo
Quadríceps femoral	■ Para pacientes com quadríceps femoral encurtado ■ Para pacientes que realizam atividade física envolvendo os membros inferiores, como ciclismo, corrida ou salto ■ Para aumentar a amplitude de movimento do joelho ■ Para aumentar a flexão de joelho

(continua)

86   Parte 2 • Técnicas de liberação de tecidos moles

Tabela 4.2   Situações nas quais a LTM ativoassistida pode ser útil (*continuação*)

Músculo	Situação
Parte descendente do trapézio, escalenos, levantador da escápula, eretor da espinha	▪ Para pacientes com músculos do pescoço tensos ▪ Para pacientes que ficam sentados por períodos prolongados, como escritores, motoristas ou digitadores ▪ Para cantores ▪ Para aumentar a amplitude de movimento do pescoço ▪ Para tratamento posterior à imobilização do pescoço ▪ Ao realizar rotinas de massagem com o paciente sentado na cadeira ▪ Para pacientes que sofrem de cefaleia induzida pela tensão muscular excessiva ▪ Para pacientes que necessitam de tratamento posterior à imobilização da escápula ou como parte do processo de reabilitação depois de lesões de ombro, especialmente para a parte descendente do trapézio e para o levantador da escápula ▪ Para quem realiza atividades repetitivas ou prolongadas com o ombro, especialmente aquelas envolvendo movimentos acima da cabeça, como tênis, natação ou críquete ▪ Para pacientes que mantêm posturas estáticas por períodos prolongados, como pintores, artistas ou modelos
Peitorais	▪ Para pacientes com músculos peitorais encurtados ▪ Para pacientes com posturas cifóticas ▪ Para aumentar a extensão horizontal do ombro ▪ Para tratamento posterior à imobilização da articulação do ombro (p. ex., quando o paciente estiver usando uma tipoia) ▪ Para pacientes que realizam movimentos repetitivos ou prolongados com o ombro, especialmente aqueles que requerem adução, flexão frontal e flexão horizontal do ombro, como escalada, esportes com raquete ou natação ▪ Para pacientes que mantêm uma flexão de ombro para a frente prolongada, como ciclistas ou motoristas
Extensores e flexores do punho e dos dedos	▪ Para músicos cujo desempenho requer movimentos repetitivos dos dedos, como guitarristas, pianistas, flautistas ou trompetistas ▪ No tratamento da epicondilite lateral (extensores do cotovelo) ▪ No tratamento da epicondilite medial (flexores do cotovelo) ▪ Para pacientes que realizam flexão repetida ou prolongada, como digitadores, motoristas ou pessoas que carregam malas pesadas ▪ Para pacientes cujo esporte exige preensão, como escalada ou remo ▪ Para massoterapeutas ▪ Para tratamento posterior à imobilização do punho ou do cotovelo

3. Posicione o polegar suavemente sobre o ponto e aplique pressão. Obtenha *feedback* do paciente: a pressão deve ser um pouco desconfortável, mas não dolorosa. Lembre-se de que a dor faz com que os músculos se contraiam; portanto, ela é contraproducente para o alongamento da LTM.
4. Mantendo o travamento, estenda delicadamente o músculo, alongando suas fibras.
5. Libere o travamento e massageie a área.
6. Palpe o ponto-gatilho novamente e, mais uma vez, solicite *feedback* do paciente enquanto repete a técnica em um total de quatro ou cinco vezes.

À medida que o ponto-gatilho se dissipa, ele parecerá menos firme ao toque; o paciente deve relatar menos desconforto (se houver) quando o ponto é pressionado. Em geral é necessária mais de uma sessão de tratamento para que todos os sintomas associados ao ponto-gatilho sejam resolvidos.

COMO SE TORNAR PROFICIENTE NO USO DA LTM ATIVOASSISTIDA

Use a Tabela 4.3 conforme pratica a LTM ativoassistida em cada um dos músculos mostrados neste capítulo, experimentando diferentes travamentos. Para tirar o máximo proveito de suas sessões de prática, pode-se tentar o seguinte:

- Pratique mudar sua posição, levantando ou abaixando a maca terapêutica.
- Alterne entre o uso das mãos direita e esquerda para realizar o travamento. Em quais músculos é necessário reforçar o travamento e usar as duas mãos?
- Pratique o uso da LTM deslizante.
- Pergunte ao paciente quais travamentos ele prefere e quais proporcionam o alongamento mais intenso ou confortável. Alguns travamentos são desconfortáveis ou não parecem funcionar para o fisioterapeuta ou para o paciente?
- Pratique pelo menos duas vezes em cada um dos músculos.

QUESTÕES PARA ESTUDO

1. Quem realiza o alongamento na LTM ativoassistida – o paciente, o fisioterapeuta ou ambos?
2. Para qual tipo de paciente a LTM ativoassistida pode ser útil?
3. Por que essa modalidade de LTM é útil para a reabilitação posterior à imobilização articular?
4. Qual é a maior diferença entre a LTM passiva e a ativoassistida?
5. Por que deve-se evitar alternar entre a LTM passiva e a ativoassistida quando estiver trabalhando com um paciente pela primeira vez?

88   Parte 2 • Técnicas de liberação de tecidos moles

Tabela 4.3   Visão geral das aplicações da LTM ativoassistida

Panturrilha			
Decúbito ventral Cotovelo	Decúbito ventral Antebraço	Decúbito ventral Ambos os polegares	Decúbito ventral Compressão
Pés		Posteriores da coxa	
Decúbito ventral Ferramenta	Decúbito dorsal Ferramenta	Decúbito ventral Antebraço	Decúbito ventral Cotovelo
Ilíaco	Tibial anterior		Fibulares
Decúbito lateral Dedos	Decúbito lateral Cotovelo	Decúbito ventral Punho, deslizamento	Decúbito lateral Polegares
Glúteos	Quadríceps femoral	Escalenos	
Decúbito lateral Antebraço/cotovelo	Posição sentada Antebraço	Posição sentada Dedos	Decúbito dorsal Dedos

(continua)

Capítulo 4 • Liberação de tecidos moles ativoassistida   89

Tabela 4.3 Visão geral das aplicações da LTM ativoassistida (*continuação*)

Trato iliotibial (TIT)		Parte descendente do trapézio	
Decúbito lateral Punhos	Posição sentada Antebraço	Decúbito dorsal Ferramenta	Decúbito dorsal Bola de tênis
Levantador da escápula	Eretor da espinha	Peitorais	Infraespinal
Posição sentada Cotovelo	Posição sentada Articulações dos dedos	Decúbito dorsal Punho	Decúbito ventral Dedos
Extensores do punho		Flexores do punho	
Decúbito dorsal Polegares	Posição sentada Polegares	Decúbito ventral Antebraço para aplicar a técnica de deslizamento	Decúbito dorsal Polegares
Bíceps braquial		Tríceps braquial	
Decúbito dorsal Dorso dos dedos		Decúbito ventral Polegares	

5
Liberação de tecidos moles ativa

Utilizam-se as técnicas passiva e ativoassistida da LTM no tratamento do paciente. Neste capítulo, aborda-se como aplicar a LTM ativa, uma técnica que pode ser usada em si mesmo ou ensinada ao paciente para ser utilizada como parte de um programa de atendimento domiciliar. Incluem-se breves descrições das principais pausas de manutenção, movimentos e posições para o tratamento de 13 músculos, acompanhadas de figuras, juntamente com as diretrizes de segurança e a Tabela 5.1, que ilustra quando a LTM ativa pode ser indicada. Como nos dois capítulos prévios, este capítulo também fornece uma visão geral na Tabela 5.2. Ao ler este capítulo e responder às questões para estudo, o leitor terá uma boa compreensão de como a LTM ativa é aplicada.

INTRODUÇÃO À LTM ATIVA

É possível realizar a LTM ativa em muitos músculos do corpo. Para fazê-lo, pode-se aplicar um travamento em si mesmo e realizar o alongamento sozinho, sem a ajuda de um fisioterapeuta. Ao contrário da LTM passiva, o músculo será envolvido ativamente, em vez de encurtado de forma passiva. Em outras palavras, o travamento será realizado em um músculo contraído e não relaxado. No entanto, a técnica parece ser eficaz em liberar a tensão no músculo e é útil como uma solução rápida quando não há um fisioterapeuta disponível. A LTM ativa é inestimável como um método para tratar pontos-gatilho.

Como executar a LTM ativa

Para executar a LTM ativa, siga estes passos:

1. **Identifique o músculo a ser alongado e a direção de suas fibras**.
2. **Encurte o músculo**. Em outras palavras, contraia-o concentricamente; o modo como a contração deve ser realizada dependerá de qual músculo se está trabalhando. Para contrair os músculos posteriores da coxa, por exemplo, flexione o joelho; para contrair o tríceps braquial, estenda o cotovelo. Em alguns casos, não é necessário contrair o músculo de modo a mover uma articulação ao longo de toda a sua amplitude. Na ver-

dade, fazê-lo pode tornar a LTM impossível. Por exemplo, se o bíceps braquial for contraído de modo a flexionar totalmente o cotovelo, não será possível travar o músculo porque não haverá espaço para aplicar o travamento.

3. **Com o músculo delicadamente encurtado, trave as fibras.** Comece proximalmente, mais próximo da origem do músculo.
4. **Uma vez que as fibras estejam travadas, estenda ativamente o músculo.** Mantenha o travamento ao longo de todo o movimento.
5. **Uma vez que o músculo tenha sido alongado, retire o travamento.**
6. **Encurte o músculo novamente.**
7. **Escolha outro local para posicionar um novo travamento, levemente mais distal em relação ao primeiro.** Repita o procedimento.

Pare quando alcançar os tendões distais do músculo. Se tiver realizado a LTM corretamente, deve-se sentir um aumento no alongamento durante o trabalho da extremidade proximal à distal do músculo.

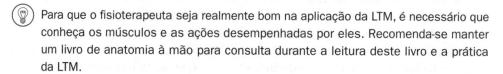

Para que o fisioterapeuta seja realmente bom na aplicação da LTM, é necessário que conheça os músculos e as ações desempenhadas por eles. Recomenda-se manter um livro de anatomia à mão para consulta durante a leitura deste livro e a prática da LTM.

A direção dos travamentos

Ao travar um músculo, a intensidade do alongamento subsequente aumenta à medida que se trabalha da extremidade proximal à extremidade distal do músculo. Na Figura 5.1, o travamento C produz um alongamento de maior intensidade do que o travamento A, pois há menos tecidos moles para alongar ao travar a extremidade distal do músculo.

No entanto, dependendo do formato do músculo e de como se travam os tecidos, pode não ser possível seguir essa diretriz. Por exemplo, na Figura 5.2, o indivíduo tem um músculo bíceps braquial grande e volumoso. Usando um travamento por compressão, não é possível trabalhar da extremidade proximal à extremidade distal. O bíceps braquial é um bom exemplo de local em que a LTM ativa pode não ser tão eficaz quanto a LTM passiva ou ativoassistida.

Como focar o alongamento em uma área

Posicionar travamentos próximos uns dos outros (Fig. 5.4) concentra o alongamento em uma área de tecido com mais precisão do que quando os travamentos são colocados mais afastados entre si (Fig. 5.3). Em muitos casos, a LTM ativa funciona melhor quando é usada uma bola de tênis para produzir o travamento. Certifique-se de evitar trabalhar excessivamente alguma área. O risco de trabalhar demais uma única área é levemente maior quando se usa a LTM ativa em comparação à LTM passiva ou ativoassistida. Isso ocorre porque, ao aplicar a LTM passiva ou ativoassistida, esses métodos podem já estar

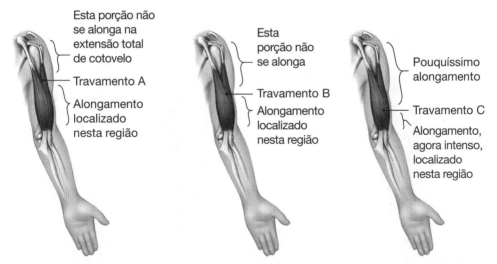

Figura 5.1 Travamentos aplicados da extremidade proximal à distal aumentam a intensidade de um alongamento.

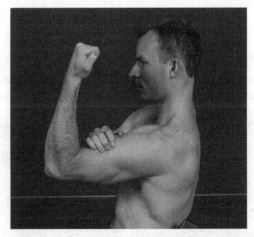

Figura 5.2 Uso de um travamento por compressão em um bíceps braquial volumoso.

incorporados em uma rotina de massagem, durante a qual os músculos são massageados após a aplicação dos travamentos. Caso o fisioterapeuta decida prescrever a LTM ativa como um método de alongamento útil para seus pacientes, deve-se solicitar a eles que realizem a automassagem da área sempre que possível se o alongamento for focado em um músculo específico.

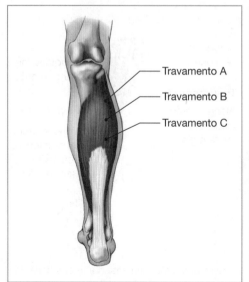
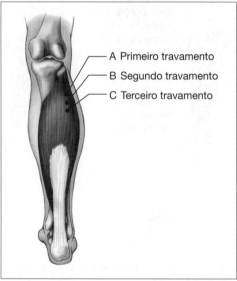

Figura 5.3 Travamentos específicos espalhados ao longo do comprimento do músculo.

Figura 5.4 Travamentos específicos aplicados próximos uns dos outros.

A direção da pressão

Ao aplicar a LTM, a pressão geralmente é direcionada à extremidade proximal do músculo. Por exemplo, ao tratar os extensores (Fig. 5.5a) ou flexores do punho (Fig. 5.5b), pode-se usar o polegar para direcionar a pressão no sentido do cotovelo.

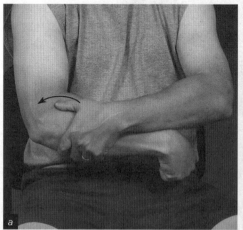
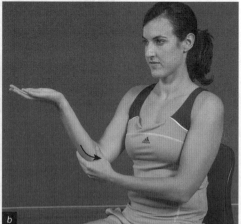

Figura 5.5 Direção da pressão no tratamento dos (a) extensores e (b) flexores do punho.

No entanto, em muitos músculos, usar o polegar dessa maneira não é possível, então pode-se aplicar pressão perpendicularmente a esses músculos usando uma ferramenta de massagem. Na maior parte dos casos, esse método é eficaz. Existem muitas ferramentas que podem ser usadas para ajudar a produzir um travamento. A mais fácil de usar é uma bola, como uma pequena bola de golfe ou uma bola rígida que quica, uma bola com cravos ou bolas de tênis simples (ver Fig. 5.6). As bolas de tênis tendem a se romper quando pressionadas com força, então uma boa alternativa é usar uma das bolas de tênis que estão disponíveis como brinquedos para cães. Elas se parecem com bolas de tênis, mas são muito mais firmes e duráveis.

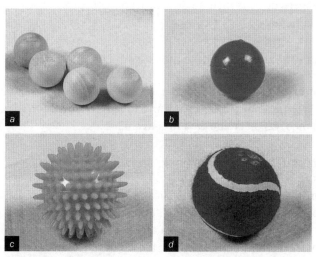

Figura 5.6 As bolas usadas para direcionar a pressão aos tecidos moles incluem (a) as semelhantes às de golfe, (b) as bolas que quicam, (c) as bolas com cravos ou (d) as bolas de estilo semelhante às de tênis.

Uma das melhores ferramentas para se usar na LTM ativa é uma bola com corda para cães (Fig. 5.7). A vantagem dessa ferramenta se tornará aparente quando se começar a empregá-la para produzir travamentos ao praticar a LTM ativa. Segurar a corda evita que a bola caia no chão ao usar a LTM ativa na posição ortostática, por exemplo.

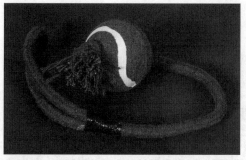

Figura 5.7 Bola com corda para cães.

Absorção do acúmulo de pele

Absorver o acúmulo de pele antes do alongamento resulta em um alongamento mais efetivo do que quando simplesmente se pressionam os tecidos. Infelizmente, só é possível absorver o acúmulo de pele ao aplicar a LTM ativa usando os polegares; mesmo assim, pode ser difícil travar os tecidos de modo adequado. A vantagem de usar a LTM ativa é que o paciente pode usá-la de maneira independente todos os dias. A vantagem da LTM passiva e da LTM ativoassistida é que o acúmulo de pele pode ser facilmente absorvido, produzindo um alongamento muito eficaz. Muitas vezes, é necessário ponderar as vantagens e desvantagens de cada método de aplicação e considerar esses fatores ao projetar um plano de tratamento.

Incorporação da LTM ativoassistida à massagem com óleo

É mais fácil incorporar a LTM à massagem no tratamento prestado por um fisioterapeuta. Deve-se incentivar o paciente a massagear a área após o tratamento com uma leve fricção, com ou sem um óleo, gel ou creme para massagem.

LTM ativa como parte de um programa de atendimento domiciliar

É útil compartilhar com o paciente a técnica de LTM ativa para que ela seja usada como parte de um programa de assistência domiciliar; a técnica é um valioso complemento ao tratamento. Por exemplo, se o fisioterapeuta estiver atendendo um paciente uma vez por semana para tentar resolver um problema de tensão na parte superior das costas e no trapézio, a LTM passiva ou a LTM ativoassistida podem ser altamente benéficas. No entanto, o paciente ainda tem outros 6 dias da semana nos quais deverá lidar com a condição. Muitos pacientes experimentam um alívio dos sintomas nos dias seguintes ao tratamento, mas até o final da semana os sintomas retornam, especialmente se quaisquer fatores agravantes não tiverem sido abordados. Trabalhar em um computador ou dirigir por um período prolongado de tempo mantendo uma postura estática é um bom exemplo de como essa retenção de postura estática pode perpetuar os sintomas. Fornecer aos pacientes dicas sobre como aplicar a LTM por conta própria pode ajudar a resolver a condição subjacente e mantê-los engajados em sua reabilitação. Além disso, muitos fisioterapeutas acham útil aplicar a LTM em seus próprios antebraços. Estes, mesmo com boas práticas, muitas vezes se tornam excessivamente rígidos e desenvolvem pontos-gatilho.

PRINCIPAIS PAUSAS DE MANUTENÇÃO, MOVIMENTOS E POSIÇÕES PARA A LTM ATIVA

Ilustram-se a seguir 13 áreas do corpo nas quais é possível utilizar a LTM ativa: a fáscia plantar na planta do pé, os posteriores da coxa, o quadríceps femoral, a panturrilha, os glúteos, os extensores e flexores do punho e dos dedos, o bíceps braquial, o trapézio, o tríceps braquial, os escalenos, os romboides e os peitorais. Pode-se encontrar instruções detalhadas para esses alongamentos nos Capítulos 6 a 8, tornando possível comparar a LTM ativa com as técnicas passiva e ativoassistida.

Pé

Sente-se e coloque o pé sobre uma bola de tênis ou bola com cravos, com o tornozelo em posição neutra. Estenda delicadamente os dedos dos pés, mantendo o tornozelo em dorsiflexão. Trabalhe sobre a planta do pé, movendo a bola a fim de descobrir qual face da fáscia está rígida e se beneficiaria mais do alongamento.

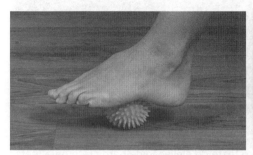
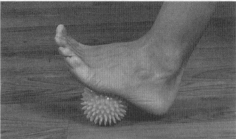

Se o fisioterapeuta estiver realizando esse alongamento como parte do aconselhamento pós-tratamento para um paciente, lembre-se de que ele não é apropriado para pessoas com diabetes, por exemplo, que podem ter redução da sensibilidade no pé.

Posteriores da coxa

Em decúbito dorsal, encurte os músculos flexionando o joelho e coloque uma bola de tênis sobre parte dos posteriores da coxa. Segurando a bola de tênis conforme a ilustração a seguir, estenda lentamente o joelho. Coloque o primeiro travamento (usando a bola) perto do ísquio e trabalhe gradualmente em direção ao joelho com travamentos subsequentes.

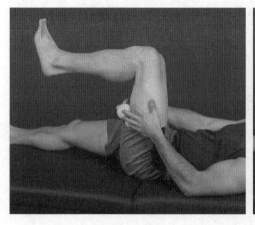
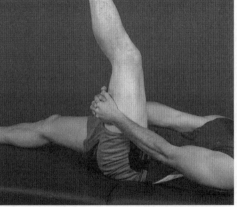

Pode-se também aplicar a LTM ativa aos posteriores da coxa na posição sentada, usando uma bola pequena colocada entre a coxa e a cadeira. Com a bola no lugar, estenda lentamente o joelho.

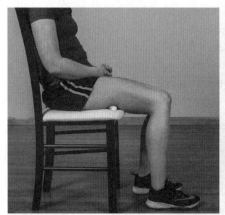
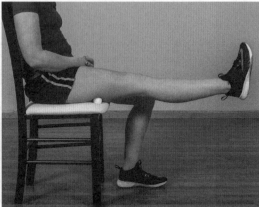

💡 Para uma observação interessante, use o teste de elevação da perna reta para testar o comprimento dos músculos posteriores da coxa, aplique a LTM ativa em decúbito dorsal ou na posição sentada e, em seguida, teste novamente o comprimento dos posteriores da coxa. Se a LTM ativa tiver sido eficaz em reduzir a tensão e alongar os tecidos, haverá uma melhora no teste de elevação da perna reta e um maior grau de flexão de quadril.

Quadríceps femoral

Em decúbito ventral, pratique posicionar a bola em várias partes da coxa; observe em qual posição o alongamento sentido é maior. Posicione a bola primeiro perto do quadril e trabalhe em direção ao joelho com travamentos subsequentes. Para um travamento levemente mais amplo, poderia ser usado um rolo de madeira, como o mostrado na Figura 5.8.

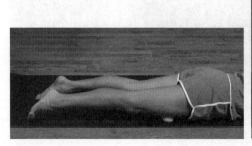
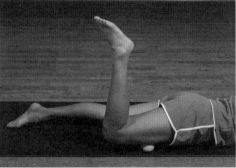

Panturrilha

Sentado no chão com as pernas estendidas à sua frente, coloque a panturrilha sobre uma bola, como mostrado na figura. Realize lentamente uma dorsiflexão do tornozelo para produzir um alongamento. Mais uma vez, para um travamento levemente mais amplo, pode-se utilizar um rolo de madeira (Fig. 5.8).

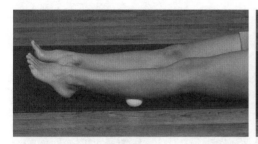
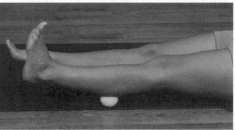

Pode-se tentar fazer esse alongamento na posição sentada, apoiando sua panturrilha em uma cadeira, com a bola entre a panturrilha e a cadeira. No entanto, será necessário garantir que a perna esteja quase na mesma altura da cadeira em que se está sentado, a fim de poder aplicar a LTM sobre toda a panturrilha.

 Antes de prescrever a LTM ativa à panturrilha para o paciente fazer em casa, lembre-se de verificar se ele tem alguma contraindicação, como varizes.

Glúteos

Embora sentar em uma bola de tênis pareça uma maneira racional de aplicar a LTM ativa aos glúteos, usar o peso do corpo pode resultar em muita pressão sendo aplicada a uma área específica. Uma alternativa é ficar de costas para uma parede, com a bola entre a nádega e a parede, e depois flexionar o quadril.

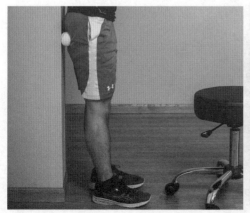
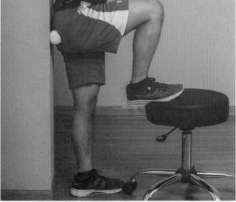

Extensores do punho e dos dedos

Localize o ventre dos músculos extensores do punho e dos dedos. Trave delicadamente os tecidos com o punho em extensão. Absorva o acúmulo de tecidos moles, pressionando suavemente em direção ao cotovelo. Mantendo o travamento, flexione suavemente o punho. Trabalhe em toda a área dos extensores do punho, da extremidade proximal (próxima do cotovelo) à distal (próxima do punho).

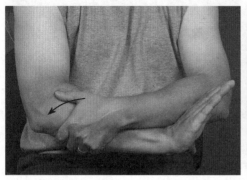
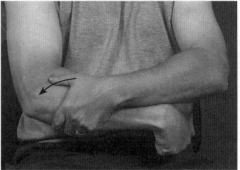

💡 Pode-se absorver mais facilmente o acúmulo de pele e produzir um travamento ao aplicar uma pequena quantidade de óleo, gel ou creme para massagem no antebraço, colocar uma toalha de rosto sobre a área que deseja tratar e pressionar sobre a toalha de rosto. As camadas do tecido ajudam a proporcionar aderência, fazendo com que seja necessária uma menor pressão para produzir o travamento.

Outra maneira de aplicar a LTM aos extensores do punho é apoiar os antebraços em uma mesa com as palmas das mãos voltadas para cima e usar um pequeno rolo de madeira (Fig. 5.8) entre os extensores do punho e a maca. Pode ser necessário utilizar a mão contralateral para ajudar a estabilizar o antebraço que está sendo tratado.

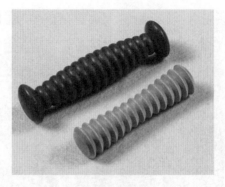

Figura 5.8 Rolos de madeira podem ser úteis para a LTM ativa.

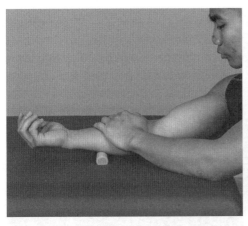
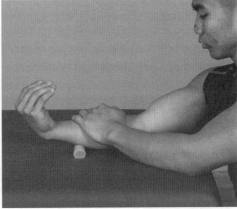

Flexores do punho e dos dedos

Identifique o ventre dos flexores do punho e dos dedos. Com o punho em flexão, posicione suavemente um travamento nessa área, puxando os tecidos com delicadeza em direção ao cotovelo. Mantendo o travamento, estenda o punho lentamente. Trabalhe no trajeto do cotovelo ao punho. Se o fisioterapeuta decidir prescrever esse alongamento para o paciente realizar em casa, deve-se informá-lo que não é necessário pressionar profundamente no punho propriamente dito, pois o paciente deve concentrar-se no ventre do músculo, na parte superior do antebraço.

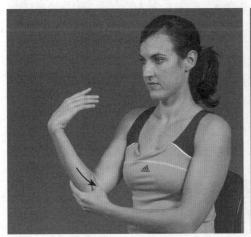
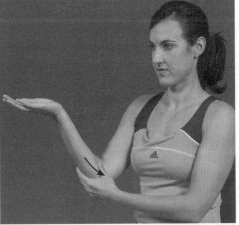

Como no caso da LTM ativa para os extensores do punho, trabalhar sobre uma toalha de rosto pode facilitar a aplicação de um travamento.

Bíceps braquial

Com o braço em flexão, segure delicadamente o músculo bíceps braquial. Estenda o cotovelo enquanto mantém a preensão.

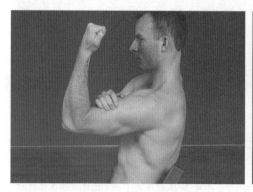
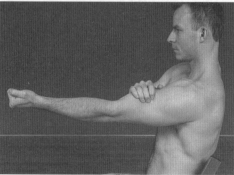

Tríceps braquial

Para aplicar a LTM ativa ao tríceps braquial, estenda o braço e segure o músculo. Mantendo a preensão, flexione lentamente o cotovelo.

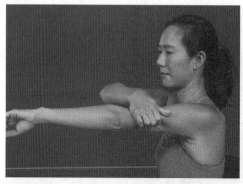
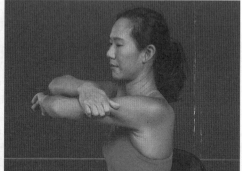

CASO CLÍNICO

Uma paciente procurou tratamento para sua dor em ambos os braços, que era pior no braço direito e surgia principalmente durante o trabalho. A amplitude de movimento era completa no ombro e no cotovelo, mas o tríceps braquial e o bíceps braquial estavam doloridos ao toque. Seu trabalho consistia em polir manualmente a mobília em uma casa de campo. O polimento era feito apoiando-se sobre uma das mãos com o cotovelo estendido e polindo vigorosamente usando um pano na outra mão. Ensinou-se à paciente como aplicar a LTM ativa em seu tríceps braquial ao final do dia para aliviar a tensão nesse músculo.

Trapézio

É possível aplicar a LTM ativa no trapézio posicionando uma bola entre a parte superior das costas e a parede. No entanto, a tensão nesse músculo muitas vezes ocorre em suas fibras descendentes, que são de difícil acesso quando se usa uma bola entre o paciente e a parede. Uma abordagem alternativa é produzir um travamento ao enganchar as fibras descendentes do trapézio por meio da ponta do cabo de um guarda-chuva de cabo curvo.

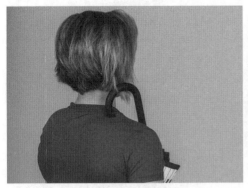 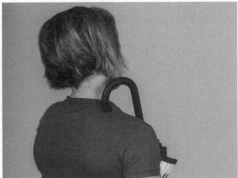

Escalenos

Pode-se alongar os escalenos de maneira efetiva usando a LTM ativa. Com apenas um dedo, aplique uma leve pressão logo acima da clavícula enquanto vira a cabeça na direção oposta. Para tratar os escalenos à direita, use o dedo indicador da mão esquerda e vire a cabeça para a esquerda. Para tratar os escalenos à esquerda, use o dedo indicador da mão direita e vire a cabeça para a direita. Ao ensinar essa técnica aos pacientes, é importante que o fisioterapeuta os instrua a evitar pressionar profundamente a parte da frente do pescoço.

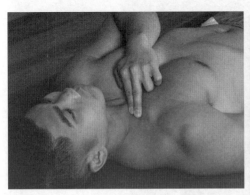 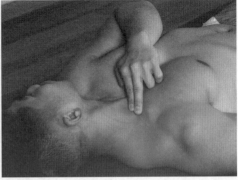

💡 Observe como é possível conseguir um alongamento maior se olhar para o teto além de virar a cabeça, e que se pode mover a mandíbula para potencializar o alongamento.

Romboides

Para aplicar a LTM ativa aos músculos romboides, é necessário colocar uma bola entre os romboides de um lado das costas e a parede. Comece com as mãos na lateral do corpo, depois faça um alongamento, flexionando o ombro e protraindo a escápula. Repita do outro lado, se necessário.

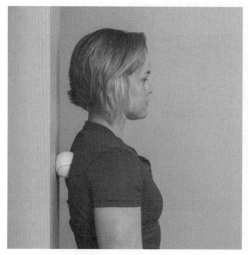 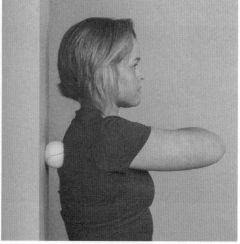

💡 Quando se realizam os movimentos, a bola frequentemente cai no chão, a menos que se mantenha a pressão contra a parede. Uma maneira de evitar que a bola caia é segurá-la dentro de uma meia pendurada no ombro. Alternativamente, pode-se usar uma bola com corda.

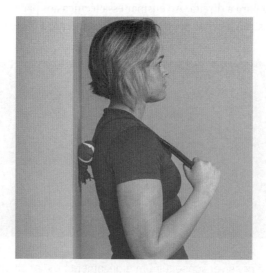

Peitorais

Para aplicar a LTM ativa aos músculos peitorais, comece com o braço na lateral do corpo. Com a outra mão, absorva delicadamente o acúmulo de pele, puxando-o em direção ao esterno; mantendo esse travamento, abduza o braço. Quanto mais abduzir, maior o grau de alongamento alcançado.

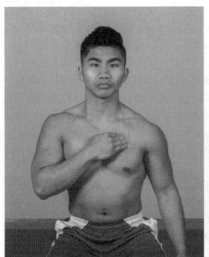
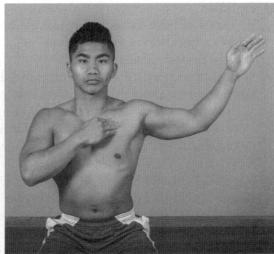

CASO CLÍNICO

O trabalho de um paciente envolvia descarregar de forma manual pacotes de tamanho médio, o que significava que ele estava constantemente retirando pacotes de paletes, transportando-os por curtas distâncias e empilhando-os de novo em prateleiras. A avaliação postural revelou que ele apresentava escápula protraída e hipercifose torácica marginal. Ele foi aconselhado a realizar LTM ativa para o peitoral maior no final de seu turno e combiná-la com alongamentos ativos do tórax. Ele também recebeu aconselhamento em relação à prática de exercícios de fortalecimento da parte superior das costas para correção postural.

DIRETRIZES DE SEGURANÇA PARA A LTM ATIVA

A LTM ativa é segura e eficaz. No entanto, é útil estar ciente de certos cuidados antes de praticar essa técnica, especialmente porque, em alguns casos, pode haver muita pressão sobre os tecidos do corpo.

- Evite utilizar a LTM ativa se tiver tido uma lesão recente ou se o paciente se ferir com facilidade.
- Ao aplicar a LTM à fáscia plantar, não transfira todo o peso do corpo à bola de tênis ou bola terapêutica e nunca tente ficar em pé sobre a bola, pois isso pode fazer com que haja perda de equilíbrio e queda.
- Se estiver usando a LTM para autotratamento da fascite plantar ou do cotovelo de golfista ou de tenista, proceda com cautela. Aplique a técnica delicadamente por no máximo 3 minutos. A maior parte das pessoas concluirá que a LTM ativa alivia um pouco do desconforto dessas condições. No entanto, se sua condição parecer piorar dentro de 12 horas da aplicação, não repita a LTM. Evite o uso de LTM ativa se tiver falta de sensibilidade na área a ser tratada.
- Não use a LTM ativa na planta do pé se tiver redução na sensibilidade desse local.
- Não use a LTM ativa na panturrilha se tiver veias varicosas.
- Não use a LTM ativa nos posteriores da coxa se tiver veias varicosas nessa região.
- A LTM ativa não deve ser usada em caso de suspeita ou presença de osteoporose.
- Tenha cuidado para não trabalhar excessivamente uma única área. Embora a LTM seja uma ótima maneira de alongar os músculos, pare depois de aplicá-la duas ou três vezes a uma área. Veja como essa região se apresenta no dia seguinte. Se estiver dolorida, não repita a LTM.
- Tenha cuidado ao usar a LTM para ajudar a alongar tecidos que atuam sobre uma articulação que foi imobilizada. A integridade da pele pode estar comprometida nesse momento. A pele pode estar particularmente frágil se tiver permanecido sob um aparelho gessado, por exemplo.
- Evite a LTM ativa profunda antes de um evento esportivo. Embora seja tentador usar a técnica para alongar os posteriores da coxa antes de uma corrida, por exemplo, deve-se evitar o alongamento profundo, pois ele pode diminuir a potência muscular.
- Tenha cuidado ao usar os polegares para travar tecidos, como no tratamento dos flexores e extensores do punho. Esses músculos são relativamente pequenos e é necessária pouca pressão para travá-los durante o alongamento. Se detectar que a aplicação da LTM dessa maneira leva à dor nos polegares, utilize a LTM passiva aplicada por um fisioterapeuta ou encontre um método alternativo para travar os tecidos.

QUANDO A LTM ATIVA É INDICADA

A LTM ativa pode ser aplicada diretamente sobre as roupas em todo o corpo, como parte de uma rotina geral de alongamento. Também é útil para tratar pontos-gatilho; pode-se colocar uma bola ou ferramenta de massagem sobre o ponto e aplicar pressão antes do alongamento. A Tabela 5.1 fornece sugestões de quando o tratamento ativo a músculos específicos pode ser útil.

Tabela 5.1 Situações nas quais a LTM ativa pode ser útil

Músculo	Situação
Fáscia plantar	▪ Para tratar a fascite plantar ▪ Depois de ficar em pé por períodos prolongados ▪ Depois de exercícios, como corridas ou caminhadas ▪ Para tratar cãibras musculares nos pés ▪ Para ajudar a recuperar a flexibilidade na fáscia plantar após uma lesão, como uma entorse do tornozelo ▪ Para ajudar a recuperar a flexibilidade nos músculos do pé após a imobilização em um aparelho gessado, como por ruptura do tendão do calcâneo
Posteriores da coxa	▪ Para tratar posteriores da coxa encurtados ▪ Depois de ficar sentado por períodos prolongados ▪ Para melhorar a extensão do joelho posterior à imobilização da articulação do joelho
Quadríceps femoral	▪ Depois de exercícios envolvendo o quadríceps femoral, como caminhada, corrida ou exercícios no *step* ▪ Depois de ficar em pé por períodos prolongados
Panturrilha	▪ Depois de exercícios que usam muito os músculos da panturrilha, como tênis, corrida ou basquete ▪ Depois da imobilização do tornozelo
Extensores e flexores do punho e dos dedos	▪ Para digitadores ▪ Para jogadores de tênis (extensores), golfistas (flexores) e motoristas (flexores) ▪ Depois de carregar malas pesadas ▪ Para esportes que exigem preensão, como escalada ou remo ▪ Para massoterapeutas ▪ Depois da imobilização do punho ou do cotovelo
Bíceps braquial	▪ Para qualquer atividade envolvendo a flexão de cotovelo prolongada ou repetitiva, como remo, escavação ou carregar objetos ▪ Depois da imobilização do cotovelo ou do ombro
Tríceps braquial	▪ Para qualquer atividade envolvendo a extensão prolongada ou repetitiva do cotovelo, como o tênis ▪ Para massoterapeutas ▪ Depois da imobilização do cotovelo ou do ombro

USO DA LTM ATIVA PARA TRATAR PONTOS-GATILHO

A LTM ativa é uma maneira eficaz de tratar pontos-gatilho. Um dos motivos pelos quais ela provavelmente é usada com mais frequência do que a LTM passiva ou a LTM ativoassistida é que essas duas últimas só podem ser administradas como parte de um tratamento semanal. Mesmo quando um paciente não está familiarizado com o conceito de pontos-gatilho, ele rapidamente aprende como identificá-los. Ao ensinar um paciente como identificar pontos-gatilho, é importante ressaltar que a pressão sobre o ponto deve provocar um leve desconforto, mas que não deve provocar dor. Como a maior parte dos pacientes provavelmente não tem o mesmo nível de compreensão anatômica que um fisioterapeuta, deve-se aconselhá-los a não pressionar articulações, ossos ou veias. Também é útil explicar que pressionar um ponto-gatilho até o ponto da dor é contraproducente para o relaxamento dos músculos e que a abordagem "sem dor, sem ganho" não se aplica ao caso. Obviamente, os pacientes que não estão bem ou que têm lesões devem evitar a LTM ativa, a menos que sejam fisioterapeutas e possam identificar contraindicações.

Ao explicar aos pacientes como usar a LTM ativa para tratar pontos-gatilho, o fisioterapeuta deve seguir estes passos:

1. Encurte o músculo que pretende trabalhar. Demonstre esse conceito para o paciente usando o músculo que ele planeja tratar.
2. Mostre ao paciente como palpar a área para localizar um ponto-gatilho. A autopalpação não é possível quando se trabalha na parte de trás do corpo, então use uma bola em vez disso. Quando o paciente pressiona a bola, movendo seu corpo sobre ela, ele deve ser capaz de localizar pontos-gatilho.
3. Pressione suavemente sobre o ponto. Deve-se sentir um leve desconforto, mas o tratamento não deve ser doloroso.
4. Mantendo o travamento, estenda delicadamente o músculo, alongando suas fibras.
5. Libere o travamento e massageie a área.
6. Palpe o ponto-gatilho novamente e repita a técnica em um total de três ou quatro vezes.

Sempre que possível, use a LTM passiva ou ativoassistida em um ponto-gatilho para que o paciente tenha uma compreensão da sensação e do procedimento envolvido. Explique ao paciente que à medida que o ponto-gatilho se dissipa, será mais difícil localizá-lo e ele parecerá menos (ou nem um pouco) desconfortável quando pressionado. Os pontos-gatilho raramente desaparecem com uma única sessão de tratamento, mas serão resolvidos com o tempo. É importante ressaltar que o paciente deve manter uma nota mental ou escrita sobre suas experiências de uso da LTM ativa para tratar pontos-gatilho. Dessa maneira, pode-se ajudá-lo a corrigir erros e identificar por que a LTM ativa está ou não desativando pontos-gatilho.

COMO SE TORNAR PROFICIENTE NO USO DA LTM ATIVA

Consulte a Tabela 5.2, que oferece uma visão geral das aplicações da LTM ativa. Os pontos a seguir irão ajudá-lo a tirar o máximo proveito de suas sessões práticas:

- Pratique o uso de diferentes ferramentas para travar tecidos. Compare o uso de uma bola de tênis com o uso de uma bola para cães, por exemplo.
- Identifique quais partes do corpo são de difícil acesso, mesmo quando se usa uma ferramenta, e quais partes podem se beneficiar da LTM passiva ou da LTM ativoassistida.
- Pratique a aplicação de um óleo, gel ou creme para massagem. Use óleo ou cera, colocando uma toalha de rosto sobre a área e, em seguida, aplique um travamento. Isso funciona especialmente bem nos extensores do punho.

- Identifique quaisquer travamentos que pareçam desconfortáveis e questione-se por que isso acontece. É a posição que precisa adotar, ou é o método de travamento que causa desconforto?
- Pratique pelo menos duas vezes em cada um dos músculos.

QUESTÕES PARA ESTUDO

1. Como encurtar o músculo que se deseja trabalhar?
2. Primeiro contrai-se e depois trava-se, ou primeiro é realizado o travamento e depois a contração?
3. Como saber em qual direção trabalhar ao longo do músculo?
4. Pode-se usar a LTM no paciente que se machuca facilmente?
5. Por quanto tempo pode-se aplicar a LTM ativa em um músculo?

110   Parte 2 • Técnicas de liberação de tecidos moles

Tabela 5.2   Visão geral das aplicações da LTM ativa

Pés	Posteriores da coxa		Quadríceps femoral
Posição sentada Bola	Decúbito dorsal Bola	Posição sentada Bola	Decúbito ventral Bola
Panturrilha	**Glúteos**	**Extensores do punho e dos dedos**	
Decúbito dorsal Bola	Posição ortostática Bola	Posição sentada Polegar	Posição sentada Rolo
Flexores do punho e dos dedos	**Bíceps braquial**	**Tríceps braquial**	**Parte descendente do trapézio**
Posição sentada Polegar	Posição sentada Compressão	Posição sentada Compressão	Posição sentada Guarda-chuva de cabo curvo
Escalenos	**Romboides**	**Peitorais**	
Decúbito dorsal Pontas dos dedos	Posição ortostática Bola	Posição sentada Pontas dos dedos	

Parte 3

Aplicação da liberação de tecidos moles

Os três capítulos da Parte 3 fornecem informações detalhadas sobre como aplicar a LTM a diversos músculos do corpo. No Capítulo 6, explica-se como aplicar a LTM aos seguintes músculos do tronco: romboides, peitorais, levantadores da escápula, fibras descendentes do trapézio, eretores da espinha e escalenos. O Capítulo 7 foca nos seguintes músculos de membros inferiores: posteriores da coxa, panturrilha, pé, quadríceps femoral, tibial anterior, fibular, glúteos, trato iliotibial (TIT) e ilíaco. O Capítulo 8 fornece exemplos de como aplicar a LTM aos seguintes músculos de membros superiores: tríceps braquial, bíceps braquial, adutores do ombro, infraespinal e flexores e extensores do punho e dos dedos.

Cada capítulo começa com uma visão geral na forma de uma tabela. Isso possibilita identificar rapidamente os músculos abordados pelo capítulo e quais modalidades de LTM podem ser usadas neles.

Todo capítulo contém ilustrações de cada um dos músculos, mostrando locais em que comumente há pontos-gatilho, com texto explicando os padrões de irradiação da dor, como localizar esses pontos-gatilho e o que os perpetua. Quando disponíveis, fornecem-se referências relacionadas com a desativação de pontos-gatilho. Disponibilizam-se figuras mostrando as posições inicial e final, juntamente com orientações passo a passo detalhadas, além das vantagens e desvantagens de cada alongamento. Para a maior parte dos músculos, há figuras e descrições de como a LTM pode ser aplicada nestas posições de tratamento: decúbito ventral, decúbito dorsal, decúbito lateral, posição sentada ou posição ortostática. Os capítulos incluem muitas dicas úteis e alguns quadros de casos clínicos, com exemplos de como alguns dos alongamentos foram usados em situações da vida real. Como de costume, os capítulos terminam com questões para estudo, com as quais pode-se testar a compreensão dos princípios apresentados. Use esses capítulos em qualquer ordem para ajudá-lo a dominar os três tipos de LTM.

6
Liberação de tecidos moles para o tronco

Este capítulo descreve como aplicar a liberação de tecidos moles ao tronco. Fazem-se comparações entre a aplicação da LTM passiva, ativoassistida e ativa a cada um dos principais grupos musculares do tronco. Encontram-se também ilustrações que mostram os pontos-gatilho mais importantes em cada músculo. Como nos Capítulos 3, 4 e 5, este capítulo inclui uma tabela que fornece uma visão geral das técnicas utilizadas em cada músculo; neste caso, a tabela mostra se a técnica ilustrada é passiva, ativoassistida ou ativa (Tab. 6.1).

Tabela 6.1 Tipos de LTM aplicados aos músculos do tronco

Músculo	Passiva	Ativoassistida	Ativa
Romboides	✓	–	✓
Peitorais	✓	✓	✓
Levantador da escápula	–	✓	–
Parte descendente do trapézio	–	✓	✓
Eretor da espinha	–	✓	–
Escalenos	–	✓	✓

- **LTM passiva.** É útil aplicar passivamente a LTM aos romboides e aos peitorais. No entanto, quando se trabalha com os tecidos do pescoço, a LTM ativoassistida é o método de aplicação mais apropriado. A LTM ativoassistida coloca o paciente no comando de seus próprios movimentos do pescoço e, portanto, do grau de alongamento recebido.
- **LTM ativoassistida.** Esta técnica é um método útil para alongar com segurança os peitorais, o levantador da escápula, a parte descendente do trapézio, o eretor da espinha e os escalenos. Pode ser usada nos romboides, mas com o paciente em decúbito ventral esses músculos se fatigam rapidamente. A aplicação da LTM ativoassistida aos romboides também faz com que seja difícil para o fisioterapeuta travar com firmeza os tecidos, que são relativamente pequenos e se encurtam quando em contração concêntrica. Por essas razões, as ilustrações da LTM ativoassistida aos romboides não foram incluídas.

- **LTM ativa**. Ao passo que os músculos do tronco são frequentemente incluídos em uma rotina de alongamento geral, esses músculos em geral não são alongados usando a LTM ativa porque é bastante difícil travar os tecidos de forma correta sem causar tensão a outras partes do corpo.

A seção a seguir fornece instruções detalhadas para a aplicação da LTM passiva, ativoassistida ou ativa a muitos dos músculos do tronco, incluindo dicas que podem ajudar o fisioterapeuta a aplicar essas técnicas. Descrevem-se também as vantagens e desvantagens de cada aplicação.

ROMBOIDES

Pontos-gatilho nos romboides

Os pontos-gatilho nos músculos romboides (Fig. 6.1) causam dor na área dos músculos em si, mas podem também causar sintomas na região do músculo supraespinal. A melhor maneira de palpar os músculos romboides a fim de localizar pontos-gatilho é com o ombro flexionado e a escápula protraída. A aplicação da LTM aos músculos romboides presta-se bem à identificação de pontos-gatilho, desde que, independentemente da LTM ser realizada com o paciente em decúbito ventral (LTM passiva), posição sentada (LTM ativoassistida) ou posição ortostática (LTM ativa), a escápula possa ser protraída. Pode-se encontrar pontos-gatilho ao longo de todo o músculo romboide, entre a borda medial da escápula e a coluna vertebral. Em muitas pessoas, os romboides são flácidos e fracos. Assim, embora a LTM *possa* ser aplicada aos romboides, é importante se perguntar se ela *deve* ser aplicada a esses músculos. Antes de começar, observe se o paciente tem uma

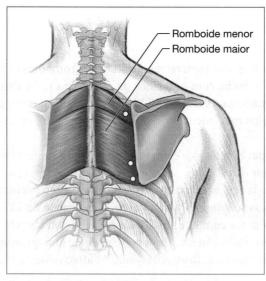

Figura 6.1 Pontos-gatilho nos músculos romboides.

postura cifótica, que está associada com a protração das escápulas e romboides flácidos e fracos. Se não estiver seguro de como avaliar a postura do paciente, consulte um livro, por exemplo, *Postural assessment* (Johnson, 2012).

Ao tratar um paciente com uma curva torácica típica, pode-se aplicar a LTM aos pontos-gatilho seguindo qualquer um dos métodos (passivo, ativoassistido ou ativo). Localize o ponto-gatilho e, mantendo o travamento, alongue os tecidos. Pacientes com pontos-gatilho ativos nos músculos romboides também têm pontos-gatilho ativos nas fibras descendentes do trapézio. Assim, para ser totalmente eficaz, é importante desativar ambos os pontos-gatilho. Se o paciente tem uma postura cifótica, os pontos-gatilho podem ser desativados com uma leve pressão, mas deve-se evitar alongar demais os músculos na sequência. Em vez disso, deve-se incentivar o paciente a participar de um programa de fortalecimento dos romboides e das fibras ascendentes do trapézio.

Tewari et al. (2017) relataram como desativaram dois pontos-gatilho nos músculos romboides e no eretor da espinha à esquerda de um indivíduo com síndrome de Ehlers--Danlos (uma forma de hipermobilidade) que apresentava dor lombar crônica. Eles injetaram lidocaína nos pontos-gatilho e prescreveram a aplicação de calor e 10 minutos de massagem profunda duas vezes ao dia. Sete dias depois, o indivíduo relatou um alívio na dor de 60-80%, que foi medida usando uma escala visual analógica (EVA).

Botha (2017) comparou a compressão isquêmica usando um rolo de espuma para a desativação de pontos-gatilho no músculo romboide. Dividiram-se aleatoriamente 30 participantes nos grupos compressão e rolo de espuma. Realizaram-se seis tratamentos ao longo de um período de 6 semanas e coletaram-se medidas subjetivas (questionário e EVA) e objetivas (algômetro de pressão). Botha concluiu que ambos os tratamentos foram eficazes na redução de pontos-gatilho, e nenhum dos tratamentos foi superior ao outro.

LTM passiva aplicada aos romboides: paciente em decúbito ventral

Passo 1: posicione o paciente em decúbito ventral sobre uma maca terapêutica de modo que ele seja capaz de flexionar o ombro. Para isso, é necessário posicionar o paciente com o braço pendente para fora da maca. Uma abordagem segura consiste em posicionar o paciente diagonalmente na maca, com os pés no canto oposto ao braço que está sendo trabalhado. Com o paciente nessa posição, encurte os romboides, retraindo passivamente a escápula e segurando o braço do paciente logo acima do cotovelo (Fig. 6.2*a*). Não importa se a cabeça do paciente está voltada à esquerda ou à direita, desde que ele esteja confortável.

Passo 2: enquanto segura o braço do paciente de modo a manter os romboides passivamente encurtados, trave com cuidado os tecidos, direcionando sua pressão à coluna vertebral do paciente (Fig. 6.3). Como pode-se observar na Figura 6.2*b*, as costelas se curvam para fora. Portanto, é importante direcionar sua pressão à coluna vertebral, em vez de perpendicularmente, já que pressionar as costelas seria desconfortável para o paciente.

Passo 3: mantendo o travamento e ainda pressionando delicadamente na direção da coluna vertebral, abaixe com cuidado o braço do paciente em flexão (Fig. 6.4*a*). Observe como a escápula se protrai em torno da caixa torácica (Fig. 6.4*b*), alongando os romboides.

116 Parte 3 • Aplicação da liberação de tecidos moles

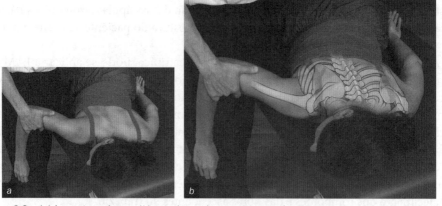

Figura 6.2 (a) Levantar o braço (b) retrai passivamente a escápula, aproximando-a da coluna vertebral.

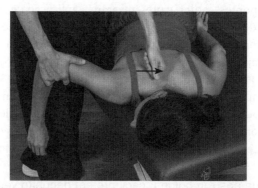

Figura 6.3 Aplicação de pressão em direção à coluna vertebral do paciente.

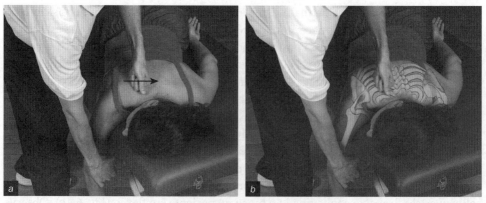

Figura 6.4 (a) Flexionar o braço passivamente (b) protrai a escápula ao redor da caixa torácica.

Relativamente falando, os romboides são um grupo muscular pequeno e não podem ser trabalhados do seu ponto de inserção ao seu ponto de origem, como outros músculos. Mude a posição do travamento para qualquer ponto nos romboides, enquanto repete o procedimento. Para desativar pontos-gatilho, use o polegar ou os dedos, pressionando suavemente o ponto antes do alongamento.

 Pode ser necessário reposicionar o paciente para garantir a flexão do ombro. Se o paciente não estiver corretamente posicionado, essa técnica pode causar pressão sobre o plexo braquial na axila. Isso pode ser desconfortável, às vezes causando uma dormência temporária ou formigamento nos dedos, que perdura até que o paciente seja reposicionado.

Se o fisioterapeuta achar que usar o dorso dos dedos é desconfortável para o punho, deve-se tentar usar o antebraço para produzir o travamento. Essa área é óssea, então é importante usar os cotovelos com cautela.

Embora seja possível usar a LTM ativoassistida com o paciente nessa posição, isso é um pouco complicado; o paciente precisa retrair e protrair sua escápula, o que pode ser cansativo. Além disso, o fisioterapeuta precisa atentar em relação a onde se posicionar, de modo a permanecer fora do caminho do braço móvel do paciente. Ficar em pé na cabeceira da maca, em vez de na lateral, é uma solução. A partir dessa posição, pode-se usar os dedos um sobre o outro para travar os tecidos.

CASO CLÍNICO

A LTM ativoassistida aplicada aos músculos romboides com o paciente em decúbito ventral foi particularmente útil ao tratar uma remadora com musculatura bastante desenvolvida. Combinando essa técnica com muita massagem com óleo, foi possível obter um bom braço de alavanca nos músculos da paciente. Utilizou-se o cotovelo para focar o alongamento a áreas específicas de tensão. No entanto, foi necessário trabalhar sobre uma toalha de rosto porque era muito difícil conseguir um travamento bom o suficiente sobre a pele nua.

Vantagens
- Conta-se com um braço de alavanca considerável, e é possível fixar bem os músculos.
- Trabalhar com a escápula protraída significa que é possível ter um bom acesso aos músculos romboides. Isso é especialmente útil no tratamento de pontos-gatilho.

Desvantagens
- Se o paciente não estiver corretamente posicionado, essa técnica pode causar uma pressão desconfortável sobre o plexo braquial na axila.
- O uso de uma postura inadequada ao levantar e abaixar o braço do paciente pode causar lesões às costas.

- Essa técnica não pode ser facilmente incorporada a uma massagem com óleo, pois exige que o paciente seja posicionado diagonalmente na maca terapêutica, o que significaria mover o paciente várias vezes durante o tratamento.
- Com bom braço de alavanca, alguns fisioterapeutas acidentalmente pressionam demais; isso é desconfortável sobretudo quando se trabalha sobre as costelas.
- A menos que o paciente pratique atividade física regular, pode ser improvável que ele precise de romboides alongados. Muitos pacientes têm posturas cifóticas, com ombros protraídos. Quando os ombros estão protraídos, os músculos romboides estão em posição alongada. É realmente necessário alongá-los ainda mais?

LTM passiva aplicada aos romboides: paciente em posição sentada

Passo 1: com o paciente sentado de forma confortável, segure com delicadeza seu braço de modo a retrair passivamente a escápula, encurtando os romboides. Absorva o acúmulo de pele ao aplicar pressão em direção à coluna vertebral do paciente (Fig. 6.5*a*). Pode ser necessário praticar vários apoios para as mãos, às vezes apoiando o antebraço do paciente sobre o do fisioterapeuta, a fim de ajudá-lo a relaxar, com o fisioterapeuta segurando o peso do braço do paciente. Com a escápula retraída, há pouco espaço para posicionar o travamento (Fig. 6.5*b*), então podem ser necessárias várias tentativas antes que o fisioterapeuta e o paciente estejam confortáveis.

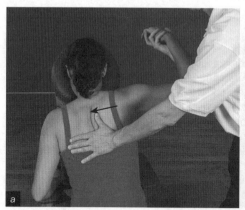 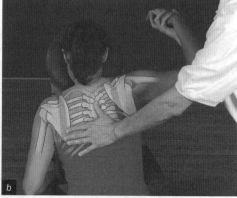

Figura 6.5 (a) Absorção do acúmulo de pele (b) que surge quando a escápula é retraída passivamente, movendo a pele em direção à coluna vertebral e encurtando os romboides.

Passo 2: mantendo o travamento, leve o braço em flexão, o que protrai passivamente a escápula (Fig. 6.6).

Se desejar usar a LTM para desativar pontos-gatilho nos romboides, é mais fácil palpar os músculos enquanto a escápula está protraída. Para facilitar essa posição, peça ao paciente que abrace a si mesmo, liberando ambas as mãos do fisioterapeuta para localizar os pontos-gatilho. Pode-se então voltar a usar a LTM passiva conforme descrito.

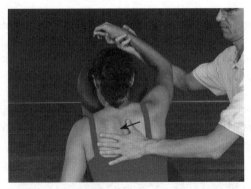

Figura 6.6 Protração passiva da escápula.

> Uma maneira de facilitar esse procedimento é aplicar um pouco de óleo à área e, em seguida, pedir ao paciente que vista uma camiseta velha. Deve-se aplicar a LTM sobre a camiseta, o que facilitará os travamentos.

Vantagens

- Nessa posição, o braço de alavanca do fisioterapeuta é menor. Portanto, é menos provável que aplique pressão em excesso. Como resultado, é um bom método para trabalhar com pacientes que são especialmente sensíveis à pressão.
- Também é útil quando se trabalha com pacientes que não podem ficar em decúbito ventral.

Desvantagens

- Travar os tecidos usando o polegar pode lesionar a articulação do polegar. Esse risco pode ser diminuído restringindo o uso da técnica e aplicando apenas uma pressão leve.
- É difícil executar a LTM passiva em pacientes com membros longos ou pesados.
- Alguns pacientes acham difícil relaxar durante a LTM passiva e sempre tensionam seus membros.
- Quando o paciente está em posição sentada, os músculos da parte posterior do tronco não ficam tão relaxados quanto se o paciente estivesse em decúbito ventral.

É possível usar a LTM ativoassistida nos músculos romboides com o paciente em posição sentada. No entanto, é necessário que o fisioterapeuta esteja diretamente atrás do paciente, a fim de ficar fora do caminho quando ele flexiona e estende o ombro horizontalmente. Ficar nesta posição, diretamente atrás do paciente, dificulta pressionar os tecidos moles sobre os romboides em direção à coluna vertebral, o que é necessário para absorver o acúmulo de pele no início da técnica.

LTM ativa aplicada aos romboides: paciente em posição ortostática

Passo 1: fique de costas para uma parede. Coloque uma bola com corda, ou outro tipo de bola pequena e rígida, entre a parte superior das costas e a parede, sobre a região dos músculos romboides (Fig. 6.7). Se usar esse método para ensinar um paciente a usar a LTM ativa, o fisioterapeuta deve avisá-lo que é preciso evitar aplicar pressão sobre a coluna vertebral. O nervo dorsal da escápula corre paralelo à borda medial da escápula; portanto, deve-se evitar pressões profundas nesse local.

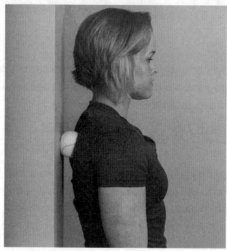

Figura 6.7 Posicionamento de uma bola entre os músculos romboides e uma parede.

Passo 2: comece com os braços na lateral do corpo. Reposicione a bola, se necessário, para colocá-la no local correto, sobre os músculos romboides. Certifique-se de que a bola está na posição correta, e então flexione horizontalmente o ombro e protraia a escápula (Fig. 6.8).

Vantagem
- A LTM ativa pode ser praticada em qualquer lugar em que haja uma parede. Portanto, é provável que seja eficaz para desativar pontos-gatilho, pois pode ser realizada com frequência.

Desvantagens
- Repetir a LTM ativa muitas vezes ou pressionar muito profundamente pode causar dor.
- A técnica não é adequada para indivíduos com osteoporose ou aos quais a pressão à região posterior da caixa torácica pode causar problemas.

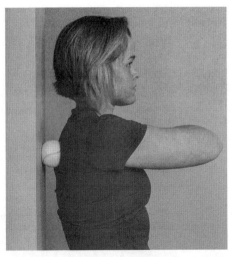

Figura 6.8 Protração da escápula para alongar os músculos romboides.

CASO CLÍNICO

Um paciente foi ensinado a usar ativamente a LTM para tratar seus músculos romboides. Esses músculos estavam encurtados e doloridos em razão do seu trabalho, que envolvia carregar longas tábuas de madeira do local em que eram entregues por guindaste até onde precisavam ser serradas para a fabricação de móveis. Para transportar a madeira, o paciente equilibrava-a no ombro, uma tábua de cada vez, colocando um braço à frente e um atrás para apoiar a tábua. Imagine-se carregando madeira dessa maneira e observe como precisa retrair a escápula do braço de trás. O uso da técnica ativa possibilita que o paciente possa usá-la diariamente para aliviar a dor.

PEITORAL MAIOR E PEITORAL MENOR

Pontos-gatilho nos músculos peitoral maior e peitoral menor

Pontos-gatilho se desenvolvem ao longo do músculo peitoral maior. A Figura 6.9 mostra as partes clavicular, esternocostal e abdominal do músculo. A dor da parte clavicular geralmente irradia a esta parte do músculo, bem como à parte clavicular do músculo deltoide. A dor na parte esternocostal irradia para a parte anterior do tórax ipsilateral, bem como para o braço ipsilateral, especialmente ao epicôndilo medial. Quando grave, a dor também pode irradiar para o dedo mínimo e quarto dedo. Por fim, a parte abdominal tem pontos-gatilho localizados na face anterior da axila, que podem deixar a mama sensível ou dolorosa.

A dor de pontos-gatilho localizados nas partes superior e inferior do músculo peitoral menor irradiam principalmente para a parte clavicular do músculo deltoide, para o

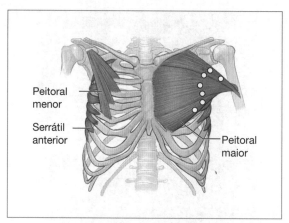

Figura 6.9 Pontos-gatilho nos músculos peitoral maior e peitoral menor.

tórax e para a face anteromedial do braço. Os pontos-gatilho do músculo peitoral menor aumentam o tônus nesse músculo e causam protrusão do ângulo inferior da escápula em razão da tração do músculo sobre o processo coracoide, que inclina a escápula anteriormente. A tensão nesse músculo também faz com que a escápula gire e é uma das principais causas de disfunção escapulotorácica, afetando o movimento do ombro e prejudicando o desempenho na população desportiva.

O encurtamento do músculo peitoral maior, se prolongado, pode agravar os pontos-gatilho. Esse músculo é encurtado em pacientes com postura do ombro arredondado. A fraqueza nos músculos romboides e nas fibras transversas e ascendentes do trapézio é comum em tal postura, causando o desenvolvimento de pontos-gatilho nesses músculos também em decorrência da fraqueza por frouxidão. A dor decorrente de pontos-gatilho no músculo peitoral maior reduz o movimento no ombro. Os pontos-gatilho no músculo peitoral menor podem ser estabelecidos e perpetuados por pontos-gatilho nos escalenos, má postura e, sendo músculos da respiração, pela respiração disfuncional, como o esforço inspiratório forçado ou prolongado.

Para palpar os pontos-gatilho do músculo peitoral maior, o fisioterapeuta deve posicionar o paciente em decúbito dorsal, com o braço abduzido em cerca de 90°. Com a ponta dos dedos, trabalhe ao longo das fibras do músculo, começando pela parte clavicular e mudando de direção de modo a combinar com a mudança de direção das fibras. Pontos-gatilho na parte abdominal são mais fáceis de palpar, pressionando suavemente a parte anterior da axila entre o dedo indicador e o polegar. A palpação dos pontos-gatilho do músculo peitoral menor é mais bem realizada pelo encurtamento passivo do músculo peitoral maior. Faça isso abduzindo o braço do paciente deitado em decúbito dorsal, com uma almofada ou uma toalha enrolada embaixo do braço. Em seguida, pode-se localizar os pontos-gatilho na parte superior do peitoral menor, primeiro identificando o processo coracoide e palpando a inserção do músculo. Pode-se identificar pontos-gatilho inferiores pressionando suavemente o músculo peitoral maior entre o dedo indicador e o polegar, com o polegar sobre o músculo peitoral maior. A elevação ativa do ombro nessa posição fará com que o peitoral fique tensionado, facilitando a identificação.

Pesquisas relacionadas com o uso da desativação de pontos-gatilho no músculo peitoral maior enfocaram os desfechos clínicos posteriores à mastectomia. Shin et al. (2014) examinaram a eficácia da ultrassonografia guiada por agulha para tratar pontos-gatilho nos músculos peitoral maior e infraespinal em 19 pacientes pós-mastectomia, todas elas com dor no ombro e restrições no movimento do ombro do lado da cirurgia. Além disso, instruiu-se todas as participantes a realizar alongamento 20 vezes ao dia, embora o alongamento realizado não seja indicado. Os escores na EVA e de amplitude de movimento do ombro melhoraram imediatamente após a primeira injeção e 3 meses após a última injeção, em comparação com as medidas iniciais. Em um relato de caso, Cummings (2003) fornece uma descrição detalhada e interessante de um paciente que chegou à clínica-escola da British Medical Acupuncture Society em Londres, com histórico de cinco meses de dor no braço. A dor irradiava para a face ulnar do antebraço, o quarto e o quinto dedos. Identificou-se uma discreta área sensível na parte lateral do peitoral maior, que o autor considerou ser um ponto-gatilho; no entanto, o autor observou que os sintomas poderiam ser derivados tanto da dor neuropática como da lesão cirúrgica dos nervos intercostobraquiais. Parte da dor desapareceu imediatamente depois da primeira sessão de agulhamento, e todos os sintomas desapareceram em duas semanas; não foi realizado qualquer outro tratamento com acupuntura. Mais uma vez, aconselhou-se a realização de um programa de alongamento domiciliar.

Recomenda-se o uso das técnicas de LTM fornecidas nesta seção para o aprendizado de como aplicar a LTM à maior parte dos pacientes, especialmente àqueles com posturas com ombros arredondados. Se o fisioterapeuta quiser usar a LTM para tratar pontos-gatilho, será necessário usar um dedo para localizar e comprimir o ponto. Para pacientes submetidas à mastectomia que relatam dor no ombro ou no braço em que foi identificado um ponto-gatilho ativo, considere o uso da compressão isquêmica suave ou compressão suave com alongamento leve, como o obtido com a LTM.

LTM passiva aplicada ao peitoral maior: paciente em decúbito dorsal

Passo 1: com o paciente em decúbito dorsal, coloque o braço dele em flexão horizontal e fixe os tecidos com o dorso dos dedos, aplicando pressão em direção ao esterno, em vez de às costelas subjacentes (Fig. 6.10). Pode ser útil explicar ao paciente onde a sua mão será posicionada durante o travamento, pois alguns pacientes podem achar esse posicionamento invasivo.

 Se achar complicado aplicar o travamento, o fisioterapeuta deve facilitá-lo ao trabalhar sobre uma toalha de rosto dobrada em quatro. Aplicar primeiro um pouco de óleo, gel ou creme para massagem ajudará a toalha a aderir à pele e facilitará a absorção do acúmulo de pele.

124   Parte 3 • Aplicação da liberação de tecidos moles

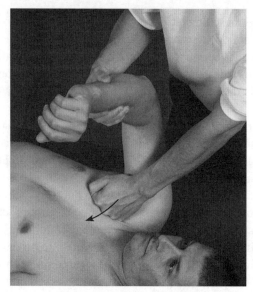

Figura 6.10   Flexão passiva e horizontal do braço, encurtando o músculo peitoral maior.

Passo 2: mantendo o travamento, leve delicadamente o braço do paciente em flexão horizontal a uma posição mais neutra (Fig. 6.11).

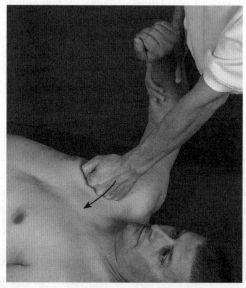

Figura 6.11   Extensão passiva do ombro enquanto um travamento suave é mantido.

Como pode-se observar nas Figuras 6.10 e 6.11, o movimento é pequeno, exigindo apenas uma mudança sutil na posição do braço para que o paciente experimente esse alongamento. Ao tratar uma paciente do gênero feminino, você precisa se concentrar nas fibras superiores do peitoral maior e evitar trabalhar sobre o tecido mamário. Ao tratar pacientes do gênero masculino, pode-se trabalhar sobre a maior parte do músculo.

 Deve-se evitar a aplicação de pressão sobre as costelas. Se a mão fechada (dorso dos dedos) for muito grande para a pequena área em que precisa trabalhar, o fisioterapeuta deve tentar usar o coxim adiposo dos dedos e delicadamente colocar uma mão sobre a outra para reforçar.

Alguns pacientes não sentem imediatamente o alongamento. Nesse caso, é necessário praticar a técnica aplicando pressão a partir de vários ângulos e alongando os tecidos ao mover o braço do paciente em ângulos variados de abdução. No entanto, os pacientes com posturas cifóticas podem sentir o alongamento imediatamente porque têm peitorais encurtados.

Vantagem
- Essa técnica é relativamente fácil de incorporar a um tratamento de massagem holística.

Desvantagens
- É preciso prática para aplicar a pressão em direção ao esterno, em vez de sobre as costelas.
- Suas mãos podem ser muito grandes para usar o dorso dos dedos, especialmente se o paciente tiver uma estrutura pequena. Nesse caso, use os dedos, mas tenha cuidado, pois haverá uma maior probabilidade de pressionar as costelas.
- É preciso saber em qual ângulo abduzir o braço, e o ângulo necessário para facilitar o alongamento varia consideravelmente entre os pacientes.
- Esse alongamento não pode ser aplicado facilmente a pacientes com mamas grandes.
- Pode ser difícil encontrar o método correto de apoiar o membro superior ao trabalhar com pacientes maiores.
- É pouco provável que pacientes com músculos peitorais grandes e bem desenvolvidos sintam a LTM passiva nos peitorais; é necessário um travamento consideravelmente mais forte para fixar os tecidos desses pacientes.

LTM ativoassistida aplicada ao peitoral maior: paciente em decúbito dorsal

Passo 1: peça ao paciente que cruze o braço sobre o corpo, o que encurta ativamente o músculo peitoral maior. Usando o dorso dos dedos, trave o músculo e aplique a pressão em direção ao esterno (Fig. 6.12).

126 Parte 3 • Aplicação da liberação de tecidos moles

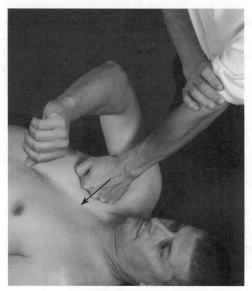

Figura 6.12 Encurtamento ativo do músculo peitoral maior enquanto o fisioterapeuta trava delicadamente os tecidos.

Passo 2: mantendo o travamento, peça ao paciente que mova o braço de modo que sinta um alongamento nos músculos peitorais. O paciente precisará mover o braço da flexão horizontal a uma posição mais neutra (Fig. 6.13).

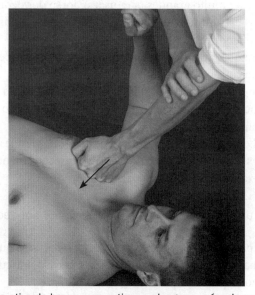

Figura 6.13 Movimento ativo do braço para esticar e alongar o músculo peitoral maior.

Passo 3: solte e repita os passos 1 e 2 três vezes, em cada lado do corpo.

Como na LTM passiva para o músculo peitoral maior, se quiser desativar pontos-gatilho neste músculo, será preciso produzir um travamento usando um dedo.

Vantagens
- O paciente será capaz de localizar a posição exata em que sente o alongamento.
- O fisioterapeuta pode reforçar o travamento usando o dorso dos dedos das duas mãos ou um dedo sobre o outro.

Desvantagem
- Pode ser difícil, a princípio, para o fisioterapeuta encontrar o melhor lugar para se posicionar enquanto o paciente move o braço em busca do alongamento. No entanto, uma vez que o paciente encontra a posição, o tratamento pode prosseguir sem interrupção.

LTM ativa aplicada aos peitorais: paciente em posição sentada ou ortostática

Passo 1: com o braço na lateral do corpo, em posição sentada ou ortostática, puxe delicadamente a pele e os tecidos moles do tórax em direção ao esterno (Fig. 6.14). Pode ser difícil travar os tecidos sobre as roupas, o que pode ser um pouco mais fácil sem roupas, e ainda mais fácil se for aplicado um pouco de óleo, gel ou creme para massagem e então realizar o travamento dos tecidos usando uma toalha ou uma camiseta velha.

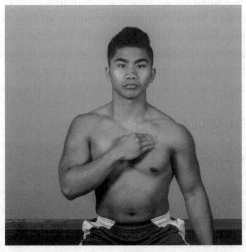

Figura 6.14 Travamento dos tecidos do tórax na LTM ativa.

Passo 2: mantendo o travamento, delicadamente abduza e estenda o braço, produzindo um alongamento (Fig. 6.15). Pratique mudar a posição do braço para descobrir em qual posição sente melhor o alongamento.

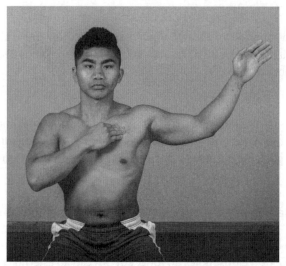

Figura 6.15 Abdução e extensão ativa do braço para alongar os tecidos na LTM ativa.

Para desativar pontos-gatilho na parte lateral do músculo peitoral, pince delicadamente a parte anterior da axila, palpando até localizar um ponto-gatilho. Mantenha os tecidos pinçados, abduza e estenda o braço. Para desativar pontos-gatilho no restante do músculo, role suavemente uma bola firme sobre o músculo até localizar um ponto-gatilho. Segure a bola no lugar enquanto abduz e estende o braço. Por exemplo, para tratar um ponto-gatilho no músculo peitoral esquerdo, pressione a bola suavemente sobre o ponto usando a mão direita enquanto movimenta o braço esquerdo de modo a produzir o alongamento.

LEVANTADOR DA ESCÁPULA

Pontos-gatilho no levantador da escápula

Os pontos-gatilho encontrados no músculo levantador da escápula (Fig. 6.16) produzem dor local e na borda medial da escápula, assim como na parte posterior do ombro. Quando ativos, esses pontos-gatilho podem limitar a rotação e causar sensação de rigidez no pescoço. Muitos fatores perpetuam esses pontos, como carregar uma bolsa em um dos ombros, manter uma postura estática com a cabeça levemente inclinada para um lado, usar um dispositivo de assistência à deambulação que seja muito alto e que faça com que o usuário ande com o ombro elevado, bem como movimentos repetitivos com o braço acima da cabeça. Os pontos-gatilho no músculo levantador da escápula são relativamente fáceis

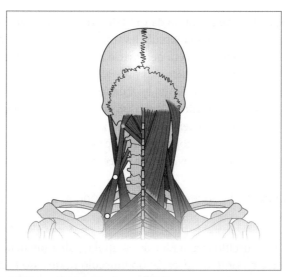

Figura 6.16 Pontos-gatilho no levantador da escápula.

de identificar. O ponto-gatilho mais fácil de identificar é o mais inferior dos dois, que se encontra próximo à inserção do músculo no ângulo superior da escápula. O gatilho mais superior pode ser encontrado no ponto em que o músculo levantador da escápula pode ser palpado independentemente, na borda anterior das fibras descendentes do trapézio.

> Para facilitar a palpação desses pontos-gatilho, o fisioterapeuta deve trabalhar com as fibras descendentes do trapézio em uma posição passivamente encurtada. Por exemplo, se palpar o paciente em uma posição sentada, deve-se apoiar o braço dele em uma maca; se estiver trabalhando com o paciente em decúbito ventral, deve-se colocar uma pequena toalha embaixo do ombro daquele lado; ao palpar em decúbito lateral, deve-se posicionar a parte de cima do braço de modo a reduzir o abaixamento do ombro. O ponto-gatilho superior também pode ser palpado com o paciente em decúbito dorsal e o músculo trapézio relaxado.

Em um ensaio clínico randomizado, De Meulemeester et al. (2017) compararam o agulhamento a seco em pontos-gatilho com pressão manual para a desativação de pontos-gatilho em 42 trabalhadoras de escritório. Essas mulheres realizavam, no mínimo, 20 horas semanais de trabalho em computador. Todas as pacientes apresentavam dor miofascial no pescoço ou no ombro. Coletaram-se medidas iniciais usando uma escala numérica de avaliação, o *Neck Disability Index* (NDI), os limiares de dor à pressão e características do músculo. Identificaram-se seis pontos-gatilho para o tratamento, incluindo aqueles no músculo levantador da escápula. As participantes foram tratadas uma vez por semana durante quatro semanas. Ao final do estudo, não foram encontradas diferenças significativas entre os grupos; ambos obtiveram uma melhora significativa nos escores do NDI. Observou-se também uma melhora significativa nos outros desfechos de dor, elasticidade e rigidez musculares.

O método ativoassistido de aplicação da LTM descrito nesta seção é a maneira ideal de ajudar a desativar pontos-gatilho no músculo levantador da escápula. Para que se obtenha o melhor resultado, provavelmente será necessário desativar pontos-gatilho nos músculos escalenos e da região cervical posterior, pois eles também restringem o movimento e podem inibir a liberação total do músculo levantador da escápula.

A aplicação da LTM ao músculo levantador da escápula é particularmente útil no tratamento de pacientes com problemas de rigidez do pescoço ou do ombro. É seguro usá-la na área do pescoço porque o alongamento é realizado ativamente, dentro do nível de conforto do paciente, tornando improvável que os tecidos sejam excessivamente alongados.

LTM ativoassistida aplicada ao levantador da escápula: paciente em posição sentada

Passo 1: localize o músculo levantador da escápula, palpando delicadamente a borda medial da escápula até o ponto de inserção do músculo neste osso (Fig. 6.17a). Observe que se estará próximo, se não em cima, de um ponto-gatilho nessa região (Fig. 6.17b); assim, pressione delicadamente, pois o ponto-gatilho pode estar sensível.

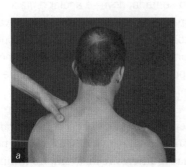
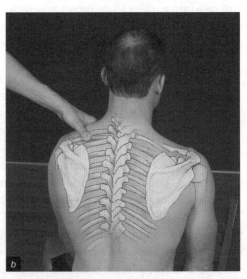

Figura 6.17 Identificação do músculo levantador da escápula por meio da (a) palpação da borda medial ao (b) ângulo superior da escápula.

Passo 2: trave o músculo (Fig. 6.18). O levantador da escápula é um músculo em formato de fita que frequentemente está hipertônico (extremamente tenso), ainda que esteja alongado em indivíduos com a cabeça anteriorizada e naqueles que são propensos a fraqueza.

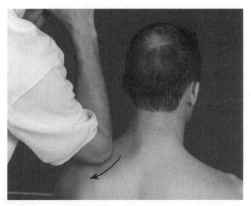

Figura 6.18 Travamento suave do levantador da escápula com o cotovelo.

Passo 3: mantendo o travamento, peça ao paciente que gire a cabeça em cerca de 45° e, em seguida, abaixe o queixo de modo a olhar para o chão (Fig. 6.19). Repita o movimento três vezes e aplique o mesmo alongamento no lado oposto do corpo.

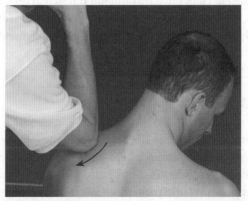

Figura 6.19 O paciente executa o alongamento, flexionando e girando a cabeça para longe do fisioterapeuta.

Esse músculo se encontra tão hipertônico em muitos pacientes que eles não conseguem tolerar um alongamento; travar o músculo por si só fornece algum alívio à tensão. Se achar que este é o caso, o fisioterapeuta deve usar uma compressão isquêmica suave para reduzir os pontos-gatilho, tratar os pontos-gatilho nos escalenos e no eretor da espinha e, então, retornar ao levantador da escápula.

CASO CLÍNICO

Duas telefonistas foram ensinadas a realizar a LTM ativoassistida. Usaram-na delicadamente para tratar uma à outra, revezando-se ao longo do dia, a fim de aliviar a tensão nos músculos do pescoço.

132   Parte 3 • Aplicação da liberação de tecidos moles

Vantagens

- Quando se trabalha nessa posição, tem-se acesso fácil ao músculo e um bom braço de alavanca.
- O risco de que os tecidos moles do pescoço sejam excessivamente alongados é pequeno porque é o paciente quem controla o alongamento. Desde que o paciente seja lembrado de alongar-se apenas dentro de uma amplitude confortável e sem dor, essa técnica provavelmente será uma maneira segura de usar a LTM para alongar esse músculo.

Desvantagens

- Esse músculo encontra-se hipertônico em muitos pacientes que não conseguirão tolerar o alongamento.
- Para que o alongamento seja verdadeiramente eficaz, é essencial mostrar ao paciente de forma específica como mover a cabeça depois de ter travado os tecidos; do contrário, há uma tendência de flexionar o pescoço sem girá-lo, o que diminui a eficácia do alongamento.
- Certifique-se de que em cada novo travamento o pescoço do paciente esteja em posição neutra, com a cabeça voltada para a frente. Se o travamento for aplicado com o pescoço em leve flexão, isso diminuirá a eficácia do alongamento.

PARTE DESCENDENTE DO TRAPÉZIO

Pontos-gatilho na parte descendente do trapézio

Encontram-se pontos-gatilho nas fibras descendente, transversa e ascendente do trapézio. Nesta seção, descreve-se como a LTM pode ser utilizada para ajudar a desativar pontos-gatilho nas fibras descendentes do trapézio. Na vista lateral (Fig. 6.20*a*) pode-se ver o ponto-gatilho cuja dor irradia para a face lateral do pescoço, cabeça, olho e mandíbula. Esse ponto-gatilho está localizado na metade das fibras anteriores do músculo e contribui para os sintomas associados à cefaleia tensional. É mais provável de ocorrer quando há pontos-gatilho nos músculos temporais, suboccipitais e esternocleidomastóideo; assim, deve-se tratar os pontos-gatilho de todos os músculos ao tentar reduzir a cefaleia de origem muscular. Os pontos-gatilho nas fibras descendentes do trapézio (ver Fig. 6.20) podem se desenvolver por carregar uma bolsa pesada em um dos ombros; uma mochila; alças de sutiã apertadas pressionando o músculo; trauma como os distúrbios associados à lesão por chicote; discrepância de comprimento dos membros inferiores, que causa uma curvatura lateral na coluna; e altura irregular do ombro, que resulta em hiperatividade das fibras descendentes de um lado para manter a posição da cabeça. Sentar com um braço passivamente levantado, como é comum quando se dirige e apoia um braço na janela aberta do carro, bem como movimentos repetitivos com o braço acima da cabeça em atividades desportivas ou de lazer, contribuem para a perpetuação de pontos-gatilho ativos. Por outro lado, a tensão de usar os braços sem apoio por tempo prolongado também pode agravar os pontos-gatilho.

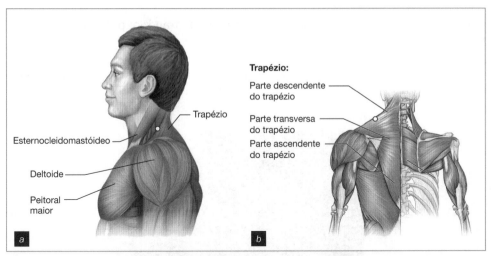

Figura 6.20 Pontos-gatilho na parte descendente do trapézio; (*a*) vista lateral e (*b*) vista posterior.

Pode-se localizar pontos-gatilho nas fibras descendentes do trapézio apertando com cuidado as fibras descendentes entre o dedo indicador e o polegar e explorando-as até encontrar o ponto sensível. A elevação passiva do braço pode facilitar essa tarefa, assim como a palpação do paciente em decúbito dorsal. Tente essa técnica em seu próprio músculo: sente-se com o braço direito apoiado no braço de uma cadeira ou mesa e o ombro direito levemente elevado. Usando o dedo indicador e o polegar da mão esquerda, pince com cuidado a parte descendente do trapézio direito, rolando-a sob o dedo indicador até localizar o ponto.

Moraska et al. (2017) examinaram a capacidade de resposta da liberação por massagem de pontos-gatilho únicos e múltiplos da parte descendente do trapézio em 62 pessoas com cefaleia do tipo tensional. Os participantes foram aleatoriamente designados a um destes três grupos: uma lista de espera que não recebeu nenhum tratamento, um grupo que recebeu tratamento placebo com ultrassom ou um grupo que recebeu compressão isquêmica de pontos-gatilho bilateralmente na parte descendente do trapézio e no músculo suboccipital. O tratamento foi realizado duas vezes por semana durante seis semanas e durou 45 minutos; no grupo de massagem o trapézio foi tratado prendendo-se o músculo entre o polegar e o dedo indicador com o participante em decúbito dorsal. Usando um algômetro, mensurou-se o limiar de dor à pressão antes do tratamento e depois da primeira e da 12ª sessão de tratamento. Descobriu-se que o limiar de dor à pressão aumentou depois da primeira e da 12ª sessão de tratamento apenas no grupo submetido à massagem.

Em um estudo com 45 voluntários, Taleb, Youssef e Saleh (2016) exploraram a eficácia das técnicas de liberação de pontos-gatilho ativos usando a pressão manual *versus* a de um algômetro da parte descendente do trapézio. Avaliou-se o limiar de dor à pressão e a inclinação lateral ativa da cabeça antes e depois do tratamento. Os resultados revelaram que os participantes que receberam liberação de ponto-gatilho com o algômetro tiveram um aumento significativo na amplitude de inclinação lateral da cabeça. Os autores sugerem que isso pode ser decorrente da consistência da pressão aplicada ao usar o aparelho.

LTM ativoassistida aplicada à parte descendente do trapézio: paciente em posição sentada

Passo 1: com o paciente em posição sentada, trave as fibras descendentes do trapézio (Fig. 6.21).

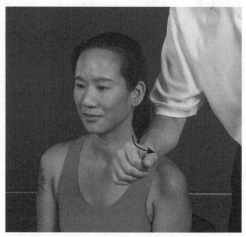

Figura 6.21 Travamento das fibras descendentes do trapézio com o antebraço.

Passo 2: mantendo o travamento, peça ao paciente que flexione lateralmente o pescoço até sentir um alongamento confortável (Fig. 6.22).

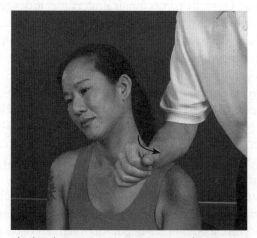

Figura 6.22 Flexão lateral ativa do pescoço para provocar o alongamento.

Passo 3: repita o procedimento três vezes, depois repita o mesmo alongamento no lado oposto do corpo.

Vantagens
- Quando se trabalha nessa posição, tem-se acesso fácil ao músculo e um bom braço de alavanca.
- O risco de que os tecidos moles do pescoço sejam excessivamente alongados é pequeno porque é o paciente quem controla o alongamento. Desde que o paciente seja lembrado de alongar-se apenas dentro de uma amplitude confortável e sem dor, essa técnica provavelmente será uma maneira segura de usar a LTM para alongar esse músculo.
- Com a prática, e trabalhando com *feedback* do paciente, pode-se mudar a direção da pressão de modo a focar o alongamento nas diferentes fibras da parte descendente do trapézio.

Desvantagem
- É grande o risco de aplicar pressão sobre estruturas ósseas, como a clavícula e o acrômio.

LTM ativoassistida aplicada à parte descendente do trapézio: paciente em decúbito dorsal

Usar a LTM ativoassistida com o paciente em decúbito dorsal é uma boa maneira de desativar pontos-gatilho nas fibras descendentes do trapézio.

Passo 1: com o paciente em decúbito dorsal, palpe à procura de pontos-gatilho. Se tratar pontos-gatilho das fibras anteriores, trave delicadamente os tecidos usando o polegar ou uma ferramenta de massagem (Fig. 6.23). Para tratar pontos-gatilho das fibras posteriores da parte descendente do trapézio, use uma bola firme, obtendo *feedback* do paciente para garantir que ela esteja posicionada no lugar correto (Fig. 6.24).

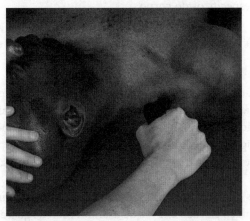

Figura 6.23 Uso de uma ferramenta de massagem para pressionar delicadamente um ponto-gatilho nas fibras anteriores da parte descendente do trapézio.

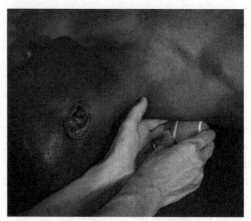

Figura 6.24 Uso de uma bola para pressionar um ponto-gatilho nas fibras posteriores da parte descendente do trapézio.

Passo 2: com o polegar, uma ferramenta ou bola no lugar, mantenha uma pressão suave enquanto pede ao paciente que vire lentamente a cabeça para o lado oposto. Por exemplo, nas Figuras 6.23 e 6.24, o paciente viraria a cabeça para a esquerda. A flexão lateral da cabeça para esse lado também ajuda, mas alguns pacientes acham difícil realizá-la.

Vantagem
- É uma maneira eficaz de desativar pontos-gatilho nas fibras descendentes do trapézio, pois o músculo fica relaxado ao trabalhar com o paciente em decúbito dorsal.

Desvantagens
- Pode ser difícil para alguns pacientes realizar ativamente a flexão lateral do pescoço.
- Pode ser mais difícil massagear a área depois da aplicação da LTM.
- Não é adequada para pessoas com osteoporose, que não devem receber pressão profunda em pontos específicos do corpo.

LTM ativa aplicada à parte descendente do trapézio: paciente em posição sentada ou ortostática

Passo 1: em posição sentada ou ortostática, comprima delicadamente as fibras descendentes do trapézio usando a extremidade do cabo curvo de um guarda-chuva (Fig. 6.25).

Passo 2: mantendo o travamento, vire a cabeça para o lado oposto ou flexione lateralmente a cabeça (Fig. 6.26). Por exemplo, ao travar as fibras descendentes do trapézio do ombro direito, vire a cabeça para a esquerda ou leve a orelha esquerda em direção ao ombro esquerdo.

Enquanto as fibras descendentes do trapézio podem ser comprimidas em uma pegada do tipo pinça, com o braço elevado em vez de usar um cabo de guarda-chuva, a LTM nessa posição não alonga efetivamente os tecidos do trapézio, já que a pressão tende a vir do

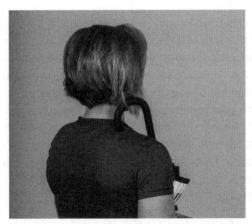

Figura 6.25 Uso da extremidade do cabo curvo de um guarda-chuva para comprimir as fibras descendentes do trapézio.

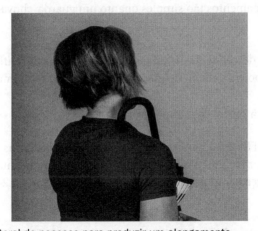

Figura 6.26 Flexão lateral do pescoço para produzir um alongamento.

polegar que se está usando para travar as fibras, o que é consequentemente mais eficaz no tratamento dos escalenos. Tente este exercício em si mesmo: sente-se com o braço direito elevado, use o dedo indicador e o polegar da mão esquerda para comprimir delicadamente as fibras descendentes do trapézio direito. Mantendo o travamento, vire a cabeça para a esquerda. Observe como se sente mais a pressão do polegar do que do dedo indicador – um alongamento nos tecidos da frente do pescoço, do lado direito. Como o polegar está pressionando a face mais anterior do trapézio, nos escalenos, esse é um método menos eficaz de LTM ativa para as fibras descendentes do trapézio, mas uma boa maneira de alongar os escalenos. Alguns pacientes usam uma bola de tênis para aplicar o travamento, mas pode ser difícil colocá-la no local correto para travar com eficácia os tecidos da parte descendente do músculo; contudo, pode ser útil ao travar as fibras transversa e ascendente, caso deseje aplicar a LTM a estas fibras.

138 Parte 3 • Aplicação da liberação de tecidos moles

Pratique a LTM ativa usando uma ou ambas as mãos para pressionar o cabo curvo do guarda-chuva no músculo a fim de determinar o que é melhor. Se estiver aplicando a LTM em seu trapézio direito e comprimir o músculo com o cabo do guarda-chuva, usando apenas a mão esquerda, a vantagem é que o músculo está relaxado; contudo, a desvantagem é que se é capaz de aplicar menos pressão do que ao usar as duas mãos no guarda-chuva. Ao usar as duas mãos para pressionar as fibras descendentes do trapézio por meio do cabo do guarda-chuva, obtém-se mais pressão e, consequentemente, as fibras ascendentes do trapézio se contraem enquanto abaixam a escápula. Ativar as fibras ascendentes dessa maneira diminui o tônus das fibras descendentes, o que pode ser vantajoso ao realizar um alongamento e ao desativar pontos-gatilho.

Vantagem
- A LTM ativa para as fibras descendentes do trapézio pode ser realizada em qualquer lugar e com equipamentos tão simples quanto um guarda-chuva.

Desvantagem
- Quando as fibras descendentes estão hipertrofiadas, pode ser difícil manter um travamento, pois o cabo em gancho do guarda-chuva escorrega do músculo.

LTM ativa aplicada à parte descendente do trapézio: paciente em decúbito dorsal

Pode-se usar a LTM ativa para tratar pontos-gatilho nas fibras posteriores da parte descendente do trapézio enquanto em decúbito dorsal. Coloque uma bola sobre o ponto-gatilho e vire a cabeça para um lado, como mostrado na Figura 6.24.

Vantagem
- O músculo está relaxado, possibilitando um acesso mais fácil à parte posterior das fibras descendentes do trapézio.

Desvantagens
- Pode ser difícil acessar a parte anterior das fibras descendentes do trapézio.
- O peso dos ombros sobre a bola pode ser desconfortável para alguns pacientes.
- Não é adequada para indivíduos com osteoporose, que não devem receber pressão profunda em pontos específicos do corpo.

ERETOR DA ESPINHA (PARTE SUPERIOR)

Pontos-gatilho no semiespinal da cabeça

Pode-se encontrar pontos-gatilho ao longo de todos os músculos extensores do pescoço e do tórax. Em seu artigo sobre injeções em pontos-gatilho para transtornos da cefaleia,

Robbins et al. (2014) fornecem diretrizes para a redução de pontos-gatilho no músculo semiespinal da cabeça e em outros extensores do pescoço por meio da injeção. Além disso, Fernandes-de-las-Peñas, Layton e Dommerholt (2015) descreveram o procedimento para tratamento de pontos-gatilho na coluna torácica por agulhamento a seco com o objetivo de tratar a dor da coluna torácica. Por exemplo, a Figura 6.27 mostra alguns pontos-gatilho no músculo semiespinal, localizados 1 a 2 cm lateralmente à linha mediana; a dor desses pontos irradia às têmporas, à parte posterior da cabeça e à base do crânio, irradiando também à região posterior do trapézio e à borda medial da escápula. Eles podem ser palpados quando a cabeça está em ligeira flexão, tensionando levemente o músculo, ou quando a cabeça está apoiada em decúbito lateral e os músculos estão relaxados. Para localizar os multífidos da região torácica, coloque o dedo imediatamente adjacente aos processos espinhosos da coluna vertebral, no "declive", e procure por áreas elevadas cuja dor irradia quando pressionadas. Pontos-gatilho no músculo longuíssimo do tórax requerem a palpação da "corcunda" do músculo, que corre paralelamente a cada lado da coluna. Pontos-gatilho nos extensores cervicais são perpetuados pelo estresse postural ou pelo trauma à cabeça. As posturas que podem agravar esses gatilhos são as posturas desleixadas e anteriorizadas, ou aqueles em que a cabeça é mantida em uma posição estendida por períodos prolongados de tempo.

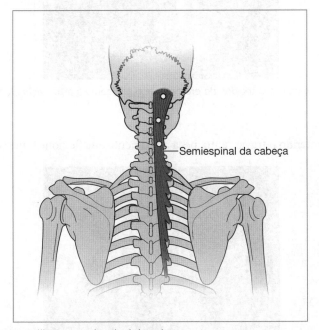

Figure 6.27 Pontos-gatilho no semiespinal da cabeça.

A LTM não pode ser facilmente aplicada a pontos-gatilho na região posterior do pescoço porque travar tecidos nesse local faz com que o pescoço seja empurrado para a frente.

Da mesma maneira, nas regiões média e inferior do tórax, o tronco é empurrado para a frente. Em ambos os casos, esse impulso para a frente faz com que o paciente se afaste do fisioterapeuta, dificultando a fixação do travamento antes de um alongamento. No entanto, trabalhar na parte superior do tronco, levemente inferior à vértebra C7, funciona e fornece um bom alongamento aos tecidos da região posterior do pescoço.

LTM ativoassistida aplicada ao eretor da espinha: paciente em posição sentada

Passo 1: com o paciente em posição sentada, trave os tecidos na região média do tórax. Na Figura 6.28, o fisioterapeuta optou por usar as articulações dos dedos.

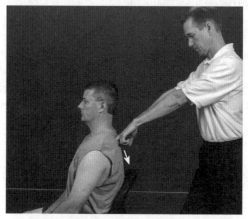

Figura 6.28 Travamento dos tecidos do eretor da espinha com as articulações dos dedos.

Passo 2: mantendo o travamento, peça ao paciente que flexione o pescoço (Fig. 6.29).

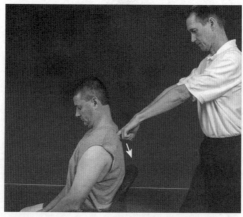

Figura 6.29 Flexão ativa do pescoço, provocando o alongamento.

Passo 3: solte e repita, posicionando um novo travamento levemente superior ao primeiro. Repita enquanto trabalha superiormente, em direção ao pescoço. Se estiver executando a LTM corretamente, o paciente sentirá um alongamento crescente à medida que se ascende pelo músculo.

Vantagens
- Os pacientes geralmente acham esse alongamento confortável.
- Pode ser realizado com o paciente em posição sentada.

Desvantagens
- É difícil conseguir um bom travamento nesses tecidos. Conforme mostrado na Figura 6.29, o travamento empurra o paciente para a frente. É necessário que o paciente aprenda a permanecer ereto, talvez pressionando de volta, contra as mãos do fisioterapeuta.
- É grande o risco de ocorrer uso excessivo dos dedos ou dos polegares.

 Aplicar uma pequena quantidade de óleo, gel ou creme para massagem e depois trabalhar sobre uma pequena toalha ou camiseta velha facilita a produção de um travamento.

ESCALENOS

Pontos-gatilho nos escalenos

A dor provocada por pontos-gatilho nos escalenos (Fig. 6.30) irradia ao tórax, à região anterior e posterior do ombro, à borda medial da escápula, à região anterior e posterior do braço e à mão. Os pontos-gatilho são mais facilmente palpados usando a pressão do dedo com o paciente em decúbito dorsal. Embora a dor provocada por pontos-gatilho nesses músculos não irradie à cabeça, Florencio et al. (2015) encontraram uma redução dos limiares de dor à pressão sobre pontos-gatilho em 30 mulheres com enxaqueca comparadas a 30 mulheres sem enxaqueca, não apenas nos músculos conhecidos por irradiar a dor à cabeça (suboccipital, esternocleidomastóideo e trapézio), mas também nos músculos escalenos e levantador da escápula. Esse achado levou os autores a recomendar que a musculatura do pescoço fosse examinada e tratada em pacientes com cefaleia.

Simons, Travell e Simons (1999) fornecem uma longa lista de fatores que ativam e perpetuam pontos-gatilho nos músculos escalenos. Esses fatores incluem o trauma; as ações de puxar e levantar, como ao puxar cordas; o uso excessivo de músculos respiratórios; a tosse intensa; a escoliose idiopática; tocar alguns tipos de instrumentos musicais; e andar a cavalo.

Postulando que a restrição da inspiração pelos músculos respiratórios poderia prejudicar a função, Lee et al. (2016) realizaram um estudo para examinar o efeito do alongamento dos escalenos, já que esses músculos se inserem às costelas e são, portanto, uma classe de

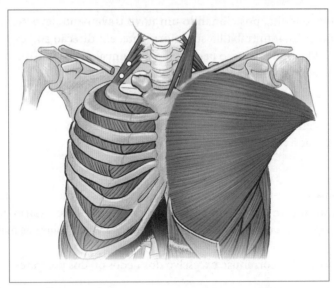

Figura 6.30   Pontos-gatilho nos escalenos.

músculos respiratórios. Eles distribuíram 20 mulheres assintomáticas de 20 anos de idade em dois grupos; um usado como grupo de controle e o outro cujos membros realizaram alongamentos dos músculos escalenos. Mensurou-se a capacidade vital de cada participante antes e depois do alongamento, medida com um espirômetro digital. O grupo de alongamento seguiu um protocolo no qual se alongaram os músculos escalenos anterior, médio e posterior, com a assistência de um fisioterapeuta, por um total de 15 minutos. Os volumes inspiratório e expiratório aumentaram no grupo que realizou o alongamento, levando os autores a concluir que o alongamento dos músculos escalenos melhorou a função pulmonar. Parece factível que combinar a desativação do ponto-gatilho com o alongamento poderia ter o mesmo tipo de benefício, e a LTM aplicada aos escalenos seria uma maneira de fazê-lo.

LTM ativoassistida aplicada aos escalenos: paciente em posição sentada

Passo 1: com o paciente em posição sentada, trave delicadamente os escalenos usando os dedos (Fig. 6.31).

Passo 2: peça ao paciente que gire a cabeça para o lado oposto ao contato até que sinta um alongamento confortável nos tecidos (Fig. 6.32).

Passo 3: repita o alongamento três vezes nos lados esquerdo e direito.

Capítulo 6 • Liberação de tecidos moles para o tronco   143

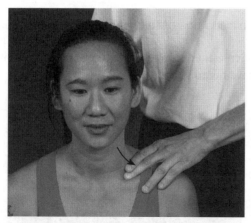

Figura 6.31 Travamento suave dos escalenos com um dedo.

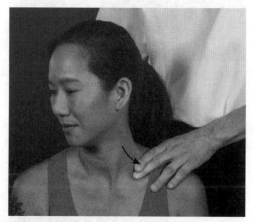

Figura 6.32 Rotação ativa do pescoço, provocando o alongamento.

Vantagem
- Quando se trabalha nessa posição, há pouco risco de que os tecidos moles do pescoço sejam excessivamente alongados porque o paciente é responsável pelo alongamento. Desde que o paciente seja lembrado de alongar-se apenas dentro de uma amplitude confortável e sem dor, essa será sempre uma maneira segura de usar a LTM para alongar esse músculo.

Desvantagem
- É preciso prática para travar os escalenos, evitando as estruturas vasculares do pescoço.

LTM ativoassistida aplicada aos escalenos: paciente em decúbito dorsal

Passo 1: com o paciente em decúbito dorsal, palpe delicadamente os escalenos e use o dedo para criar um travamento suave (Fig. 6.33).

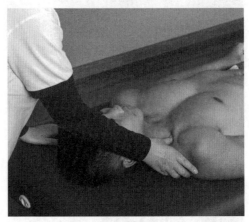

Figura 6.33 Travamento suave dos escalenos com o paciente em decúbito dorsal.

Passo 2: peça ao paciente que gire a cabeça para o lado oposto ao contato enquanto mantém a pressão (Fig. 6.34).

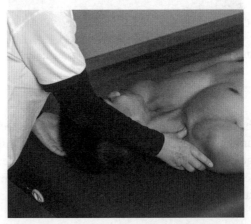

Figura 6.34 Rotação ativa do pescoço, provocando o alongamento.

Vantagens
- Esta é uma maneira particularmente eficaz de localizar os escalenos, pois os músculos do pescoço estão relaxados.

- A técnica visa a desativação de pontos-gatilho que podem ser identificados mais facilmente nessa posição do que com o paciente em posição sentada.

Desvantagem
- Assim como na aplicação da LTM ativoassistida, quando o paciente está em posição sentada, é necessário fixar os escalenos tomando o cuidado de desviar das estruturas vasculares do pescoço.

LTM ativa aplicada aos escalenos: paciente em posição sentada

Passo 1: em decúbito dorsal, posição sentada ou ortostática, use a mão direita para palpar delicadamente os músculos escalenos no lado esquerdo do pescoço. Quando estiver certo de que está palpando o músculo e não uma estrutura vascular, aplique uma leve pressão usando um dedo (Fig. 6.35).

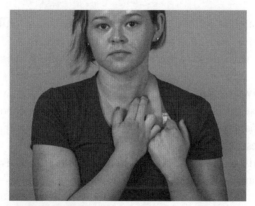

Figura 6.35 Travamento suave dos escalenos.

Passo 2: mantendo uma pressão suave, vire lentamente a cabeça para a direita, alongando os tecidos moles (Fig. 6.36).

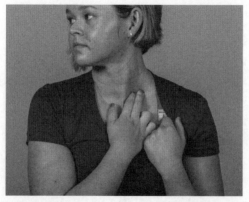

Figura 6.36 Alongamento dos escalenos enquanto um travamento suave é mantido.

Passo 3: repita o alongamento do outro lado, usando a mão esquerda para travar os músculos escalenos à direita e depois virando a cabeça para a esquerda.

Vantagens
- É um método útil para alongar os tecidos moles da parte anterior do pescoço.
- Pode ser útil para a desativação de pontos-gatilho em pacientes que se sentem desconfortáveis quando um fisioterapeuta aplica pressão no pescoço.

Desvantagem
- Os pacientes precisam aprender a não pressionar vasos sanguíneos. No entanto, é improvável que alguém mantenha pressão sobre um vaso, pois uma pulsação pode ser facilmente sentida no local.

QUESTÕES PARA ESTUDO

1. Quando o fisioterapeuta aplica a LTM passiva aos músculos romboides, por que o paciente precisa manter seu braço posicionado fora da maca?
2. Ao aplicar a LTM ativoassistida aos peitorais, como pode-se dissipar a pressão do travamento?
3. Por que a LTM ativoassistida aplicada ao músculo levantador da escápula é um método relativamente seguro de alongamento dos tecidos do pescoço?
4. Quais estruturas ósseas devem ser levadas em consideração ao aplicar a LTM ativoassistida às fibras descendentes do trapézio?
5. Quando a LTM ativoassistida é aplicada ao músculo eretor da espinha, o paciente flexiona ou estende após o fisioterapeuta ter travado os tecidos?

7
Liberação de tecidos moles para os membros inferiores

Este capítulo descreve como aplicar a liberação de tecidos moles aos membros inferiores. Encontram-se comparações entre a aplicação da LTM passiva, ativoassistida e ativa a cada um dos principais grupos musculares da parte inferior do corpo. A Tabela 7.1 mostra quais versões da LTM são apresentadas neste capítulo. O capítulo também inclui ilustrações e informações sobre pontos-gatilho encontrados em cada um dos músculos.

Tabela 7.1 Tipos de LTM usados nos músculos de membros inferiores

Músculo	Passiva	Ativoassistida	Ativa
Posteriores da coxa	✓	✓	✓
Panturrilha	✓	✓	✓
Pés	–	✓	✓
Quadríceps femoral	–	✓	✓
Tibial anterior	–	✓	–
Fibulares	–	✓	–
Glúteos	✓	✓	✓
Trato iliotibial (TIT)	–	✓	–
Ilíaco	–	✓	–

- **LTM passiva**. A LTM passiva é excelente para tratar os músculos posteriores da coxa, a panturrilha e os glúteos. Tecnicamente, a LTM passiva pode ser aplicada aos pés, ao tibial anterior, aos fibulares, ao quadríceps femoral, ao TIT e ao ilíaco. No entanto, isso é muito difícil ou requer que o fisioterapeuta adote uma postura inadequada. Portanto, ilustrações da LTM passiva para esses músculos não foram incluídas.
- **LTM ativoassistida**. Como mostrado na Tabela 7.1, pode-se aplicar a LTM ativoassistida a todos os músculos dos membros inferiores. No entanto, isso não significa que se deva usar essa técnica em todos os músculos. Pratique a técnica para descobrir a quais músculos é mais fácil aplicar a LTM ativoassistida.
- **LTM ativa**. É possível aplicar a LTM ativa aos músculos posteriores da coxa, à panturrilha, aos pés, ao quadríceps femoral e aos glúteos usando uma bola de tênis. A LTM

ativa aplicada ao tibial anterior, aos fibulares e ao ilíaco é possível, mas difícil, então não foram incluídas ilustrações dessa técnica para esses músculos.

As seções a seguir fornecem instruções detalhadas para a aplicação da LTM passiva, ativoassistida ou ativa a diversos músculos dos membros inferiores. Incluem-se dicas para ajudar na aplicação e variações na posição de tratamento nas situações em que isso é possível.

POSTERIORES DA COXA

Pontos-gatilho nos posteriores da coxa

Encontram-se pontos-gatilho nas porções média a inferior dos três músculos posteriores da coxa – semimembranáceo, semitendíneo e bíceps femoral (ver Fig. 7.1). A dor desses pontos-gatilho irradia principalmente à parte de trás do joelho e à parte proximal da face posterior da coxa. É perpetuada por atividades como ficar sentado por períodos prolongado com os joelhos flexionados, como ao dirigir ou trabalhar sentado em uma mesa, ou quando imobilizado no leito ou em uma cadeira de rodas por lesão ou doença. A pressão prolongada na parte posterior da coxa é outro fator de perpetuação. Pode-se palpar os pontos-gatilho nesse grupo muscular com o paciente em decúbito ventral, decúbito lateral e até mesmo em decúbito dorsal, com os joelhos flexionados.

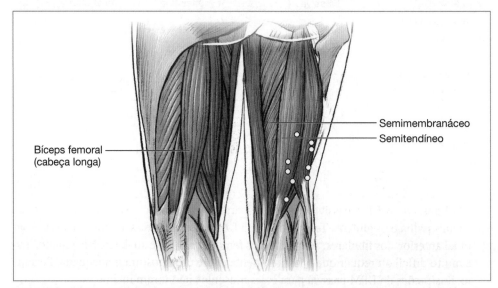

Figura 7.1 Pontos-gatilho nos posteriores da coxa.

Estudando um grupo de 30 homens fisicamente ativos com músculos posteriores da coxa encurtados e pelo menos um ponto-gatilho, Trampas et al. (2010) compararam os efeitos da liberação de pontos-gatilho combinada com alongamento em relação a um grupo submetido a apenas alongamento e um grupo de controle. Mensurou-se a amplitude de movimento do joelho, a percepção de alongamento, o limiar de dor à pressão e medidas subjetivas de dor (usando a escala EVA) pré e pós-intervenção. Utilizou-se a massagem por fricção das fibras cruzadas, não dolorosa, sobre os pontos-gatilho no grupo submetido ao tratamento de pontos-gatilho combinado com alongamento. Ambos os grupos mostraram melhora nas medidas pós-tratamento em comparação ao grupo de controle, que não recebeu nenhuma intervenção. O grupo que recebeu massagem em pontos-gatilho com alongamento mostrou uma melhora significativa nos resultados em comparação ao grupo que recebeu apenas alongamento.

A dor que irradia pela parte posterior da coxa não é necessariamente ciática e pode ser uma indicação de pontos-gatilho nos músculos posteriores da coxa.

LTM passiva aplicada aos posteriores da coxa: paciente em decúbito ventral

Passo 1: com o paciente em decúbito ventral, encurte passivamente esses músculos flexionando o joelho do paciente. Trave o músculo perto da sua origem no ísquio (Fig. 7.2) usando o polegar ou o dorso dos dedos. Toda vez que travar as fibras nesse alongamento, aplique a pressão em direção ao ísquio em vez de perpendicularmente. Ao realizar o travamento usando o dorso dos dedos, mantenha o punho alinhado; não pressione com o punho flexionado ou estendido. Se estiver usando o polegar para travar os tecidos, tome cuidado para pressionar bem levemente, pois o excesso de força pode danificar os polegares.

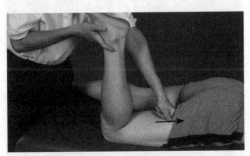

Figura 7.2 Travamento dos posteriores da coxa o mais próximo possível do ísquio.

É interessante explicar ao paciente onde será realizado o travamento antes de iniciar o tratamento. Alguns pacientes podem considerar que o travamento sob a nádega é invasivo. Na Figura 7.2, o fisioterapeuta optou por colocar o primeiro travamento distalmente ao ísquio, na parte superior da coxa.

Passo 2: mantendo o travamento, alongue suavemente o músculo, estendendo o joelho (Fig. 7.3). Muitos pacientes não sentem muito o alongamento nesta etapa.

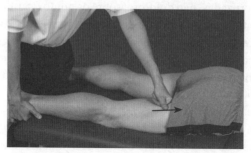

Figura 7.3 Alongamento dos posteriores da coxa enquanto um travamento é mantido.

Passo 3: mais uma vez com o joelho flexionado passivamente, aplique um novo travamento levemente mais distal, talvez na linha mediana da coxa (Fig. 7.4).

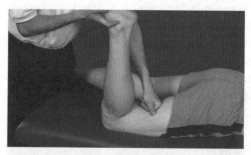

Figura 7.4 Travamento mais próximo à extremidade distal dos posteriores da coxa.

Passo 4: mantendo o travamento, alongue os tecidos, estendendo passivamente o joelho (Fig. 7.5).

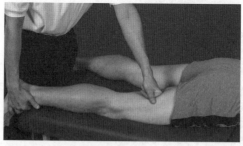

Figura 7.5 Alongamento dos posteriores da coxa.

Passo 5: trabalhe ao longo do comprimento dos posteriores da coxa, das inserções proximais às distais, repetindo esse procedimento. Evite pressionar o espaço poplíteo atrás do joelho. Se estiver executando a técnica corretamente, o paciente experimentará uma sensação crescente de alongamento enquanto se trabalha em direção às inserções dos posteriores da coxa. Se o paciente não sentir o alongamento, será necessário utilizar a LTM ativoassistida.

💡 Pode-se usar a LTM para ajudar a avaliar a flexibilidade dos posteriores da coxa. Observe a resistência sentida ao trabalhar da extremidade proximal à distal nesses músculos. É possível sentir quais músculos estão mais tensos – o bíceps femoral (lateralmente) ou o semimembranáceo e o semitendíneo (medialmente)?

Se quiser usar a LTM para ajudar a desativar pontos-gatilho, o fisioterapeuta deve usar o polegar para aplicar uma pressão suave a um ponto, repetindo o procedimento sobre o ponto-gatilho em vez de em outras partes do músculo. Deve-se mover para outra área somente depois de o gatilho se dissipar. Depois da LTM para liberação de pontos-gatilho, deve-se instruir o paciente a realizar alongamentos nos posteriores da coxa para manter o comprimento das fibras musculares.

Vantagens
- Muitos pacientes relatam tensão nos posteriores da coxa. Essa técnica é útil para avaliar a flexibilidade desses músculos e identificar quais deles estão mais tensos.
- A LTM passiva aplicada aos posteriores da coxa pode ser incorporada em um tratamento geral de massagem para os membros inferiores, com o paciente em decúbito ventral.
- É fácil usar o polegar para travar suavemente pontos-gatilho localizados nas partes média e inferior dos músculos e usar a LTM passiva para desativá-los.

Desvantagens
- Os posteriores da coxa são músculos fortes e potentes que exigem um travamento firme para fixar os tecidos. Usar o punho para travar os tecidos é um método de travamento, mas não é tão potente quanto usar o antebraço (como na LTM ativoassistida).
- Pode-se usar os cotovelos para travar os tecidos. Contudo, em razão do comprimento do braço de alavanca neste caso, o uso do cotovelo dificulta a flexão e a extensão passivas do joelho e pode comprometer a postura do fisioterapeuta conforme ele se inclina para a frente para travar os tecidos.

LTM ativoassistida aplicada aos posteriores da coxa: paciente em decúbito ventral

Passo 1: com o paciente em decúbito ventral, peça a ele que flexione o joelho. Usando a lateral do antebraço ou do cotovelo, trave os posteriores da coxa próximo ao ísquio (Fig.

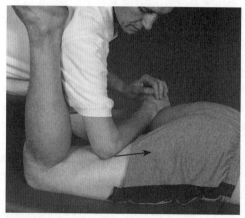

Figura 7.6 Travamento dos posteriores da coxa próximo ao ísquio usando o cotovelo.

7.6). Aplique a pressão em direção à nádega para absorver um pouco do acúmulo de tecidos moles antes do alongamento.

Passo 2: mantendo o travamento, peça ao paciente que abaixe a perna de volta à maca (Fig. 7.7). Solte o travamento.

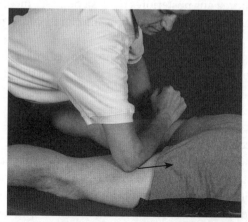

Figura 7.7 Alongamento dos posteriores da coxa enquanto o paciente abaixa a perna até a maca.

Passo 3: escolha um novo travamento, mais distal em relação ao primeiro. Repita o movimento de travamento e alongamento, trabalhando em linhas na parte posterior da coxa, do ísquio aos tendões dos posteriores da coxa. Evite pressionar o espaço poplíteo atrás do joelho.

O joelho não precisa ser totalmente flexionado no início da técnica ou estendido por completo em seguida. Na verdade, ao trabalhar com um paciente com tensão intensa na parte posterior do joelho, a extensão total pode não ser desejável nem possível inicialmente.

Vantagens

- Esse método possibilita realizar o travamento com a lateral do antebraço ou do cotovelo e, assim, fornecer uma fixação mais forte aos tecidos moles do que com o uso do punho.
- A LTM ativoassistida aplicada aos posteriores da coxa é particularmente útil como parte do processo de reabilitação depois de uma cirurgia do joelho ou imobilização da articulação do joelho, aumentando a amplitude de movimento do joelho e a força dos posteriores da coxa. Estes músculos se contraem concentricamente cada vez que o paciente flexiona o joelho de forma ativa; eles se contraem excentricamente quando o paciente abaixa o joelho, ajudando a manter a força nesses músculos.
- Quando a técnica é usada posteriormente a uma cirurgia de artroplastia do joelho, ela pode ajudar a aumentar tanto a flexão como a extensão do joelho porque o paciente trabalha dentro da sua área livre de dor e aumenta a amplitude do joelho de maneira mais segura do que com o alongamento passivo pós-operatório.

Desvantagens

- A flexão ativa constante do joelho pode fazer com que ocorram cãibras nos posteriores da coxa.
- Inclinar-se para travar os tecidos pode lesionar as costas do fisioterapeuta, então é importante se atentar à postura. Recomenda-se assumir uma postura de base ampla e certificar-se de que o peso da parte superior do corpo seja suportado pelo paciente ou pela maca terapêutica. Com a prática, isso será fácil.
- O uso da lateral do antebraço ou do cotovelo dificulta o acesso a pontos-gatilho na face medial da coxa.

> Trabalhar na perna mais próxima ao fisioterapeuta (Fig. 7.8) é mais fácil do que cruzar o corpo para trabalhar a perna oposta. Usar o braço direito ao tratar a perna esquerda (ou o braço esquerdo ao tratar a perna direita) também pode facilitar a aplicação.

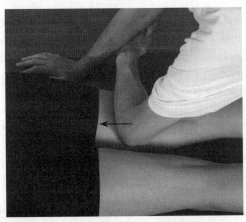

Figura 7.8 Aplicação de LTM à perna mais próxima do fisioterapeuta.

CASO CLÍNICO

A LTM ativoassistida foi excelente para tratar uma dançarina que tinha muita flexibilidade mas, no entanto, relatava tensão em seus músculos. O teste de elevação da perna reta não era um método apropriado para testar a tensão dos músculos posteriores da coxa nesta paciente, que conseguia facilmente tocar a coxa no tórax antes e depois do tratamento. Utilizou-se o *feedback* da paciente, portanto, para identificar áreas específicas de tensão e trabalhar em torno dessas áreas, às vezes com óleo e às vezes sem.

💡 Usar a ponta do cotovelo produz um travamento mais específico e pode ser uma alternativa útil aos polegares durante a LTM para desativar pontos-gatilho identificados com a palpação usando o dedo (Fig. 7.9). No entanto, é mais difícil usar o cotovelo dessa maneira, próximo da extremidade distal dos músculos, onde o travamento usando o polegar é o mais indicado.

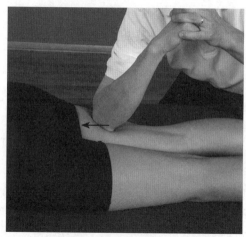

Figura 7.9 Uso da ponta do cotovelo para produzir um travamento.

💡 Uma posição alternativa para o tratamento de pontos-gatilho nos posteriores da coxa consiste em trabalhar com o paciente em decúbito dorsal, com o quadril e o joelho flexionados em 90°. Nessa posição, pode-se tratar o ponto distal da coxa do paciente acima do joelho usando os polegares para pressionar pontos-gatilho nessa área. Mantendo a pressão no ponto-gatilho, peça ao paciente que estenda lentamente o joelho até a extensão total. Depois de liberar o ponto-gatilho, o paciente já estará em uma posição de tratamento adequada para o alongamento passivo dos posteriores da coxa.

LTM ativa aplicada aos posteriores da coxa: paciente em decúbito dorsal

Passo 1: deite-se em decúbito dorsal, encurte o músculo flexionando o joelho e posicione uma bola de tênis sobre parte dos músculos posteriores da coxa (Fig. 7.10).

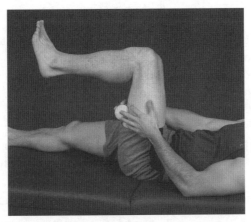

Figura 7.10 Aplicação de uma bola aos posteriores da coxa.

Passo 2: segurando a bola de tênis, estenda suavemente o joelho (Fig. 7.11).

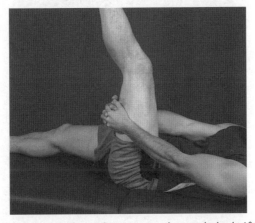

Figura 7.11 Alongamento dos posteriores da coxa usando uma bola de tênis.

Aplique o primeiro travamento (usando a bola) perto do ísquio e gradualmente trabalhe em direção ao joelho nos travamentos subsequentes. Como os posteriores da coxa são um grande grupo muscular, será necessário trabalhar em toda a sua extensão para que haja máximo proveito dos alongamentos. Às vezes, é melhor trabalhar sistematicamente, talvez começando com o bíceps femoral na face lateral da coxa, da extremidade proximal à distal (do ísquio ao joelho). Quando sentir que já trabalhou nessa parte o suficiente, mova os travamentos para uma posição mais medial, sobre o semimembranáceo e o semitendíneo; continue trabalhando nessa área da mesma maneira. Para usar a técnica a fim de desativar pontos-gatilho nos posteriores da coxa, palpe o músculo até localizar um ponto-gatilho, posicione a bola sobre ele e repita a LTM no mesmo local várias vezes até que o gatilho se dissolva.

Vantagens

- É fácil usar a LTM ativa para desativar pontos-gatilho nos posteriores da coxa quando em decúbito dorsal.
- Elevar a perna ajuda na drenagem do sangue e da linfa e pode ser uma parte útil da recuperação ativa posterior ao exercício.

Desvantagem

- Se o paciente tem posteriores da coxa grandes e fortes, pode ser difícil aplicar a quantidade necessária de pressão para travar os tecidos com a bola nessa posição.

LTM ativa aplicada aos posteriores da coxa: paciente em posição sentada

Passo 1: com o joelho flexionado, como é habitual quando em posição sentada, posicione uma bola por baixo da coxa de modo que ela fique entre o paciente e a cadeira (Fig. 7.12).

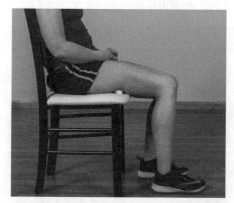

Figura 7.12 Posição inicial da LTM ativa aplicada aos posteriores da coxa.

Passo 2: estenda o joelho (Fig. 7.13).

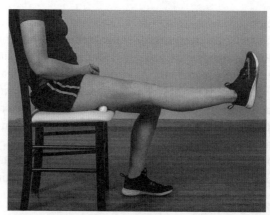

Figura 7.13 Alongamento por meio da extensão do joelho durante a LTM ativa aplicada aos posteriores da coxa.

Vantagens
- A LTM com o paciente em posição sentada é útil para tratar os posteriores da coxa durante o dia, se o paciente trabalhar sentado em uma mesa de escritório.
- Aplicar a LTM na posição sentada é menos trabalhoso do que quando em decúbito dorsal, já que não requer o uso das mãos para manter a bola no lugar.
- É relativamente fácil usar a LTM ativa para desativar pontos-gatilho na posição sentada.

Desvantagem
- A LTM ativa aplicada aos posteriores da coxa em posição sentada impõe uma pressão consideravelmente maior aos músculos do que em decúbito dorsal, e pode ser dolorosa.

PANTURRILHA

Pontos-gatilho na panturrilha

A Figura 7.14 mostra pontos-gatilho nas porções medial e lateral do músculo gastrocnêmio. A dor dos pontos-gatilho mediais irradia principalmente para as faces dorsal e medial da região posterior do joelho, além da face medial da panturrilha. Por sua vez, os pontos-gatilho laterais irradiam a dor localmente e à região lateral inferior do joelho. Esses pontos-gatilho são agravados pela flexão plantar forçada do tornozelo, como pode ocorrer quando um bailarino assume a posição *en pointe* ou ao subir uma colina íngreme. Eles também são perpetuados pela compressão da panturrilha, como ao usar meias apertadas ou sentar-se com as pernas estendidas e as panturrilhas apoiadas em um banquinho. É provável que a flexão plantar passiva prolongada também agrave os pontos-gatilho, como ocorre ao dormir ou usar salto alto.

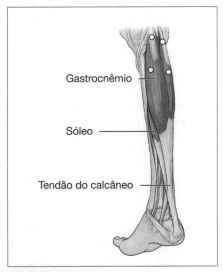

Figura 7.14 Pontos-gatilho na panturrilha.

Pode-se localizar pontos-gatilho na panturrilha com o paciente em decúbito ventral, com os pés para fora da borda da maca terapêutica (Fig. 7.15) ou ajoelhado em uma cadeira, com os pés para fora da borda da cadeira, ou com o paciente em decúbito lateral.

Grieve, Barnett et al. (2013) examinaram os efeitos da terapia miofascial em pontos-gatilho do tríceps sural em 10 participantes com dor na panturrilha. Tomaram-se medidas iniciais antes e depois de cada tratamento; mensurou-se o limiar de dor à pressão, a presença de pontos-gatilho, a amplitude de movimento de dorsiflexão do tornozelo, a escala funcional dos membros inferiores e a escala numérica e verbal de classificação. Um fisioterapeuta encontrou pontos-gatilho nos músculos gastrocnêmio e sóleo usando o polegar, depois alongou passivamente a panturrilha. Os participantes também foram aconselhados a tratar seus pontos-gatilho usando uma bola de tênis ou rolo de espuma pelo menos uma vez ao dia, seguido de alongamento ativo da panturrilha. Identificaram-se 13 pontos-gatilho ativos no início do estudo nos 10 participantes, que foram reduzidos a zero depois da intervenção. No entanto, os 31 pontos-gatilho latentes que haviam sido identificados entre os participantes foram reduzidos a apenas 30. A dorsiflexão de tornozelo relacionada com o gastrocnêmio e o sóleo melhoraram após o tratamento, assim como os escores de dor à pressão em todos os participantes.

Grieve, Cranston et al. (2013) também exploraram a desativação de pontos-gatilho latentes no tríceps sural de 22 corredores amadores. Os participantes corriam pelo menos duas vezes por semana e tinham pelo menos um ponto-gatilho latente no gastrocnêmio ou no sóleo. Todos tinham restrição da dorsiflexão de tornozelo. A liberação do ponto-gatilho foi realizada com a pressão do polegar por 10 minutos, seguida por um alongamento de 10 segundos dos músculos gastrocnêmio e sóleo. O grupo de controle não recebeu nenhuma intervenção, mas ambos os grupos foram submetidos à avaliação da dorsiflexão do tornozelo usando um goniômetro pré e pós-teste. A dorsiflexão do tornozelo aumentou em ambos os grupos, mas foi maior no grupo da intervenção, cujo aumento foi estatisticamente significativo em comparação com as medidas basais para o sóleo e o gastrocnêmio, levando os autores a concluir que a liberação miofascial de pontos-gatilho proporcionou uma melhora imediata na dorsiflexão do tornozelo.

 Se um paciente se queixa de acordar à noite com cãibras na panturrilha, o fisioterapeuta deve considerar a presença de pontos-gatilho no músculo gastrocnêmio.

LTM passiva aplicada à panturrilha usando os polegares: paciente em decúbito ventral

Passo 1: posicione o paciente em decúbito ventral com os pés fora da extremidade da maca terapêutica (Fig. 7.15).

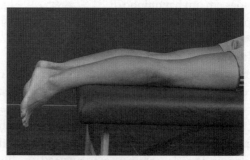

Figura 7.15 Posicionamento do paciente na maca.

Passo 2: verifique se há partes metálicas na borda da maca terapêutica que possam pressionar o pé do paciente. Certifique-se de que o paciente possa realizar a dorsiflexão do tornozelo. Uma maneira de fazer isso é empurrar suavemente o tornozelo em dorsiflexão (Fig. 7.16).

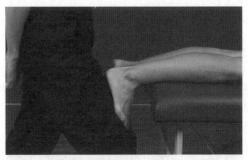

Figura 7.16 Dorsiflexão passiva do tornozelo.

Deve-se praticar o posicionamento da coxa, modificando a posição do pé do paciente, medial ou lateralmente. É importante encontrar a posição que confere ao paciente o maior alongamento. Ao aplicar esta técnica, será necessário fornecer dorsiflexão passiva do tornozelo em pelo menos 90°. Para que isso ocorra é preciso inclinar o pé do paciente de modo a alongar os músculos da panturrilha, e não simplesmente pressionar o pé, empurrando o paciente para a frente da maca terapêutica.

Em geral, é melhor encurtar levemente o músculo antes de executar a LTM. A panturrilha é uma exceção a essa regra porque o pé e o tornozelo naturalmente caem em flexão plantar, onde os músculos já estão em posição neutra, nem alongados nem contraídos.

Passo 3: posicionado na extremidade da maca, trave a panturrilha usando os polegares um sobre o outro, levemente distal à articulação do joelho, talvez no centro da panturrilha. Cada vez que travar as fibras nesse alongamento, aplique a pressão em direção ao joelho, em vez de perpendicularmente (Fig. 7.17).

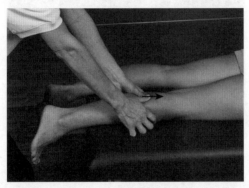

Figura 7.17 Travamento da panturrilha usando os polegares.

Para demonstrar a LTM passiva à panturrilha, o fisioterapeuta da Figura 7.17 usou os polegares um sobre o outro. Essa abordagem é útil ao usar os passos a seguir para pegar o jeito da LTM passiva. Também é uma boa maneira de tratar pontos-gatilho na parte superior do gastrocnêmio (Fig. 7.14). Entretanto, é essencial que o fisioterapeuta proteja seus membros inferiores e evite o uso excessivo dos polegares. Por serem flexores plantares, os músculos da panturrilha são excepcionalmente fortes, e pode ser necessário usar um travamento particularmente firme ao tratá-los. Embora seja tentador pressionar com mais força, deve-se evitar fazê-lo.

Passo 4: mantendo o travamento, use sua coxa para realizar a dorsiflexão do tornozelo do paciente (Fig. 7.18).

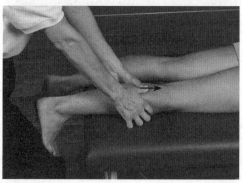

Figura 7.18 Alongamento passivo da panturrilha por meio da dorsiflexão do tornozelo produzida pela coxa do fisioterapeuta.

Passo 5: uma vez dorsiflexionado o tornozelo, solte o travamento, remova sua coxa e mova-se para uma nova posição de travamento, distal ao seu primeiro travamento (Fig. 7.19).

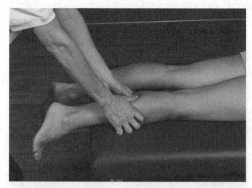

Figura 7.19 Travamento dos tecidos na parte média da panturrilha.

Passo 6: realize novamente a dorsiflexão do tornozelo (Fig. 7.20).

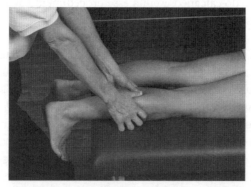

Figura 7.20 Alongamento por meio da dorsiflexão passiva do tornozelo enquanto um travamento é mantido.

Passo 7: uma vez dorsiflexionado o tornozelo, solte o travamento e afaste sua coxa. Em seguida, aplique um novo travamento mais distal (Fig. 7.21).

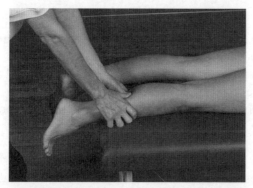

Figura 7.21 Aplicação de um travamento final na extremidade distal da panturrilha.

Passo 8: mais uma vez, realize a dorsiflexão passiva do tornozelo (Fig. 7.22).

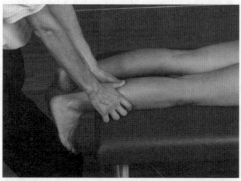

Figura 7.22 Alongamento passivo da panturrilha enquanto um travamento é aplicado na extremidade distal.

Passo 9: trabalhe ao longo do comprimento do músculo, proximalmente à junção do músculo com o tendão do calcâneo. Repita esse procedimento ao longo da mesma linha da panturrilha até três vezes.

 O gastrocnêmio, o músculo mais superficial da panturrilha, é um músculo bipenado, com dois ventres. Depois de ter realizado a LTM no centro do músculo, o fisioterapeuta deve se mover para a face lateral ou medial da panturrilha, seguindo os mesmos passos. Trabalhar nas faces lateral e medial da panturrilha ajudará a identificar pontos-gatilho nesses locais. É importante observar que muitos pacientes têm uma banda de tensão palpável ao longo da face lateral da panturrilha. Essa banda poderia ser constituída por fáscia espessada entre os compartimentos lateral e posterior da perna?

Não importa se a LTM é iniciada no centro da panturrilha ou na face lateral ou medial. Em geral, aplicar a LTM aproximadamente três vezes a um grupo de fibras musculares é adequado para ajudar a alongar essas fibras e aumentar a amplitude de movimento em uma articulação.

Vantagens

- Usar a coxa para realizar a dorsiflexão do tornozelo do paciente pode proporcionar um alongamento agradável além do fornecido pela LTM.
- Esse alongamento pode ser incorporado a um tratamento geral de massagem para os membros inferiores com o paciente em decúbito ventral.
- É fácil palpar os pontos-gatilho na panturrilha e usar a LTM para desativá-los.

Desvantagens

- Com frequência o fisioterapeuta força demais seus polegares.
- Pacientes com músculos grandes e volumosos não necessariamente sentem o alongamento, pois o travamento precisará ser mais firme do que a pressão que os polegares podem aplicar com segurança.

LTM passiva aplicada à panturrilha usando o dorso dos dedos: paciente em decúbito ventral

A única diferença entre aplicar a LTM passiva à panturrilha usando o dorso dos dedos em vez dos polegares é o método de travamento. Com o paciente em decúbito ventral, siga os passos 1 e 2 da LTM passiva para verificar se o tornozelo pode realizar uma dorsiflexão de maneira segura e confortável (Fig. 7.17).

Passo 1: em vez de usar os polegares, feche a mão e use o dorso dos dedos para produzir o travamento (Fig. 7.23).

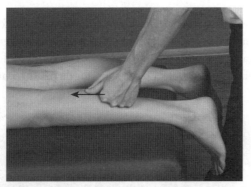

Figura 7.23 Uso do dorso dos dedos para realizar um travamento na panturrilha.

Passo 2: mantendo o travamento, realize suavemente uma dorsiflexão do tornozelo (Fig. 7.24).

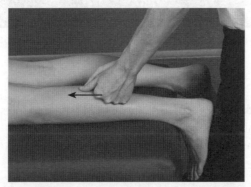

Figura 7.24 Uso da coxa para realizar a dorsiflexão passiva do tornozelo e o alongamento enquanto o travamento usando o dorso dos dedos é mantido na panturrilha.

Vantagem
- Usar o dorso dos dedos é uma boa alternativa para evitar o uso excessivo dos polegares do fisioterapeuta.

Desvantagens
- Pode ser difícil produzir um travamento. É útil aplicar um óleo, gel ou creme para massagem e, em seguida, trabalhar sobre uma toalha de rosto ou uma toalha pequena.
- Esse método não pode ser usado para tratar pontos-gatilho.

LTM passiva aplicada à panturrilha com deslizamento usando o dorso dos dedos: paciente em decúbito ventral com os joelhos estendidos

Passo 1: verifique se o tornozelo é capaz de realizar uma dorsiflexão (Fig. 7.17). Aplique uma pequena quantidade de óleo, gel, creme ou cera para massagem.

Passo 2: ao realizar a dorsiflexão do tornozelo, use o dorso dos dedos para aplicar pressão enquanto desliza do tornozelo à parte superior da panturrilha, reduzindo a pressão ao chegar ao joelho (Fig. 7.25).

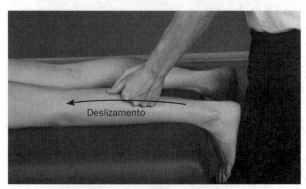

Figura 7.25   Aplicação da LTM deslizante à panturrilha usando o dorso dos dedos.

Vantagem
- Pode ser uma modalidade reconfortante de LTM para pacientes com músculos grandes e volumosos, nos quais é difícil manter um travamento, ou naqueles pacientes com panturrilhas sensíveis às quais um travamento específico é desconfortável.

Desvantagens
- Embora esse método seja reconfortante para uso após a desativação de pontos-gatilho utilizando outros métodos, ele não pode ser usado para desativar pontos-gatilho.
- Requer um pouco de prática realizar a dorsiflexão enquanto simultaneamente desliza pela panturrilha.

LTM passiva aplicada à panturrilha com deslizamento usando os antebraços: paciente em decúbito ventral com os joelhos flexionados

Passo 1: com o paciente em decúbito ventral, apoie o tornozelo do paciente na sua coxa e coloque sua mão nos dedos do pé dele (Fig. 7.26).

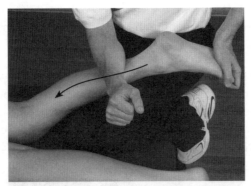

Figura 7.26 Posicionamento das mãos nos dedos dos pés em preparação para o deslizamento na panturrilha.

Passo 2: usando o antebraço, deslize do tornozelo ao joelho enquanto realiza uma dorsiflexão passiva do tornozelo do paciente (Fig. 7.27).

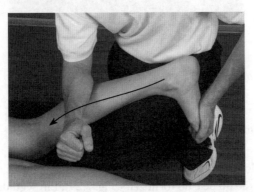

Figura 7.27 Dorsiflexão passiva do tornozelo enquanto o deslizamento no sentido proximal é realizado na panturrilha usando o antebraço.

Vantagens
- A flexão passiva do joelho ajuda a relaxar os músculos da panturrilha.
- Esse método também pode ajudar no fluxo sanguíneo e linfático em direção ao joelho.

Desvantagens
- Nem todos os fisioterapeutas acham confortável essa posição de tratamento.
- Para se tornar proficiente na dorsiflexão passiva do tornozelo simultânea ao deslizamento pode ser necessário um pouco de prática.

LTM ativoassistida aplicada à panturrilha usando o cotovelo: paciente em decúbito ventral

Passo 1: com o paciente posicionado como mostrado na Figura 7.28, trave o músculo da panturrilha usando o cotovelo. Aplique o primeiro travamento logo abaixo da articulação do joelho, tomando cuidado para não pressionar o espaço poplíteo na parte posterior do joelho. Observe que o músculo naturalmente cai em uma posição neutra com o paciente em decúbito ventral e, portanto, não precisa ser ativamente encurtado.

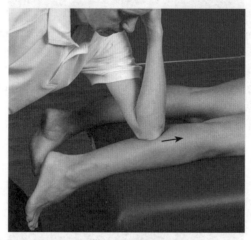

Figura 7.28 Travamento suave na panturrilha usando o cotovelo.

Passo 2: mantendo o travamento, peça ao paciente que contraia os dedos dos pés, realizando uma dorsiflexão do pé e do tornozelo (Fig. 7.29). Em seguida, libere o travamento e assuma uma nova posição.

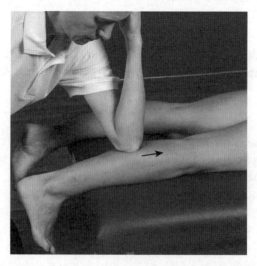

Figura 7.29 Alongamento produzido pela contração ativa do tibial anterior.

Passo 3: repita o procedimento. Trabalhe sobre a panturrilha, em direção ao tornozelo, parando quando chegar ao tendão do calcâneo. Trabalhe em linhas, da extremidade proximal à distal do músculo.

Como a dorsiflexão constante fatiga o músculo tibial anterior, limite o tempo de utilização da LTM ativa à panturrilha.

> Alternativamente ao uso do cotovelo, recomenda-se o uso dos polegares (Fig. 7.30). Para um travamento mais amplo, recomenda-se o uso do antebraço (Fig. 7.31).

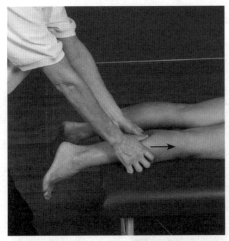

Figura 7.30 Uso dos polegares para travar os tecidos no início da LTM ativoassistida aplicada à panturrilha.

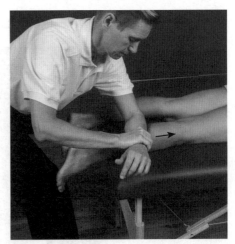

Figura 7.31 Uso do antebraço para travar os tecidos no início da LTM ativoassistida aplicada à panturrilha.

Qualquer que seja o travamento utilizado, é importante que o fisioterapeuta certifique-se de transferir seu peso para o paciente ou para a maca: a flexão do tronco sem apoio pode causar dores nas costas.

Vantagens
- Esse método possibilita a aplicação de um travamento firme.
- Uma vez que o fisioterapeuta não precisa se posicionar na extremidade distal da maca terapêutica, o travamento pode ser utilizado de diversas maneiras.
- O paciente provavelmente realizará uma dorsiflexão de maior amplitude do que na LTM passiva aplicada à panturrilha e poderá, portanto, experimentar um alongamento maior.
- O uso do polegar ou do cotovelo é um método eficaz para desativar pontos-gatilho.
- Quando usado com permissão da equipe médica, é uma ótima técnica a ser incorporada ao processo de reabilitação depois de uma cirurgia para reparo do tendão do calcâneo. É improvável que o paciente realize uma dorsiflexão cuja amplitude ultrapasse o limiar de dor; portanto, é menos provável que danifique os tecidos em razão do alongamento excessivo.

Desvantagens

- A dorsiflexão constante acabará fatigando o músculo tibial anterior.
- Inclinar-se para a frente para realizar o travamento com o antebraço ou o cotovelo aumenta a possibilidade de lesão à coluna lombar do fisioterapeuta, que deve certificar-se de transferir seu peso sobre o paciente ou sobre a maca.

LTM ativoassistida aplicada à panturrilha usando um travamento por compressão: paciente em decúbito ventral

Passo 1: flexione passivamente o joelho do paciente e segure a panturrilha (Fig. 7.32).

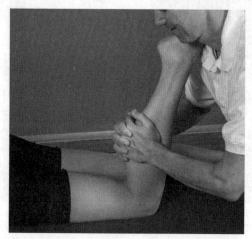

Figura 7.32 Aplicação de um travamento por compressão na panturrilha.

Passo 2: mantendo essa posição, peça ao paciente que realize uma flexão plantar e então uma dorsiflexão do pé e do tornozelo enquanto mantém o travamento. Tome cuidado para não apertar o músculo com muita força.

Vantagens

- O paciente não precisa posicionar os pés para fora da borda da maca terapêutica.
- A flexão passiva do joelho facilita o relaxamento dos músculos da panturrilha, o que possibilita um travamento mais profundo e uma sensação de alongamento diferente para o paciente.

Desvantagens

- Pode ser difícil aplicar o travamento ao longo do comprimento do músculo. No entanto, pode ser possível mover-se um pouco proximal ou distalmente, dependendo da forma e do volume da panturrilha.
- Esse método não pode ser usado para desativar pontos-gatilho, pois o travamento é muito amplo.

LTM ativa aplicada à panturrilha: paciente em decúbito dorsal

Passo 1: em decúbito dorsal com as pernas estendidas, posicione a panturrilha sobre uma bola (Fig. 7.33). Para encurtar a panturrilha, normalmente se faria uma flexão plantar. No entanto, note que o tornozelo naturalmente cai em flexão plantar nessa posição.

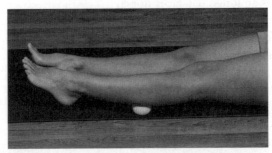

Figura 7.33 Posicionamento de uma bola para realizar a LTM ativa na panturrilha.

Passo 2: suavemente, realize uma dorsiflexão do tornozelo (Fig. 7.34).

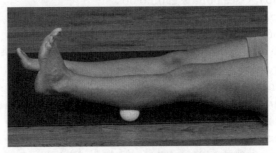

Figura 7.34 Dorsiflexão do tornozelo na LTM ativa aplicada à panturrilha.

💡 Para um travamento mais amplo e menos específico, uma alternativa é colocar a perna sobre um objeto cilíndrico, como uma lata, e aplicar o alongamento.

Vantagens
- Essa técnica é útil para superar as cãibras em uma situação emergencial.
- É uma boa técnica para abordar ativamente os pontos-gatilho na parte posterior da panturrilha.

Desvantagens
- Dependendo de quão bem desenvolvidos são os músculos, pode ser complicado manter a perna sobre a bola nessa posição.
- Essa técnica coloca uma pressão considerável sobre os músculos da panturrilha e pode não ser tolerável para todos os pacientes.

PÉ

Pontos-gatilho no pé

Existem vários pontos-gatilho em todas as camadas musculares ao longo das faces dorsal e plantar do pé. A Figura 7.35 ilustra os pontos-gatilho profundos comumente encontrados no quadrado plantar, cuja dor irradia para a face plantar do calcanhar, e no primeiro músculo interósseo dorsal, cuja dor irradia localmente para as faces dorsal e plantar do pé. As Figuras 7.36 e 7.38 mostram como eles podem ser tratados usando uma ferramenta de massagem. Esses pontos-gatilho podem ser perpetuados por traumatismos no pé ou pela imobilização do pé, o que pode ser comum após lesões ou pelo uso de sapatos apertados. Para palpar esses pontos-gatilho dos pés, trabalhe devagar e de maneira sistemática sobre a planta do pé. Usando o teste de sentar e alcançar e o teste de extensão ativa do joelho pré e pós-tratamento, os pesquisadores Patel, Vyas e Sheth (2016) examinaram o efeito do autotratamento de pontos-gatilho na planta do pé em um grupo de 30 participantes aleatoriamente designados para um grupo de intervenção ou um grupo de controle. Todos os participantes tinham menos de 25° de extensão do joelho antes da intervenção, que foi realizada ao longo de um período de quatro semanas. Os participantes foram instruídos a rolar uma bola de tênis sob o pé entre as cabeças dos metatarsos e o calcanhar, potencialmente liberando mais de um ponto-gatilho, por no máximo dois minutos por pé, por apenas uma sessão. Os resultados mostraram que tanto o grupo de intervenção quanto o grupo de controle melhoraram significativamente os escores de extensão ativa do joelho, mas não houve mudança nos escores dos testes de sentar e alcançar. Os autores concluíram que uma única sessão de autoliberação da fáscia plantar foi benéfica em melhorar o comprimento dos posteriores da coxa, mas que não alterou a flexibilidade lombopélvica. Eles atribuíram o aumento na flexibilidade dos posteriores da coxa do grupo de controle a um efeito de treinamento. Isto é, a "deformação" dos tecidos moles decorrente da realização do teste de extensão do joelho por três vezes.

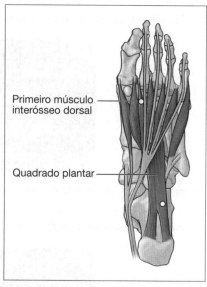

Figura 7.35 Pontos-gatilho no pé.

É preciso considerar que a dor no calcanhar pode derivar de pontos-gatilho em outros lugares, como a panturrilha. Alguns estudos apoiam o uso do tratamento de pontos-gatilho para reduzir a dor no calcanhar. Por exemplo, Renan-Ordine (2011) realizou um ensaio clínico randomizado com 60 participantes com dor no calcanhar. Os participantes realizaram a autoliberação de pontos-gatilho nos músculos da panturrilha combinada ao alongamento da panturrilha, ou apenas alongaram a panturrilha. Os resultados foram superiores no grupo que realizou a autoliberação.

LTM ativoassistida aplicada ao pé usando uma ferramenta: paciente em decúbito ventral e decúbito dorsal

Passo 1: posicione o paciente em decúbito ventral, com os pés para fora da maca e o tornozelo em uma posição neutra. Aplique um travamento suave usando uma ferramenta de massagem (Fig. 7.36).

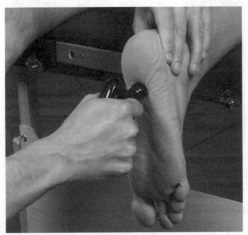

Figura 7.36 Uso de uma ferramenta de massagem para travar delicadamente os tecidos da planta do pé, com o paciente em decúbito ventral.

Passo 2: peça ao paciente que contraia os dedos dos pés, realizando uma dorsiflexão do tornozelo e estendendo os dedos (Fig. 7.37). Trabalhe sobre a planta de cada pé por apenas alguns minutos.

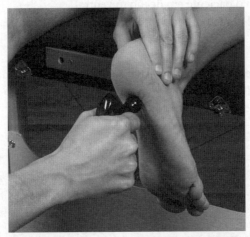

Figura 7.37 Alongamento realizado por meio da dorsiflexão ativa do tornozelo.

Pode-se também executar essa técnica com o paciente em decúbito dorsal (Fig. 7.38).

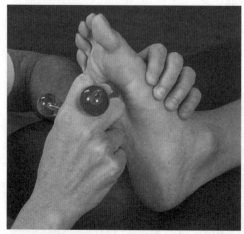

Figura 7.38 Aplicação da LTM ativoassistida à planta do pé, com o paciente em decúbito dorsal.

> Seja usando a LTM ativoassistida em decúbito dorsal ou ventral, pedir ao paciente para estender os dedos dos pés enquanto realiza uma dorsiflexão do tornozelo potencializa esse alongamento. No entanto, como a maior parte dos pacientes não sabe o que significa "estender", talvez seja necessário pedir que "puxe os dedos dos pés para cima", caso não o tenham feito automaticamente.

Vantagens

- Usar uma ferramenta protege os polegares do fisioterapeuta.
- Essa técnica pode ser incorporada a um tratamento geral de massagem para os membros inferiores com o paciente em decúbito ventral.
- É uma maneira útil para abordar pontos-gatilho na planta do pé.

Desvantagens

- Nem todos os pacientes gostam da sensação da ferramenta de massagem.
- Deve-se tomar muito cuidado para evitar um travamento muito firme.
- Pode ser difícil obter um bom braço de alavanca nesse caso.

CASO CLÍNICO

Um paciente que tentava perder peso caminhando até o trabalho começou a sentir dor no pé quando trocou seus calçados esportivos por sapatos de sola reta, sem amortecimento. Depois de descartada qualquer doença grave, o paciente recebeu uma massagem nos pés e na panturrilha. Ele gostou da aplicação de pressão nas plantas dos pés, que foi realizada usando uma ferramenta de massagem sobre um pedaço de tecido para obter um travamento seguro.

LTM ativa aplicada ao pé: paciente em posição sentada

Passo 1: em posição sentada, coloque o pé sobre uma bola de tênis ou bola terapêutica com cravos, com o tornozelo em posição neutra (Fig. 7.39). Observe que, neste caso, não é necessário encurtar os tecidos moles. Para fazê-lo, seria preciso flexionar os dedos dos pés, e muitas pessoas acham que esse movimento causa cãibras.

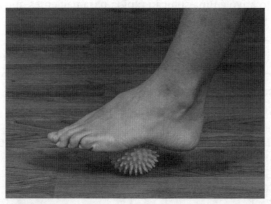

Figura 7.39 Apoio do pé sobre uma bola com cravos para aplicar a LTM ativa.

Passo 2: estenda os dedos dos pés devagar, realizando uma dorsiflexão do tornozelo (Fig. 7.40).

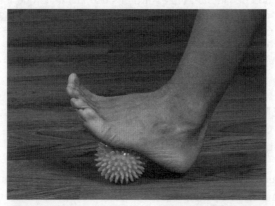

Figura 7.40 Alongamento realizado por meio da dorsiflexão do tornozelo e extensão dos dedos usando uma bola na aplicação da LTM ativa à planta do pé.

Passo 3: trabalhe sobre a planta do pé, movendo a bola de modo a descobrir quais faces da fáscia estão tensas e se beneficiariam mais do alongamento.

> Ao trabalhar na superfície plantar do pé, também é útil tratar a panturrilha, pois alguns dos músculos da panturrilha, como o flexor longo do hálux, se estendem até os dedos dos pés. Em alguns casos, alongar a panturrilha pode ajudar a aliviar dores no pé.

174   Parte 3 • Aplicação da liberação de tecidos moles

Vantagens
- É uma maneira útil de abordar pontos-gatilho na planta do pé.
- A LTM ativa aplicada à planta do pé é útil para os pacientes que acham que a LTM ativoassistida produz cócegas.
- Aplicar a LTM à planta do pé estimula a circulação. Relatou-se ainda que alivia a dor em indivíduos com fascite plantar.
- Esse alongamento ativo é uma solução rápida para pacientes que permanecem em pé por períodos de tempo prolongados.
- Ajuda a aliviar cãibras nos músculos do pé.
- Pode ajudar a aliviar a tensão no pé depois de uma caminhada prolongada ou depois de uma corrida.
- A ferramenta de massagem é facilmente transportável.

Desvantagem
- Ficar em pé sobre a bola ou usar a técnica em excesso pode resultar em danos aos tecidos.

CASO CLÍNICO

Um paciente que atua na polícia militar relatava fascite plantar em seu pé direito. Ele queria encontrar uma maneira de estimular a recuperação porque já havia apresentado a condição no outro pé e a achou debilitante. Ele estava ansioso, achando que a LTM ativoassistida seria dolorosa e preferiu executar a sua própria LTM, o que fez com sucesso. Ele usou uma bola de golfe em vez de uma bola com cravos, ao longo de algumas semanas. Utilizou-se a massagem profunda na panturrilha para ajudar a aliviar a tensão na fáscia conectante, cujo objetivo era retirar a pressão do calcâneo e talvez também da fáscia plantar.

QUADRÍCEPS FEMORAL

Pontos-gatilho no quadríceps femoral

Observam-se quatro pontos-gatilho comuns no quadríceps femoral. O ponto-gatilho na inserção proximal do reto femoral está próximo à espinha ilíaca anterossuperior (Fig. 7.41) e sua dor irradia para o joelho. Para identificar o músculo reto femoral, palpe a área enquanto solicita ao paciente uma extensão isométrica do joelho sem envolver o quadril. O músculo reto femoral irá se contrair, e será possível palpá-lo em busca desse ponto-gatilho.

A dor de dois pontos-gatilho do vasto medial (Fig. 7.41) irradia para a face medial da coxa e do joelho. Para palpar à procura desses pontos-gatilho, o fisioterapeuta deve ficar de frente para a lateral da maca, com o paciente em decúbito dorsal, e deslizar suavemente os dedos dos adutores até o vasto medial, ou começar pelo joelho e palpar do joelho ao quadril.

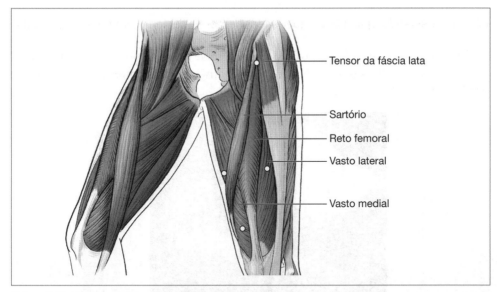

Figura 7.41 Pontos-gatilho no quadríceps femoral.

Encontram-se pontos-gatilho nas porções proximal, distal e média do vasto lateral, um dos quais é mostrado na Figura 7.41. Para obter mais informações sobre pontos-gatilho nessa área, deve-se consultar a seção sobre o trato iliotibial (TIT).

Existem pontos-gatilho no músculo vasto intermédio (não mostrado na Fig. 7.41), e a dor deles irradia à porção anterolateral da coxa.

Os pontos-gatilho no quadríceps femoral são agravados por pontos-gatilho nos posteriores da coxa e podem não se resolver a menos que estes também sejam tratados. Posteriores da coxa encurtados podem impedir a extensão completa do joelho, o que significa que o músculo é desnecessariamente tensionado durante a descarga de peso. Os pontos-gatilho são perpetuados pela imobilização da coxa, como é comum após uma lesão.

Espí-López et al. (2017) recrutaram 60 pessoas com dor patelofemoral para comparar a eficácia da adição de agulhamento a seco em pontos-gatilho com a terapia manual e exercício. Durante 3 semanas, metade do grupo recebeu terapia manual e exercício e a outra metade recebeu também agulhamento a seco, além da terapia manual e do exercício em pontos-gatilho nos músculos vasto medial e vasto lateral. As medidas de desfecho utilizadas foram o *Knee Injury and Osteoarthritis Outcome Score*, o *Knee Society Score*, o *International Knee Documentation Committee Subjective Knee Evaluation Form* e a escala numérica de avaliação da dor. As mensurações foram realizadas no início do estudo, 15 dias depois e 3 meses depois do tratamento. Ambos os grupos apresentaram melhora de moderada a grande em todos os escores, não havendo diferenças significativas entre os dois grupos. Isso levou os autores a concluir que a adição de agulhamento a seco em pontos-gatilho à terapia manual e exercício não resultou em melhores desfechos para pacientes com dor e deficiência no joelho.

LTM ativoassistida aplicada ao quadríceps femoral: paciente em posição sentada

Passo 1: com o paciente em posição sentada, trave a porção proximal do quadríceps femoral, com o joelho do paciente em extensão ativa, aplicando pressão em direção ao quadril (Fig. 7.42).

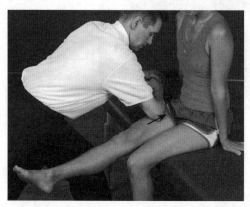

Figura 7.42 Travamento do quadríceps femoral usando o lado macio do cotovelo.

Passo 2: mantenha seu travamento enquanto o paciente flexiona o joelho (Fig. 7.43).

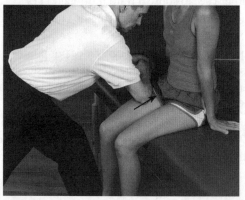

Figura 7.43 Alongamento do quadríceps femoral realizado por meio da flexão ativa do joelho enquanto o fisioterapeuta mantém o travamento.

Passo 3: com o joelho flexionado, solte o travamento e repita, aplicando um novo travamento levemente distal ao primeiro. Percorra o quadríceps femoral, do quadril ao joelho.

É importante notar que o joelho não precisa ser totalmente flexionado para que o paciente sinta um alongamento nos tecidos. Pratique o travamento do vasto lateral e do reto femoral para localizar áreas de tensão.

Esse alongamento é particularmente bom para pacientes que têm dor na região anterior do joelho, agravada por um quadríceps femoral tenso. O fisioterapeuta deve trabalhar devagar e com cuidado ao se aproximar da extremidade distal do músculo; isso aumenta o alongamento e, portanto, coloca maior pressão sobre a patela.

 Embora esse alongamento também possa ser realizado usando o braço esquerdo para travar o quadríceps femoral direito do paciente, o fisioterapeuta e o paciente podem achar essa posição um pouco invasiva.

Vantagens
- É possível conseguir um travamento forte e amplo nesses potentes músculos.
- Pode-se usar esse método para desativar pontos-gatilho na coxa quando eles forem identificados por meio da palpação e o travamento for produzido usando a ponta do cotovelo. Nesses casos, lembre-se de que o paciente precisará realizar um alongamento do quadríceps femoral depois do tratamento para ajudar a manter o comprimento das fibras musculares.

Desvantagens
- O fisioterapeuta e o paciente podem achar essa posição um pouco invasiva.
- É grande o risco de comprometimento da postura do fisioterapeuta. Portanto, para evitar a flexão anterior da parte lombar da coluna vertebral, o fisioterapeuta deve usar uma postura de base alargada.

LTM ativa aplicada ao quadríceps femoral com uma bola de tênis

Passo 1: em decúbito ventral sobre um colchonete, posicione uma bola de tênis sob a coxa com o joelho em extensão (Fig. 7.44).

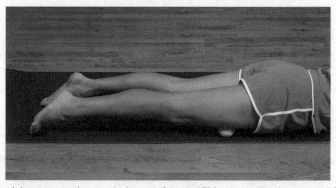

Figura 7.44 Posicionamento de uma bola no início da LTM ativa aplicada ao quadríceps femoral.

Passo 2: flexione o joelho (Fig. 7.45).

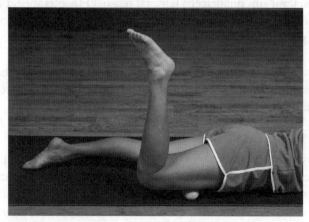

Figura 7.45 Alongamento realizado por meio da flexão ativa do joelho.

Pratique posicionar a bola contra várias partes da coxa e observe onde o alongamento sentido é maior. Posicione a bola primeiro perto do seu quadril; com travamentos subsequentes, trabalhe em direção ao joelho. Para ajudar a identificar pontos-gatilho, use a bola e trabalhe sistematicamente ao longo do comprimento dos músculos desse grupo. Quando encontrar um ponto-gatilho, use a LTM para desativá-lo.

Vantagens
- Esse método é útil nos casos em que um programa de alongamento geral para o quadríceps femoral não está alcançando tecidos específicos. Por exemplo, ao posicionar a bola na lateral da coxa, é mais provável que o músculo vasto lateral seja acessado.
- É um bom método para tratar pontos-gatilho no reto femoral e na porção média dos músculos da coxa.

Desvantagens
- Nem todos se sentirão confortáveis nessa posição de tratamento.
- Essa técnica pode não ser confortável para algumas pessoas porque o peso da perna inteira está sobre a bola de tênis. Um método alternativo é usar uma ferramenta de massagem para realizar o travamento em sua própria coxa enquanto sentado com a perna estendida.
- É difícil encontrar pontos-gatilho no vasto medial usando esse método.

Para aplicar a LTM ativamente ao músculo quadríceps femoral enquanto sentado em uma cadeira ou na beira de uma maca terapêutica, simplesmente estenda o joelho e trave o quadríceps femoral pressionando uma bola sobre os tecidos da coxa. Mantenha o travamento enquanto flexiona suavemente o joelho. Repita essa ação várias vezes em diferentes partes desse grupo muscular. Pode ser mais fácil acessar pontos-gatilho no músculo vasto medial enquanto sentado.

TIBIAL ANTERIOR

Pontos-gatilho no tibial anterior

Há um ponto-gatilho no terço superior do músculo (Fig. 7.46), cuja dor irradia para a face dorsal do hálux e para a frente do tornozelo. O ponto é fácil de identificar, levemente lateral à crista da tíbia. Pontos-gatilho no tibial anterior provavelmente são ativados por traumas ao tornozelo ou ao pé.

LTM ativoassistida aplicada ao tibial anterior: paciente em decúbito lateral

Para este alongamento, trava-se o músculo tibial anterior do paciente. Às vezes, pode-se posicionar o paciente em decúbito dorsal.

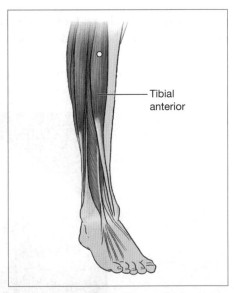

Figura 7.46 Pontos-gatilho no tibial anterior.

No entanto, na Figura 7.47, o fisioterapeuta posicionou o paciente em decúbito lateral, com a perna apoiada em um rolo de posicionamento meia-lua, a fim de possibilitar um melhor acesso ao músculo. É importante notar que o fisioterapeuta está se apoiando sobre a mão esquerda na maca terapêutica para evitar tensionar a parte inferior das costas.

Passo 1: localize o tibial anterior pedindo ao paciente que puxe os dedos dos pés para cima. Com o tornozelo do paciente em dorsiflexão, trave o músculo (Fig. 7.47). O tibial

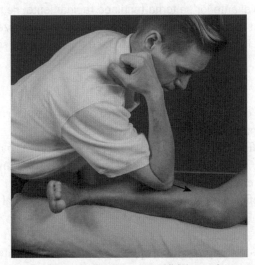

Figura 7.47 Uso do cotovelo para travar delicadamente o tibial anterior, com o paciente em decúbito lateral.

anterior é um músculo em formato de fita e, como mostrado na figura, o fisioterapeuta optou por travá-lo delicadamente usando o cotovelo, aplicando pressão em direção ao joelho.

Passo 2: mantendo o travamento, peça ao paciente que estenda os dedos dos pés (Fig. 7.48).

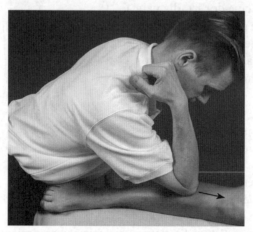

Figura 7.48 Alongamento do tibial anterior realizado por meio da flexão plantar ativa.

Passo 3: uma vez que o paciente tenha estendido os dedos dos pés, libere o travamento e escolha uma nova posição, um pouco mais distal, para o segundo travamento. Com o tornozelo em dorsiflexão, trave e repita, trabalhando da extremidade proximal à distal, desde que o paciente sinta o alongamento e que ele esteja confortável.

 O músculo tibial anterior se torna tendíneo rapidamente, de modo que não é necessário trabalhar todo o comprimento do músculo até o tornozelo; fazer isso pode ser desconfortável para o paciente porque esse músculo está sobre a tíbia.

Vantagens
- É relativamente difícil aplicar a LTM passiva ou ativa a esse grupo muscular, de modo que a LTM ativoassistida é uma alternativa útil.
- Uma vez que o fisioterapeuta se sinta confiante em localizar o músculo com o paciente nessa posição, pode-se incorporar a LTM ativoassistida a uma rotina de massagem com o paciente em decúbito dorsal.
- É uma técnica eficiente para desativar pontos-gatilho no tibial anterior.

Desvantagens
- Esse método pode comprometer os polegares do fisioterapeuta.
- Se o fisioterapeuta usar o cotovelo para travar os tecidos, a pressão excessiva pode danificá-los.

LTM ativoassistida aplicada ao tibial anterior com deslizamento: paciente em decúbito ventral

Passo 1: com o paciente em decúbito ventral, aplique uma pequena quantidade de óleo, gel, creme ou cera para massagem à parte anterior da perna.

Passo 2: começando pelo tornozelo, deslize suavemente o dorso dos dedos ao longo do comprimento do tibial anterior, enquanto o paciente realiza ativamente uma dorsiflexão seguida de flexão plantar do tornozelo (Fig. 7.49).

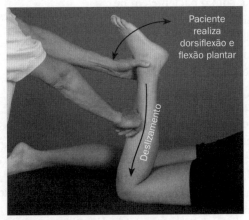

Figura 7.49 Aplicação da LTM deslizante ao tibial anterior.

Vantagem
- Tratar o músculo tibial anterior em decúbito ventral faz com que essa técnica possa ser facilmente incorporada a uma rotina regular de massagem.

Desvantagens
- O braço de alavanca do fisioterapeuta sobre o músculo nessa posição é muito pequeno, de modo que o alongamento produzido é leve, o que pode não ser adequado a todos os pacientes.
- A LTM deslizante não é usada para tratar pontos-gatilho, pois isso exige que seja mantido um travamento específico.

CASO CLÍNICO

A LTM ativoassistida aplicada ao tibial anterior foi combinada com um tratamento com óleo para um paciente com dores nas canelas. Na tentativa de deixar de fumar, o paciente passou a correr; acreditando que era capaz de treinar de maneira árdua e veloz, ele correu todos os dias por três semanas, até que a atividade foi limitada pela dor na região anterior da perna. Descartaram-se fraturas por estresse, e incluiu-se a LTM em uma rotina de massagem suave duas vezes por semana durante três semanas. Depois de um período de descanso, o paciente pôde retornar a um programa de corrida mais leve.

FIBULARES

Pontos-gatilho nos fibulares

A dor dos pontos-gatilho nos músculos fibulares irradia ao maléolo lateral, à face anterolateral do tornozelo e, às vezes, ao calcanhar (Fig. 7.50). Pode-se localizá-los facilmente palpando a face lateral da perna, com o paciente em decúbito lateral. Deve-se ter cuidado ao palpar a extremidade proximal do músculo, pois o nervo fibular comum circunda a cabeça da fíbula e a pressão sobre o nervo causa uma sensação de formigamento.

A imobilização do tornozelo, por qualquer motivo, pode perpetuar esses pontos-gatilho. Os pacientes com pontos-gatilho podem relatar entorses frequentes de tornozelo ou sentir que o tornozelo está instável. Outros fatores de perpetuação incluem a discrepância no comprimento das pernas, pés planos, o uso de salto alto e a flexão plantar prolongada.

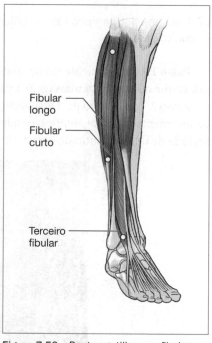

Figura 7.50 Pontos-gatilho nos fibulares.

Em um ensaio clínico randomizado, Rossi et al. (2017) examinaram se o agulhamento a seco espinal e periférico era melhor do que o agulhamento a seco periférico para indivíduos com histórico de entorse lateral de tornozelo. Vinte participantes com histórico de entorse de tornozelo foram aleatoriamente designados a um de dois grupos. Um grupo recebeu agulhamento a seco em pontos-gatilho nos músculos multífidos e fibulares; o outro grupo recebeu agulhamento a seco somente nos fibulares. Avaliaram-se os pacientes no início, imediatamente depois da intervenção e seis ou sete dias após. As mensurações incluíram o *Foot and Ankle Disability Index*, a *Cumberland Ankle Instability Tool*, a força unilateral, o desempenho no teste de equilíbrio e salto, e a dor medida pela escala EVA. Ao final do estudo, não houve diferença significativa entre os grupos. Isso levou os autores a concluir que o agulhamento a seco em pontos-gatilho de multífidos e fibulares não resultou em maior benefício em curto prazo do que se o tratamento fosse realizado apenas nos músculos fibulares.

LTM ativoassistida aplicada aos fibulares: paciente em decúbito lateral

Passo 1: com o paciente em decúbito lateral, peça-lhe que everta o pé; demonstre o que ele deve fazer. Trave o músculo, que agora está encurtado, aplicando pressão em direção ao joelho (Fig. 7.51). Para fins de demonstração, na figura, o fisioterapeuta optou por usar os polegares um sobre o outro para travar o músculo. Alternativamente, pode-se usar o cotovelo, tomando cuidado para evitar lesionar os tecidos contra a fíbula.

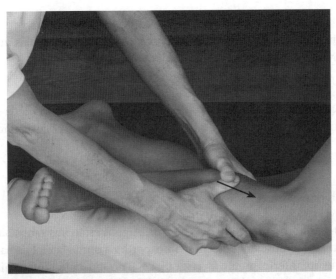

Figura 7.51 Uso dos polegares para travar os fibulares.

Passo 2: mantendo o travamento, peça ao paciente que inverta o pé. Pode-se mostrar ao paciente primeiro como fazer esse movimento e, em vez de usar o termo "inverter", peça a ele que "vire a planta do pé para dentro" (Fig. 7.52).

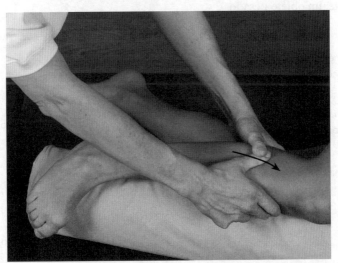

Figura 7.52 Alongamento dos fibulares realizado por meio da inversão ativa do tornozelo enquanto o fisioterapeuta mantém um travamento suave.

Passo 3: trabalhe em uma linha única no músculo, da extremidade proximal à distal, contanto que o paciente sinta o alongamento e permaneça confortável.

> Os pacientes com pé plano têm músculos fibulares particularmente tensos e podem se beneficiar do alongamento desses músculos.

Vantagem
- A LTM ativoassistida é a melhor opção porque é relativamente mais difícil aplicar a LTM passiva ou ativa a esse grupo muscular.

Desvantagens
- Essa técnica pode comprometer os polegares do fisioterapeuta se usada em demasia.
- Ao usar o cotovelo para travar os tecidos, o excesso de pressão pode danificar os tecidos.

GLÚTEOS

Pontos-gatilho nos glúteos

Há pontos-gatilho nos três músculos glúteos. Alguns estão ilustrados na Figura 7.53. Eles se encontram no músculo glúteo máximo, perto da borda lateral do sacro; no músculo glúteo médio, inferiormente à crista ilíaca, e no músculo glúteo mínimo. A dor do ponto-gatilho do glúteo máximo irradia ao longo da articulação sacroilíaca e à base da nádega desse lado. É fácil identificá-lo com o paciente em decúbito lateral. O glúteo máximo está associado a pontos-gatilho nos posteriores da coxa e no eretor da espinha lombar. Esses pontos-gatilho são perpetuados por ficar sentado por períodos prolongados e por atividades que requerem a extensão do quadril e da coluna vertebral, como carregar repetidamente um objeto pesado.

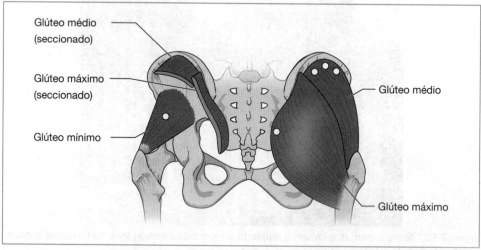

Figura 7.53 Pontos-gatilho nos músculos glúteos.

A dor dos pontos-gatilho mostrados no glúteo médio irradia ao sacro, à articulação sacroilíaca e à nádega ipsilateral (no mesmo lado). Palpe à procura desses gatilhos com o paciente em decúbito lateral ou ventral, deslizando os dedos inferiormente à crista ilíaca. Talvez mais do que nos outros dois glúteos, os pontos-gatilho do glúteo médio

Capítulo 7 • Liberação de tecidos moles para os membros inferiores 185

são perpetuados por anormalidades da marcha, como as causadas pela discrepância no comprimento das pernas ou pelo pé de Morton (segundo dedo do pé maior que o hálux). Também são agravados por períodos prolongados em posição sentada e pela flexão prolongada do quadril.

Encontram-se pontos-gatilho na porção superior do glúteo mínimo, cuja dor irradia à nádega e à face lateral da coxa e da perna desse lado. Para palpar esses pontos-gatilho, deve-se posicionar o paciente em decúbito dorsal, localizar o tensor da fáscia lata e iniciar o procedimento, levando os dedos posteriormente até o glúteo mínimo. É um músculo profundo, e é improvável que seja possível identificar gatilhos específicos facilmente. Contudo, o fisioterapeuta pode conseguir reproduzir uma leve sensibilidade ao aplicar pressão no ponto. Os pontos-gatilho nos glúteos são agravados pela imobilidade prolongada, seja na posição sentada ou ortostática, e estão associados a pontos-gatilho no quadrado do lombo.

Como em todo tratamento, é importante medir sua eficácia. O Capítulo 2 forneceu exemplos de vários testes, como o teste de elevação da perna reta, que é um método para testar a amplitude de movimento do quadril, especificamente o comprimento dos músculos extensores do quadril. Huguenin et al. (2005) examinaram o efeito do agulhamento a seco em pontos-gatilho dos músculos glúteos utilizando o teste de elevação da perna reta, bem como a rotação medial do quadril. Eles distribuíram aleatoriamente 59 corredores do gênero masculino em dois grupos: um grupo que recebeu agulhamento a seco em pontos-gatilho nos músculos glúteos e outro que recebeu agulhamento a seco placebo nos pontos-gatilho. Na maior parte dos participantes relatou-se que os pontos-gatilho estavam no "quadrante superior externo das nádegas" (p. 87), que foram tratados com agulhamento a seco no grupo de intervenção. No grupo de placebo, a agulha apenas tocava a pele, sem perfurá-la. Aplicou-se o teste de elevação da perna reta e mensurou-se a rotação medial do quadril no início do estudo, imediatamente depois da intervenção, bem como 24 e 72 horas após a intervenção, tirando fotografias digitais das posições de teste. Registraram-se também os escores da EVA. Não houve alteração significativa nos escores da EVA ou na dor glútea após a corrida. Contudo, ambos os grupos apresentaram melhora significativa da tensão e dor relatada nos posteriores da coxa e da tensão nos glúteos subsequente à corrida. Os autores comentaram que os resultados poderiam indicar uma destas três alternativas: (1) a restrição postulada na amplitude de movimento medida pelos testes de elevação da perna estendida e de rotação medial pode não estar associada aos sintomas, (2) o agulhamento a seco não teve efeito sobre o comprimento desses músculos, ou (3) as medidas de desfecho utilizadas não foram apropriadas para medir a mudança resultante do agulhamento a seco nos pontos-gatilho.

LTM passiva aplicada aos glúteos: paciente em decúbito ventral

Passo 1: com o paciente em decúbito ventral, segure o tornozelo da perna mais próxima de si e flexione o joelho. Trave suavemente os tecidos usando o cotovelo, o dorso dos dedos ou o polegar. Na Figura 7.54, o fisioterapeuta optou por usar o cotovelo para travar fibras do glúteo médio.

186   Parte 3 • Aplicação da liberação de tecidos moles

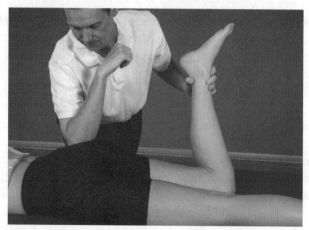

Figura 7.54   Travamento suave dos músculos glúteos usando o cotovelo.

Passo 2: mantendo o travamento, gire o fêmur, movendo passivamente o tornozelo ao aproximá-lo ou afastá-lo de si, tentando determinar em que ponto o paciente sente um maior alongamento (Fig. 7.55).

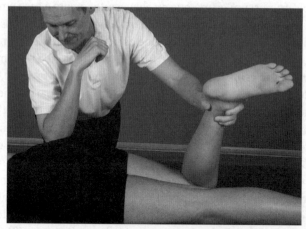

Figura 7.55   Alongamento realizado por meio da rotação passiva do fêmur enquanto o travamento dos tecidos da nádega é mantido.

Vantagens
- Esse método é uma maneira fácil de incorporar a LTM passiva a uma rotina de massagem.
- É também uma excelente maneira de tratar pontos-gatilho nos glúteos.

Desvantagens
- Pressionar muito os tecidos usando o cotovelo pode causar lesões a esses tecidos.

- Ao usar a LTM dessa maneira, é difícil acessar os pontos-gatilho do glúteo mínimo, pois ele fica na porção anterior do quadril.

LTM ativoassistida aplicada aos glúteos: paciente em decúbito lateral

Passo 1: com o paciente em decúbito lateral e o quadril em posição neutra, use o antebraço (próximo ao cotovelo) para travar os glúteos, aplicando pressão em direção ao sacro (Fig. 7.56).

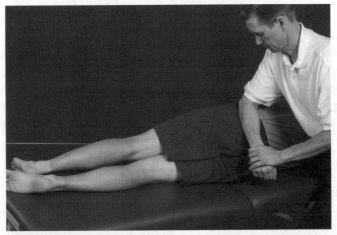

Figura 7.56   Travamento dos músculos glúteos perto do sacro com o quadril em posição neutra.

Passo 2: mantendo o travamento, peça ao paciente que flexione o quadril, talvez pedindo-lhe para levar o joelho em direção ao tórax (Fig. 7.57).

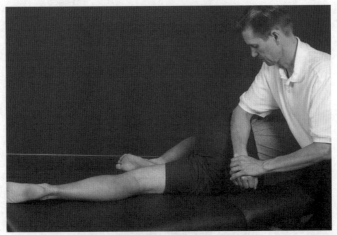

Figura 7.57   Alongamento dos músculos glúteos realizado por meio da flexão ativa do quadril enquanto o fisioterapeuta mantém um travamento passivo nos tecidos.

Passo 3: repita esse procedimento por alguns minutos, variando a posição do travamento e trabalhando na área que parecer mais benéfica para o paciente.

💡 É bastante desafiador aplicar a LTM ativoassistida aos músculos glúteos. É preciso treino para focar o travamento no ponto correto dos músculos. Com a prática, no entanto, descobre-se uma pequena área que, quando travada, fornece o maior grau de alongamento.

Vantagens
- A LTM ativoassistida aplicada aos músculos glúteos em decúbito lateral é útil quando se trabalha com um paciente que não consegue permanecer em decúbito ventral.
- Com a prática, pode-se localizar as fibras do músculo glúteo mínimo, que são mais difíceis de acessar quando se usa a LTM em decúbito ventral. No entanto, é possível que o fisioterapeuta precise abaixar a maca terapêutica para tornar o trabalho nessa posição mais confortável para si.
- Com a prática, torna-se possível identificar pontos-gatilho no músculo glúteo máximo e usar a LTM nessa posição para desativá-los.

Desvantagem
- Quando ainda não se tem prática, é desafiador manter o paciente equilibrado em decúbito lateral enquanto foca o travamento no ponto correto desses músculos.

LTM ativa aplicada aos glúteos: paciente em posição ortostática

Passo 1: fique de costas para uma parede e posicione uma bola entre uma das nádegas e a parede (Fig. 7.58).

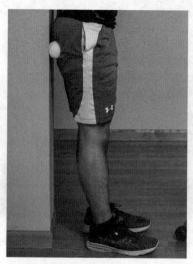

Figura 7.58 Posicionamento de uma bola no início da LTM ativa aplicada aos glúteos.

Passo 2: flexione lentamente o quadril, levando o joelho em direção ao tórax (Fig. 7.59).

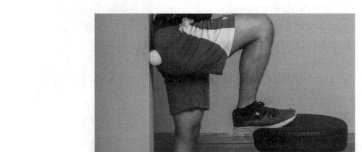

Figura 7.59 Alongamento dos músculos glúteos realizado por meio da flexão ativa do quadril.

💡 Para alongar os músculos glúteos médio e mínimo, deve-se mudar a posição de modo que as costas fiquem afastadas da parede ou que se esteja com a lateral do corpo quase na parede. Dessa maneira, não se faz apenas flexão, mas também adução do quadril. É importante notar como a rotação medial do quadril pode causar um alongamento em algumas partes dos glúteos, uma vez que eles tenham sido travados usando uma bola.

Vantagem
- A LTM ativa aplicada aos músculos glúteos é uma boa maneira de tratar pontos-gatilho nesses músculos.

Desvantagem
- Essa técnica requer que se fique em pé em apoio unipodal com o quadril flexionado. Essa posição pode ser um problema para pessoas com equilíbrio ruim.

TRATO ILIOTIBIAL (TIT)/VASTO LATERAL

Pontos-gatilho no vasto lateral

O trato iliotibial (TIT) é um espessamento de fáscia que recobre a face lateral da coxa e que se sobrepõe ao músculo vasto lateral (Fig. 7.60). Locais sensíveis nessa região podem ser pontos-gatilho no músculo, cuja dor irradia ao longo da lateral da coxa, do quadril ao joelho. Palpe à procura desses pontos-gatilho com o paciente em decúbito dorsal, levemente afastado de si, de modo que a face lateral da coxa mais próxima esteja um pouco elevada da maca. Esses pontos-gatilho são difíceis de identificar, em decorrência da cobertura fascial espessa.

Pavkovich (2015) observou melhorias na *Lower Extremity Functional Scale* e na *Quadruple Visual Analogue Scale* para quatro pontos-gatilho no vasto lateral, bem como no glúteo máximo, no glúteo médio, no piriforme e na área do trocanter maior em um paciente que realizava caminhadas recreativas e tinha dor crônica na região lateral do quadril e na coxa. Trataram-se os pontos-gatilho com agulhamento a seco duas vezes por semana durante oito semanas. O paciente relatou uma melhora significativa na qualidade de vida em termos de poder dormir sobre o lado afetado, caminhar por distâncias maiores sem dor e permanecer em pé por períodos prolongados. O autor observou a melhora da força no membro inferior e postulou que essa melhora foi decorrente de o indivíduo ter menos dor e uma melhor postura na marcha.

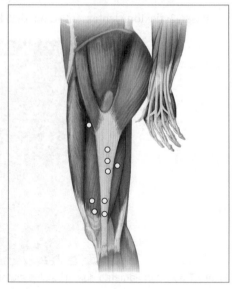

Figura 7.60 Pontos-gatilho no vasto lateral.

LTM ativoassistida aplicada ao vasto lateral: paciente em decúbito lateral

Passo 1: com o paciente em decúbito lateral, verifique se ele é capaz de flexionar o joelho confortavelmente; se não, coloque uma pequena toalha ou esponja entre o joelho do paciente e a borda da maca. Com o joelho estendido, aplique pressão em direção ao quadril enquanto trava suavemente os tecidos com o dorso dos dedos (Fig. 7.61).

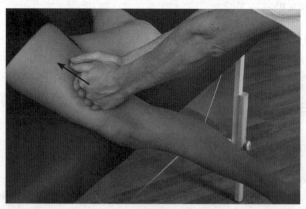

Figura 7.61 Travamento suave do TIT usando o dorso dos dedos no início da LTM ativoassistida.

Passo 2: mantenha o travamento enquanto o paciente flexiona lentamente o joelho (Fig. 7.62).

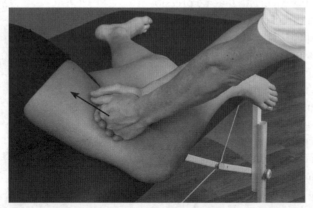

Figura 7.62 Alongamento dos tecidos do TIT realizado por meio da flexão ativa do joelho.

Passo 3: selecione uma posição de travamento diferente, mais proximal do que a primeira, e repita o procedimento.

💡 Como na LTM ativoassistida deslizante para a panturrilha e para o músculo tibial anterior, pode-se também modificar essa técnica para a modalidade de LTM deslizante. Comece simplesmente aplicando um pouco de óleo, gel ou creme para massagem e aplique um travamento logo acima do joelho, deslizando do joelho até o quadril enquanto o paciente flexiona e estende ativamente o joelho.

Vantagens
- A LTM ativa aplicada à face lateral da coxa é uma boa maneira de tratar pontos-gatilho no vasto medial, mas somente quando dedos ou polegares são usados para aplicar o travamento.
- A técnica pode ser facilmente modificada para uma LTM deslizante.

Desvantagem
- Nem todos os pacientes acham o decúbito lateral uma posição confortável. Portanto, deve-se atentar para a proteção da face lateral do joelho que fica sobre a maca.

ILÍACO

Pontos-gatilho no ilíaco

O ponto-gatilho do músculo ilíaco está localizado no alto do músculo, logo abaixo da crista ilíaca, na parte anterior do ílio. Sua dor irradia à parte superior da coxa anterior.

Com o paciente em decúbito lateral, palpe com os dedos em posição de gancho, posicionados delicadamente sobre a crista ilíaca e pressionando-os na sua direção (Fig. 7.64). A flexão prolongada do quadril agrava esse ponto-gatilho, que está associado a pontos-gatilho nos músculos psoas e no quadrado do lombo. Ferguson (2014) fornece exemplos de três estudos de caso de pacientes com escoliose idiopática, descrevendo como pontos-gatilho nos músculos, incluindo o ilíaco, afetam e são afetados pelo formato da coluna vertebral.

Oh et al. (2016) descreveram como uma bola inflável foi usada para desativar pontos-gatilho em uma variedade de músculos, incluindo o ilíaco, em um grupo de pacientes idosos com dor lombar crônica. Todos os participantes apresentavam pontos-gatilho nos músculos glúteo máximo, glúteo médio, iliopsoas e quadrado do lombo em pelo menos um lado, que persistiam por mais de dois meses. O músculo iliopsoas foi tratado ativamente com o paciente em decúbito ventral; o quadril do lado afetado foi abduzido em cerca de 45° e o joelho foi flexionado em 90°. Encontraram-se alterações significativas nos escores da EVA, da sensibilidade à dor mediante pressão e da flexão lombar.

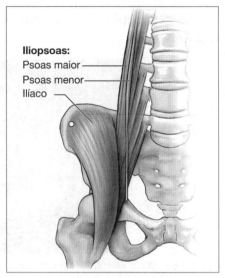

Figura 7.63 Pontos-gatilho no ilíaco.

LTM ativoassistida aplicada ao ilíaco: paciente em decúbito lateral

Esse é um alongamento excelente para pacientes com flexores de quadril encurtados. Mostre ao paciente onde pretende colocar as mãos e certifique-se de obter sua aprovação antes de realizar esse alongamento.

Passo 1: com o paciente em decúbito lateral e o quadril flexionado, trave o músculo ilíaco na superfície anterior do ílio (Fig. 7.64).

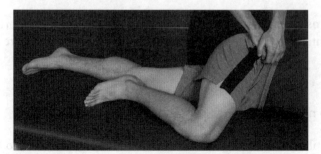

Figura 7.64 Travamento do ilíaco com o paciente em decúbito lateral.

Passo 2: mantendo o travamento, peça ao paciente que estenda a perna, o que estende o quadril (Fig. 7.65).

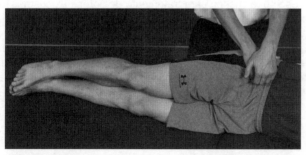

Figura 7.65 Alongamento do ilíaco realizado por meio da extensão ativa do quadril enquanto o fisioterapeuta mantém o travamento.

A área a ser trabalhada é pequena, de modo que o travamento pode ser repetido no mesmo local ou um centímetro para um lado. Normalmente, realizar o alongamento três vezes dessa maneira fornecerá algum alívio da tensão na área do quadril.

Se o paciente precisar de um maior grau de alongamento, em vez de pressionar mais firmemente com os dedos, o fisioterapeuta deve fazer com que o paciente estenda o quadril no final do movimento. Uma maneira de explicar esse movimento é pedir ao paciente: "pressione meus dedos" quando chegar ao final do movimento.

 Essa área pode ser delicada. Uma alternativa é pedir ao paciente que coloque a sua própria mão na área e, em seguida, pressionar sobre ela. Alternativamente, o fisioterapeuta pode dissipar a pressão ao trabalhar sobre uma toalha de rosto dobrada em quatro.

Vantagens
- A LTM ativoassistida é a melhor opção porque é extremamente difícil aplicar a LTM ativa ou passiva a essa área.
- O conteúdo abdominal cai quando em decúbito lateral. Assim, manter o paciente nessa posição é relativamente mais seguro do que trabalhar com ele em decúbito dorsal.

Desvantagens
- Essa técnica requer uma pegada bastante forte.
- A área pode ser delicada.
- Alguns pacientes podem achar a técnica invasiva.

194   Parte 3 • Aplicação da liberação de tecidos moles

CASO CLÍNICO

Um faxineiro de escritório chegou para tratamento de dores nas costas. Testes revelaram flexores do quadril muito encurtados. O paciente frequentemente trabalhava do joelhos, quase em flexão total de quadril, causando um encurtamento dos flexores de quadril e tensão na coluna lombar. Depois de explicar o procedimento de LTM usando um esqueleto em miniatura, a LTM foi aplicada sobre sua roupa duas vezes por semana, durante um período de quatro semanas, para tratar o músculo ilíaco. Também se aconselhou o paciente a fazer alongamentos ativos de quadril.

QUESTÕES PARA ESTUDO

1. Ao aplicar a LTM aos posteriores da coxa, sobre qual estrutura deve-se evitar aplicar travamentos?
2. Ao aplicar a LTM passiva à panturrilha, por que se usa a coxa do fisioterapeuta para realizar a dorsiflexão do tornozelo do paciente?
3. Deve-se ficar em pé sobre uma bola ao executar a LTM ativa à planta do pé?
4. Que tipo de paciente pode sentir, especialmente, o alongamento da LTM nos fibulares?
5. Em que posição se trata o músculo ilíaco – decúbito ventral, dorsal ou lateral?

8
Liberação de tecidos moles para os membros superiores

Este capítulo explica como aplicar a liberação de tecidos moles aos membros superiores. Mostram-se comparações entre a aplicação da LTM passiva, ativoassistida e ativa a cada um dos principais grupos musculares da parte superior do corpo. É importante observar, no entanto, que nem todas as três versões da LTM podem ser aplicadas a todos os grupos musculares (ver Tab. 8.1).

Tabela 8.1 Tipos de LTM usados nos músculos dos membros superiores

Músculo	Passiva	Ativoassistida	Ativa
Tríceps braquial	✓	✓	✓
Bíceps braquial	✓	✓	✓
Adutores do ombro	✓	–	–
Infraespinal	–	✓	–
Extensores do punho e dos dedos	✓	✓	✓
Flexores do punho e dos dedos	✓	✓	✓

- **LTM passiva**. A LTM pode ser usada passivamente em todos os músculos dos membros superiores, com exceção do infraespinal, pois girar medialmente todo o membro superior de maneira passiva, mantendo um travamento, é quase impossível.
- **LTM ativoassistida**. A LTM ativoassistida funciona bem em todos os músculos do membro superior, com exceção dos adutores do ombro, nos quais é difícil para o fisioterapeuta ficar em uma posição que possibilite manter o travamento sem atrapalhar o deslocamento do braço do paciente.
- **LTM ativa**. Todos os músculos dos membros superiores podem ser alongados usando a LTM ativa, embora este capítulo não mostre a LTM ativa para os abdutores do ombro nem para o músculo infraespinal.

As seções a seguir fornecem instruções detalhadas para a aplicação da LTM passiva, ativoassistida ou ativa em muitos dos músculos dos membros superiores, incluindo dicas que podem ajudar o fisioterapeuta a aplicar as técnicas.

TRÍCEPS BRAQUIAL

Pontos-gatilho no tríceps braquial

Há pontos-gatilho em todo o tríceps braquial (ver Fig. 8.1), inclusive nas cabeças lateral e longa do músculo. A dor do ponto-gatilho lateral irradia à parte posterior do braço, às vezes ao dorso do antebraço e dos quarto e quinto dedos das mãos. A dor da cabeça longa irradia principalmente ao ombro e ao cotovelo, ao longo da face posterior do braço e do antebraço. Os pontos-gatilho nesse músculo são perpetuados pela extensão repetida ou prolongada do cotovelo. Uma maneira de palpar à procura desses pontos-gatilho é com o paciente em decúbito ventral, com o ombro abduzido e o cotovelo flexionado, com o antebraço repousando sobre a borda da maca. Deve-se explorar o músculo com as pontas dos dedos, trabalhando consistentemente das extremidades distais às proximais.

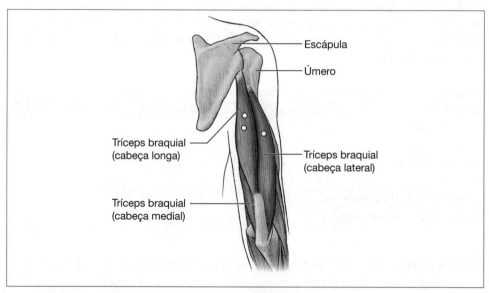

Figura 8.1 Pontos-gatilho nas cabeças lateral e longa do tríceps braquial.

Nielsen (1981) forneceu uma boa descrição do tratamento de pontos-gatilho no membro superior de um dentista de 59 anos com dor no ombro, começando com o tríceps braquial. O paciente era jogador de *squash* e sua dor irradiava ao longo do braço até a mão. Nielsen examinou cada um dos músculos do ombro, incluindo o redondo maior e o latíssimo do dorso. Todos os músculos nos quais foram identificados pontos-gatilho foram tratados usando a técnica do *spray* frio e alongamento. Nessa técnica, primeiramente se aplica o *spray* frio ao músculo, que é subsequentemente alongado.

💡 Se o paciente experimenta uma sensação de formigamento quando se palpam pontos-gatilho no tríceps braquial, isso é decorrente de uma leve pressão no nervo radial. O formigamento irá se dissipar assim que for reduzida a pressão ou se palpar uma parte diferente do músculo.

LTM passiva aplicada ao tríceps braquial com travamento por compressão: paciente em decúbito ventral

Passo 1: posicione o paciente em decúbito ventral e certifique-se de que ele é capaz de flexionar o cotovelo. Estenda passivamente o cotovelo do paciente para encurtar o músculo. Posicione o travamento perto da origem do músculo, aplicando pressão em direção ao ombro (Fig. 8.2).

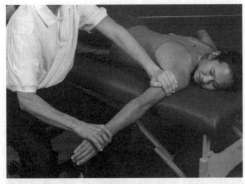

Figura 8.2 Uso de uma pegada ampla para travar o músculo tríceps braquial.

Passo 2: mantendo o travamento, flexione suavemente o cotovelo (Fig. 8.3).

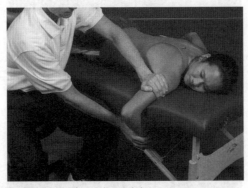

Figura 8.3 Alongamento passivo do tríceps braquial.

Passo 3: libere o travamento, estenda o cotovelo e defina um novo ponto de travamento, distal em relação ao primeiro. Repita o procedimento, trabalhando do ombro à extremidade distal do úmero. O paciente deve experimentar um alongamento maior conforme se trabalha em direção ao cotovelo.

Vantagens
- Esse alongamento é fácil de aplicar porque o tríceps braquial não precisa de um travamento muito firme para alongar os tecidos.
- Usando um travamento mais específico, pode-se focar o alongamento em tecidos específicos e, especialmente, em pontos-gatilho.
- Como essa técnica pode ser aplicada com o paciente em decúbito ventral, trata-se de um alongamento relativamente fácil de incorporar a uma massagem holística.

Desvantagem
- Pode ser necessário mover o paciente para garantir que o braço dele esteja totalmente apoiado na maca terapêutica.

LTM ativoassistida aplicada ao tríceps braquial usando o polegar: paciente em decúbito ventral

Passo 1: com o paciente em decúbito ventral, aplique um travamento no tríceps braquial (Fig. 8.4).

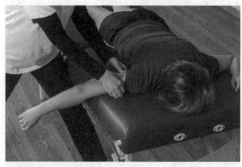

Figura 8.4 Travamento do tríceps braquial.

Passo 2: peça ao paciente que flexione o cotovelo (Fig. 8.5).

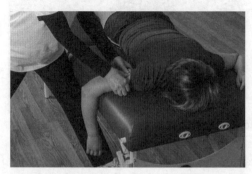

Figura 8.5 Alongamento do tríceps braquial por meio da flexão ativa do cotovelo.

Vantagem
- A LTM ativoassistida possibilita que o fisioterapeuta trave pontos específicos do músculo, incluindo pontos-gatilho, posicionando um polegar sobre o outro, se necessário.

Desvantagem
- A extensão repetitiva do cotovelo para trazer o braço de volta à posição inicial pode fatigar o músculo, de modo que, nessa posição de tratamento, o cotovelo se estende contra a força da gravidade.

💡 Ao usar a LTM para desativar pontos-gatilho no tríceps braquial, é importante lembrar-se de instruir o paciente a realizar alongamentos nesse músculo após o tratamento. O cotovelo não é capaz de flexionar totalmente quando o braço está apoiado contra a maca, como é o caso dessa posição de tratamento.

LTM ativa aplicada ao tríceps braquial: paciente em posição sentada ou ortostática

Passo 1: estenda o braço e comprima o tríceps braquial (Fig. 8.6).

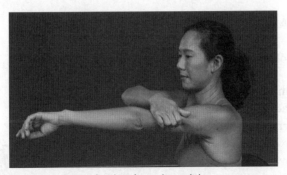

Figura 8.6   Travamento por compressão do tríceps braquial.

Passo 2: enquanto mantém a compressão, flexione suavemente o cotovelo (Fig. 8.7).

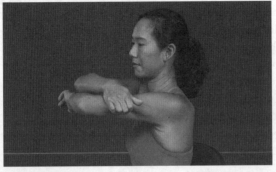

Figura 8.7   Alongamento do tríceps braquial por meio da flexão ativa do cotovelo enquanto o travamento por compressão é mantido.

Alguns indivíduos não sentem o alongamento no tríceps braquial. No entanto, a maior parte das pessoas certamente o sentirá depois de atividades que envolvam a extensão de cotovelo prolongada ou repetitiva, como ao jogar tênis ou apoiar-se sobre a mão não dominante enquanto a dominante realiza trabalhos de polimento. O massoterapeuta que realiza a extensão repetitiva do cotovelo ao aplicar a técnica de *effleurage* (deslizamento) deve realizar a LTM ativa em seu tríceps braquial entre cada atendimento.

Vantagens
- Esse alongamento é fácil de realizar.
- Embora a aplicação de um pequeno travamento de modo ativo possa ser difícil, pode-se posicionar uma bola de tênis entre o tríceps braquial e uma mesa para tratar tecidos ou pontos-gatilho específicos.

Desvantagem
- Quando se direciona a pressão ao ombro, absorve-se o acúmulo de tecidos e se consegue um melhor alongamento. Entretanto, ao trabalhar com o tríceps braquial, é difícil aplicar pressão em direção ao ombro; como resultado, aplicar o alongamento ativamente não é tão eficaz quanto fazê-lo passivamente.

BÍCEPS BRAQUIAL

Pontos-gatilho no bíceps braquial

Há pontos-gatilho nas cabeças longa e curta do bíceps braquial (ver Fig. 8.8). A dor desses pontos irradia principalmente à frente do braço, proximalmente ao ombro e distalmente ao cotovelo. Esses pontos-gatilho são perpetuados pelo uso repetitivo ou prolongado do bíceps braquial, como ao flexionar o cotovelo, abaixar um peso contra a resistência ou supinar o antebraço, como ao carregar sacolas pesadas, carregar ou soltar itens pesados repetidamente e fixar parafusos usando uma chave de fenda manual. Às vezes, a palpação desses pontos é mais fácil quando o cotovelo é submetido a uma leve flexão passiva. Comece na extremidade distal do músculo e trabalhe em direção ao ombro, usando as pontas dos dedos para explorar as fibras musculares.

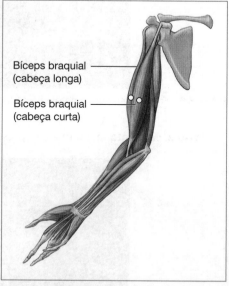

Figura 8.8 Pontos-gatilho no bíceps braquial.

LTM passiva aplicada ao bíceps braquial: paciente em decúbito dorsal

Passo 1: com o paciente em decúbito dorsal e o cotovelo flexionado passivamente, trave com cuidado o bíceps braquial, absorvendo o acúmulo de pele ao aplicar pressão em direção à axila (Fig. 8.9).

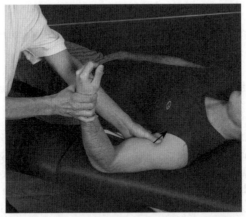

Figura 8.9 Travamento do bíceps braquial usando o polegar.

Passo 2: estenda delicadamente o cotovelo enquanto mantém o travamento (Fig. 8.10).

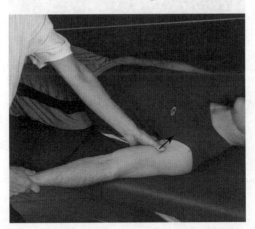

Figura 8.10 Alongamento do bíceps braquial por meio da extensão passiva do cotovelo enquanto o travamento é mantido.

Passo 3: trabalhe a partir da extremidade proximal do músculo, perto da articulação do ombro, em direção ao cotovelo. Evite pressionar a fossa cubital na parte anterior do cotovelo.

💡 Ao alongar o músculo bíceps braquial depois de usar a LTM para desativar pontos-gatilho, é importante lembrar-se de pronar o antebraço, além de estender o cotovelo, visto que o bíceps braquial é um supinador do antebraço.

Vantagens
- Essa modalidade de LTM é fácil de aplicar porque o bíceps braquial geralmente não requer um travamento firme.
- Como essa técnica pode ser usada com o paciente em decúbito dorsal, é um alongamento relativamente fácil de incorporar a uma massagem holística.

Desvantagem
- Pode ser difícil fixar músculos grandes e volumosos, em decorrência da sua forma cilíndrica.

LTM passiva aplicada ao bíceps braquial com deslizamento: paciente em decúbito dorsal

Passo 1: para modificar a LTM passiva de modo a torná-la uma LTM deslizante, comece aplicando uma pequena quantidade de óleo, gel ou creme para massagem ao bíceps braquial.

Passo 2: flexione um pouco o cotovelo, passivamente, e posicione o dorso dos dedos sobre a extremidade distal do braço do paciente. Conforme desliza o dorso dos dedos do cotovelo até o ombro, estenda simultaneamente o cotovelo (Fig. 8.11).

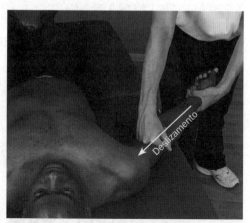

Figura 8.11   LTM passiva deslizante aplicada ao bíceps braquial.

Vantagem
- Essa massagem é agradável de receber e pode ajudar a reconfortar os tecidos depois de aplicar travamentos em áreas específicas do músculo.

Desvantagem
- A LTM deslizante não pode ser usada para desativar pontos-gatilho específicos.

LTM ativoassistida aplicada ao bíceps braquial: paciente em decúbito dorsal

Passo 1: com o paciente em decúbito dorsal, peça que ele flexione o cotovelo. Em seguida, trave os tecidos na extremidade proximal do músculo (Fig. 8.12).

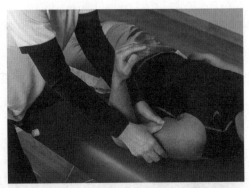

Figura 8.12 Travamento da extremidade proximal do bíceps braquial.

Passo 2: mantenha o travamento enquanto o paciente estende ativamente o cotovelo (Fig. 8.13).

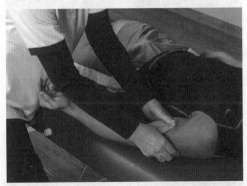

Figura 8.13 Alongamento do bíceps braquial por meio da extensão ativa do cotovelo enquanto o travamento é mantido.

Passo 3: repita a técnica, aplicando um novo travamento levemente mais distal em relação ao primeiro.

Vantagem
- A LTM ativoassistida facilita o travamento de áreas específicas do músculo, incluindo pontos-gatilho, com maior pressão, se necessário.

Desvantagem
- Quando a LTM é incorporada à massagem, nem todos os pacientes desejam participar ativamente de seu tratamento dessa maneira. Nesse caso, a LTM passiva aplicada ao bíceps braquial é mais apropriada.

LTM ativa aplicada ao bíceps braquial: paciente em posição sentada ou ortostática

Passo 1: com o braço em flexão, comprima delicadamente o bíceps braquial (Fig. 8.14).

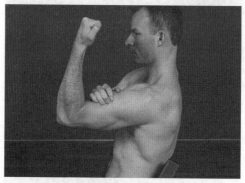

Figura 8.14 Travamento por compressão ativa do bíceps braquial.

Passo 2: estenda suavemente o cotovelo enquanto mantém a compressão (Fig. 8.15).

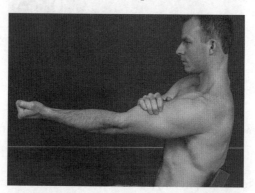

Figura 8.15 Alongamento do bíceps braquial por meio da extensão ativa do cotovelo enquanto a compressão sobre o músculo é mantida.

A aplicação de LTM ao músculo bíceps braquial é útil depois de qualquer atividade que envolva flexão prolongada ou repetitiva do cotovelo, como remar, escavar ou carregar peso.

Vantagem
- Esse alongamento é fácil de aplicar.

Desvantagens
- É difícil aplicar ativamente um travamento pequeno. Portanto, é difícil focar o alongamento a tecidos específicos, incluindo pontos-gatilho, a menos que uma bola pequena seja mantida sobre o ponto.
- É difícil aplicar pressão em direção ao ombro e absorver o acúmulo de tecidos a fim de obter um melhor alongamento.

ADUTORES DO OMBRO

Pontos-gatilho nos adutores do ombro

Os adutores do ombro incluem os músculos redondo maior, redondo menor e latíssimo do dorso (ver Fig. 8.16). Todos esses músculos podem desenvolver pontos-gatilho, embora alguns pontos sejam encontrados em maior frequência do que outros. A dor dos pontos-gatilho nos músculos redondo maior e redondo menor irradia à região posterior do deltoide, enquanto a dor de um ponto-gatilho na porção axilar do latíssimo do dorso irradia ao ângulo inferior da escápula e desce por todo o membro superior, posterior e anteriormente. A adução repetitiva do braço perpetua pontos-gatilho nesses músculos, que podem ser palpados com o paciente em decúbito ventral ou dorsal, com o braço abduzido passivamente em cerca de 90°. Se estiver palpando a parte posterior da axila com o paciente em decúbito dorsal, o fisioterapeuta deve pinçar delicadamente os músculos entre o dedo indicador e o polegar; se estiver trabalhando com o paciente em decúbito ventral, o fisioterapeuta deve usar o polegar para trabalhar ao longo da face lateral da escápula, identificando pontos-gatilho à medida que avança.

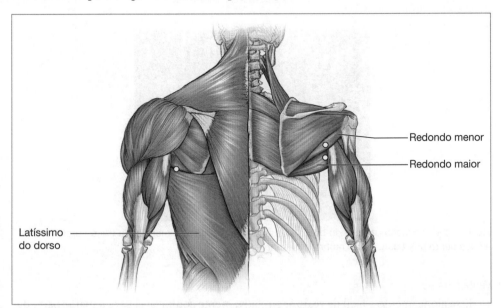

Figura 8.16 Pontos-gatilho nos músculos redondo maior, latíssimo do dorso e redondo menor.

LTM passiva aplicada aos adutores do ombro: paciente em decúbito ventral

Passo 1: com o paciente em decúbito ventral, com o braço abduzido em cerca de 90°, trave os tecidos. A axila pode ser sensível à pressão localizada, de modo que o fisioterapeuta representado na Figura 8.17 optou por travar os tecidos usando a palma da mão e aplicar uma leve tração, o que ajuda a absorver o acúmulo de pele.

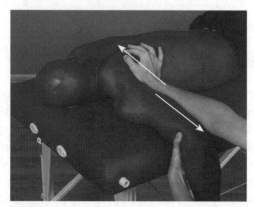

Figura 8.17 Travamento dos adutores do ombro posteriores usando a palma da mão enquanto uma leve tração é aplicada.

Passo 2: mantendo o travamento, abduza o braço passivamente (Fig. 8.18). Observe o que o paciente sente ao adicionar uma leve tração à articulação do ombro, mas evite tracionar a articulação em pacientes hipermóveis ou com histórico de subluxação ou luxação do ombro.

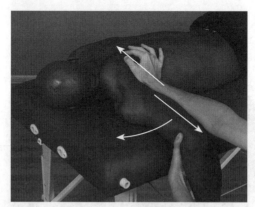

Figura 8.18 Abdução passiva do braço enquanto o travamento é mantido; a tração provoca um alongamento nos adutores do ombro posteriores.

Vantagens
- Esse alongamento é fácil de realizar e relativamente confortável para a maior parte das pessoas.

- Pode-se usar os polegares para travar pontos-gatilho específicos e, assim, ajudar a desativá-los.

Desvantagem

- Essa área do corpo é particularmente sensível, de modo que travamentos específicos usando o polegar podem ser desconfortáveis para alguns pacientes.

LTM passiva aplicada aos adutores do ombro: paciente em decúbito lateral

Passo 1: com o paciente em decúbito lateral, segure o braço com uma mão, abduza-o passivamente em cerca de 110° e, usando o antebraço ou o cotovelo, trave com cuidado os adutores do ombro.

Passo 2: mantendo o travamento com o antebraço ou o cotovelo, abduza passivamente o braço do paciente (Figs. 8.19 e 8.20).

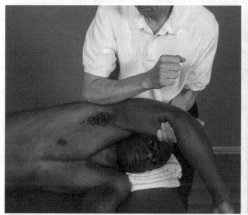

Figura 8.19 Alongamento passivo dos adutores do ombro enquanto um travamento leve é mantido usando o antebraço.

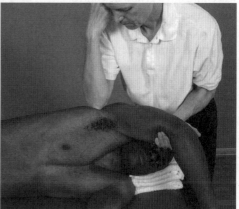

Figura 8.20 Alongamento passivo dos adutores do ombro enquanto um travamento leve é mantido usando o cotovelo.

INFRAESPINAL

Pontos-gatilho no infraespinal

Há pontos-gatilho em todo esse músculo (ver Fig. 8.21). A dor desses pontos-gatilho irradia à parte anterior do ombro e à borda medial da escápula, e pode irradiar à face anterolateral do braço. Palpe à procura desses pontos-gatilho com o paciente em decúbito ventral, com os braços apoiados nas laterais do corpo. Esses pontos-gatilho se desenvolvem pela sobrecarga repentina, em vez de pelo uso excessivo.

Hidalgo-Lozano et al. (2010) exploraram a relação entre os pontos-gatilho e a hiperalgesia da dor à pressão em 12 pacientes com impacto unilateral do ombro, 42% dos quais tinham pontos-gatilho no músculo infraespinal. Solicitou-se aos participantes que avaliassem a sua dor usando a escala numérica de avaliação da dor e apontassem em um diagrama corporal onde a dor se localizava. Mensurou-se o limiar da dor à pressão em diferentes pontos-gatilho, que foi comparado com o de um grupo de controle de pacientes que não tinham impacto no ombro. Encontraram-se diferenças significativas entre os dois grupos. Por exemplo, os pacientes com impacto tinham uma variedade de pontos-gatilho ativos e latentes, enquanto o grupo de controle tinha apenas pontos-gatilho latentes. O grupo com impacto tinha um limiar de dor à pressão significativamente menor. No grupo com impacto, a intensidade da dor se correlacionou com a quantidade de pontos-gatilho; quanto maior a quantidade de pontos-gatilho, maior o nível de dor relatada.

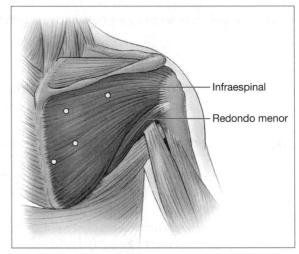

Figura 8.21 Pontos-gatilho no infraespinal.

LTM ativoassistida aplicada ao infraespinal: paciente em decúbito ventral

Passo 1: comece com o paciente em decúbito ventral, com os braços nas laterais do corpo e em rotação lateral. A maneira mais fácil de alcançar essa posição é pedir ao paciente que vire as palmas das mãos para baixo, apoiando-as na maca terapêutica, pois a maior parte dos pacientes apoia o dorso das mãos na maca quando em decúbito ventral. Aplique o travamento no músculo infraespinal usando o polegar (Fig. 8.22).

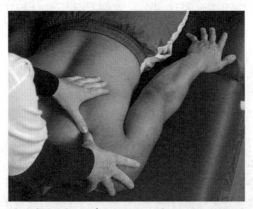

Figura 8.22 Travamento do infraespinal enquanto o paciente repousa o braço em rotação lateral.

Passo 2: mantendo o travamento, peça ao paciente que volte a apoiar o dorso das mãos contra a maca (Fig. 8.23).

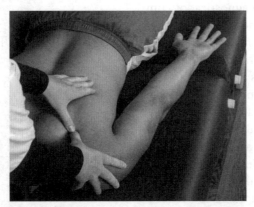

Figura 8.23 O infraespinal é alongado conforme o paciente gira medialmente o braço com o fisioterapeuta mantendo o travamento.

Vantagem
- Esse método é eficaz para desativar os pontos-gatilho no músculo infraespinal.

Desvantagem
- Pode ser difícil manter o travamento no músculo infraespinal enquanto o paciente realiza a rotação medial do braço.

EXTENSORES DO PUNHO E DOS DEDOS

Pontos-gatilho nos extensores do punho e dos dedos

A Figura 8.24 ilustra os pontos-gatilho encontrados nos músculos extensor ulnar do carpo, extensor radial longo do carpo, extensor radial curto do carpo e extensor dos dedos. A dor do ponto-gatilho no extensor ulnar do carpo irradia à face ulnar do punho; a do ponto-gatilho no extensor radial longo do carpo irradia ao epicôndilo lateral e às vezes à face radial do dorso da mão; e a do ponto-gatilho do extensor radial curto do carpo irradia ao dorso do punho e da mão. A dor do ponto-gatilho do extensor dos dedos irradia ao dorso do quarto e quinto dedos das mãos, bem como ao epicôndilo lateral. Para localizar os pontos-gatilho, o fisioterapeuta deve esfregar delicadamente o dedo sobre as fibras musculares. É provável que sejam sentidas várias bandas tensas de tecido. Esses pontos-gatilho são agravados pela preensão manual prolongada, como ao carregar sacolas de compras. Os pontos-gatilho no músculo extensor ulnar do carpo são agravados por manter o punho em desvio ulnar, como pode ocorrer ao usar um *mouse* de computador. Simons, Travell e Simons (1999) observam que os pontos-gatilho nos escalenos podem resultar no desenvolvimento de pontos-gatilho-satélite nos músculos extensores radial e ulnar do carpo. Pontos-gatilho no músculo extensor dos dedos são perpetuados por movimentos repetitivos, como ao digitar ou tocar piano.

González-Iglesias et al. (2011) pesquisaram o efeito do tratamento multimodal em nove alpinistas diagnosticados com epicondilite lateral. Todos preencheram a *Patient-Rated Tennis Elbow Evaluation* e seus limiares de dor à pressão foram testados no início, após a terceira sessão e no retorno após dois meses. A pressão ao músculo extensor radial curto do carpo replicou os sintomas, de modo que os tratamentos incluíram o agulhamento a seco dos pontos-gatilho desse músculo, bem como a manipulação da coluna cervical e do punho, a mobilização do cotovelo e a bandagem. Houve uma melhora em todos os desfechos, tanto no atendimento final como no retorno após dois meses.

LTM passiva aplicada aos extensores do punho e dos dedos: paciente em decúbito dorsal

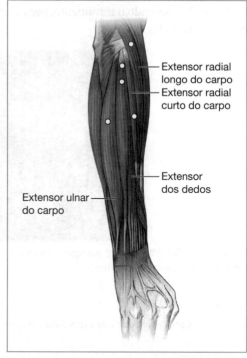

Figura 8.24 Pontos-gatilho nos extensores do punho e dos dedos.

Passo 1: estenda suavemente o punho do paciente. Posicione um travamento no ventre dos extensores do punho e dos dedos, na face lateral do antebraço, aplicando pressão em direção ao cotovelo (Fig. 8.25).

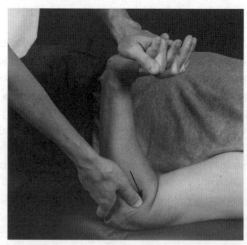

Figura 8.25 Travamento dos extensores do punho usando o polegar.

Passo 2: mantendo o travamento, flexione suavemente o punho do paciente (Fig. 8.26). Pode-se conseguir um maior alongamento estendendo passivamente o cotovelo e flexionando os dedos. É difícil fazê-lo enquanto mantém um travamento, mas isso é possibilitado pela abdução leve do braço do paciente ao estender o cotovelo, de modo que a mão saia da maca terapêutica, facilitando assim a flexão do punho e dos dedos. Será necessário mudar a pegada sobre a mão, para que se possa flexionar passivamente os dedos do paciente.

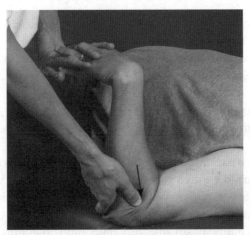

Figura 8.26 Alongamento dos extensores do punho por meio da flexão passiva do punho enquanto um travamento é mantido.

Passo 3: repita a técnica aplicando travamentos distais uns em relação aos outros enquanto trabalha no antebraço, do cotovelo ao punho.

 Os músculos do antebraço estão firmemente ligados à fáscia. Assim, para determinar em qual músculo foi localizado um ponto-gatilho, é necessário realizar testes de movimentação ativa para identificar um músculo específico. Por exemplo, o músculo extensor ulnar do carpo estende o punho e provoca um desvio ulnar; assim, pedir ao paciente que realize um desvio ulnar depois de ter identificado um ponto-gatilho na face lateral do antebraço é uma maneira relativamente fácil de identificar esse músculo; o extensor radial do carpo estende o punho e provoca um desvio radial, de modo que é necessário pedir ao paciente que realize um desvio radial ao palpar a face medial do antebraço.

CASO CLÍNICO

Aplicou-se a LTM passiva aos extensores do punho e dos dedos em conjunto com uma massagem completa dos membros superiores em uma paciente que se recuperava de uma epicondilite lateral (cotovelo de tenista) decorrente da prática do tênis. Mostrou-se à paciente como realizar a LTM ativamente entre as sessões de tratamento, em conjunto com a automassagem. Aconselhou-se a paciente a não aplicar a LTM ativa antes da prática do tênis porque isso poderia diminuir sua força de preensão.

Vantagens

- Como essa técnica pode ser usada com o paciente em decúbito dorsal, é relativamente fácil incorporar esse alongamento a uma massagem holística.
- É necessária pouca pressão para travar os tecidos.
- É fácil usar essa técnica para ajudar a desativar pontos-gatilho.

Desvantagens

- Ao utilizar essa técnica pela primeira vez, pode ser complicado realizar a pegada correta, de modo que se possa flexionar e estender o punho.
- Pode ser difícil conseguir um bom braço de alavanca sobre os ventres musculares com o paciente em decúbito dorsal.

LTM passiva aplicada aos extensores do punho e dos dedos com deslizamento: paciente em decúbito ventral

Passo 1: posicione o paciente em decúbito ventral com o ombro abduzido em cerca de 90°, o cotovelo flexionado e a mão para fora da maca terapêutica. Verifique se é possível flexionar passivamente o punho do paciente. Aplique uma pequena quantidade de óleo, gel ou creme para massagem no antebraço.

Passo 2: estenda o punho passivamente. Começando no punho, use seu antebraço ou seu punho para deslizar lentamente do punho até o cotovelo, enquanto ao mesmo tempo flexiona o punho (Fig. 8.27).

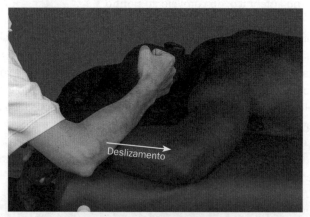

Figura 8.27 LTM deslizante aplicada aos extensores do punho e dos dedos.

Vantagens

- É uma maneira útil de tratar os extensores do punho e dos dedos com o paciente em decúbito ventral.
- A LTM deslizante é reconfortante após a desativação de pontos-gatilho.

Desvantagens
- Pacientes com problemas no ombro podem achar a abdução do ombro desconfortável quando realizada em decúbito ventral.
- A LTM deslizante não pode ser utilizada para desativar pontos-gatilho.

LTM ativoassistida aplicada aos extensores do punho e dos dedos: paciente em decúbito dorsal

Passo 1: localize o ventre dos extensores do punho e dos dedos e peça ao paciente que estenda o punho. Trave os tecidos usando ambos os polegares, aplicando pressão em direção ao cotovelo (Fig. 8.28).

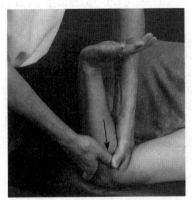

Figura 8.28 Travamento dos tecidos dos extensores do punho e dos dedos enquanto o paciente estende ativamente o punho.

Passo 2: mantendo o travamento, peça ao paciente que flexione o punho (Fig. 8.29). Estender o cotovelo e flexionar os dedos potencializa o alongamento.

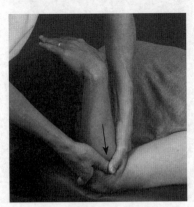

Figura 8.29 Alongamento uniforme dos extensores do punho e dos dedos por meio da flexão ativa do punho enquanto o travamento é mantido.

Passo 3: repita o travamento sobre a face lateral do cotovelo, onde estão localizados os ventres dos músculos.

> 💡 Esse alongamento é benéfico para o tratamento de condições como a epicondilite lateral e para pacientes que realizam extensão repetitiva do punho, como os tenistas. No entanto, a técnica requer a extensão ativa do punho, de modo que repetir a técnica muitas vezes dentro de uma sessão de tratamento pode causar fadiga nesses músculos.

Vantagens
- Pode-se aplicar um pouco mais de pressão usando os polegares um sobre o outro.
- A aplicação da LTM ativoassistida é útil ao trabalhar com pacientes que não sentem o alongamento quando ele é executado passivamente.
- É fácil usar essa técnica para ajudar a desativar pontos-gatilho.

Desvantagem
- Pode ser difícil conseguir um bom braço de alavanca nos ventres musculares com o paciente em decúbito dorsal.

LTM ativoassistida aplicada aos extensores do punho e dos dedos: paciente em posição sentada

Passo 1: posicione o paciente sentado, com o braço a ser tratado apoiado na maca terapêutica e a mão para fora da maca. Verifique se o punho pode ser flexionado. Aplique o travamento na parte proximal do músculo, usando o punho, o antebraço ou os polegares, aplicando pressão em direção ao cotovelo (Fig. 8.30).

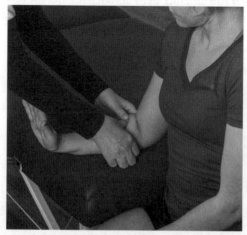

Figura 8.30 Aplicação de um travamento nos extensores do punho e dos dedos com o paciente em posição sentada.

Passo 2: mantendo o travamento, peça ao paciente que flexione o punho (Fig. 8.31).

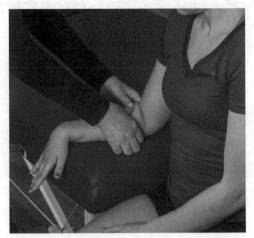

Figura 8.31 Alongamento dos extensores do punho e dos dedos por meio da flexão ativa do punho enquanto o travamento é mantido.

 Recomenda-se consultar as técnicas de deslizamento utilizadas na LTM passiva e ativoassistida descritas neste capítulo. Observe que é possível modificar a LTM com o paciente em posição sentada para uma LTM deslizante.

Vantagens
- É fácil obter um bom braço de alavanca nos extensores do punho e dos dedos ao tratá-los com o paciente em posição sentada.
- É fácil usar essa técnica para ajudar a desativar pontos-gatilho.

Desvantagem
- A LTM utilizada dessa maneira não pode ser incorporada a uma rotina de massagem.

LTM ativoassistida aplicada aos extensores do punho e dos dedos: com deslizamento

Passo 1: posicione o paciente em decúbito ventral, com o ombro abduzido em cerca de 90°, o cotovelo flexionado e a mão para fora da maca terapêutica. Verifique se o paciente é capaz de flexionar ativamente o punho. Aplique uma pequena quantidade de óleo, gel ou creme para massagem no antebraço.

Passo 2: peça ao paciente que estenda o punho. Começando no punho, use seu antebraço ou punho para deslizar lentamente do punho até o cotovelo enquanto o paciente flexiona o punho (Fig. 8.32).

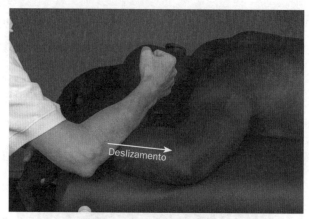

Figura 8.32 Deslizamento ao longo dos extensores do punho e dos dedos enquanto o paciente flexiona ativamente o punho.

Vantagens
- É uma maneira útil de incorporar a LTM a uma rotina de massagem em decúbito ventral.
- Como o fisioterapeuta tem um bom braço de alavanca, é uma posição de tratamento útil para abordar a tensão nos extensores dos dedos.

Desvantagens
- A extensão ativa repetitiva do punho contra a gravidade pode causar fadiga nesse grupo muscular.
- A LTM deslizante não é usada para desativar pontos-gatilho.

LTM ativa aplicada aos extensores do punho e dos dedos: paciente em posição sentada ou ortostática

Passo 1: localize o ventre dos extensores do punho e dos dedos. Esses músculos estão na porção posterior da face lateral do antebraço. Com cuidado, trave os tecidos com o punho em extensão, aplicando pressão em direção ao cotovelo, se possível (Fig. 8.33).

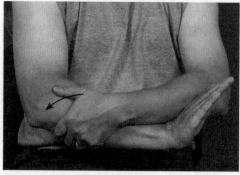

Figura 8.33 Travamento ativo dos extensores do punho e dos dedos.

Passo 2: mantendo o travamento, flexione o punho suavemente (Fig. 8.34).

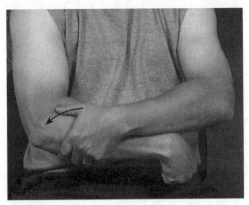

Figura 8.34 Alongamento ativo dos extensores do punho e dos dedos por meio da flexão do punho enquanto um travamento é mantido.

Passo 3: trabalhe em todos os extensores, da extremidade proximal (perto do cotovelo) à distal (perto do punho).

> A LTM ativa é especialmente útil para pessoas que passam muito tempo digitando, para aqueles com cotovelo de tenista e depois de atividades que envolvam pegada, como carregar malas pesadas, pois ela pode ser facilmente realizada em qualquer lugar, a qualquer hora do dia. É ótima para ser usada pelo massoterapeuta em seus próprios antebraços entre um atendimento e outro.

Vantagens
- É um alongamento relativamente fácil de aplicar.
- Pode ser usada para desativar pontos-gatilho.

Desvantagens
- Pode ser difícil aplicar pressão simultaneamente ao músculo e em direção ao cotovelo.
- É comum que o fisioterapeuta force demais seus polegares.

LTM ativa aplicada aos extensores do punho e dos dedos: com deslizamento usando um rolo

Passo 1: em posição sentada ou ortostática, apoie o antebraço em uma maca com a palma da mão voltada para cima. Posicione um pequeno rolo sob o antebraço, começando no punho, e aplique uma leve pressão usando a outra mão (Fig. 8.35).

Passo 2: Enquanto rola o antebraço sobre o rolo, do punho ao cotovelo, flexione lentamente o punho (Fig. 8.36).

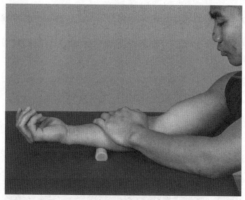

Figura 8.35 Posição inicial da LTM ativa para os extensores do punho e dos dedos usando um rolo.

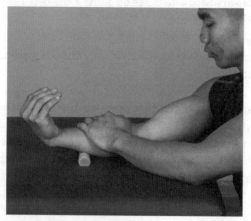

Figura 8.36 Alongamento dos extensores do punho e dos dedos por meio da flexão do punho durante o movimento de rolar do punho ao cotovelo.

Para usar o rolo a fim de ajudar a desativar pontos-gatilho, deve-se simplesmente posicionar o rolo sob a parte do antebraço na qual foi identificado o ponto-gatilho e depois flexionar o punho.

Vantagens
- Esse alongamento não requer nenhum equipamento especial ou caro. Os rolos são baratos e pode-se usar alternativas, como uma lata de comida.
- Pode-se usar o rolo para desativar pontos-gatilho.
- É um método especialmente bom para abordar a tensão nos extensores dos dedos.

Desvantagens
- Pode ser necessário algum tempo até que se descubra qual a melhor altura para a maca terapêutica.
- Muitas vezes é necessário ficar em posição ortostática, em vez da posição sentada.

FLEXORES DO PUNHO E DOS DEDOS

Pontos-gatilho nos flexores do punho e dos dedos

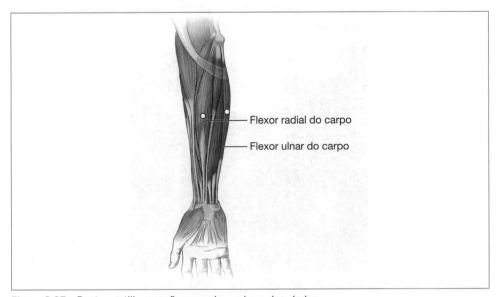

Figura 8.37 Pontos-gatilho nos flexores do punho e dos dedos.

A Figura 8.37 ilustra dois dos pontos-gatilho encontrados nos flexores do punho e dos dedos, os músculos flexor radial do carpo e flexor ulnar do carpo. A dor desses pontos-gatilho irradia à face média e ulnar do punho, respectivamente. Pode-se encontrar pontos-gatilho no flexor dos dedos (não mostrado na figura), cuja dor irradia ao dorso do terceiro, quarto e quinto dedos das mãos. À semelhança do que se observa nos músculos extensores do punho e dos dedos, os pontos-gatilho no grupo flexor são perpetuados pela preensão manual excessiva ou prolongada.

 Para identificar o músculo no qual há um ponto-gatilho, são necessários movimentos ativos do punho e dos dedos. Para identificar o flexor ulnar do carpo, o fisioterapeuta deve pedir ao paciente que faça um desvio ulnar; para identificar o flexor radial do carpo, o paciente precisa fazer um desvio radial; para identificar os flexores dos dedos, ele precisa flexionar os dedos ou fazer flexão do punho enquanto o fisioterapeuta palpa a parte média do antebraço.

LTM passiva aplicada aos flexores do punho e dos dedos: paciente em decúbito dorsal

Passo 1: flexione passivamente o punho do paciente e, com cuidado, trave na origem comum dos flexores (Fig. 8.38). Segurar a mão do paciente de modo a manter os dedos retos facilitará esse alongamento.

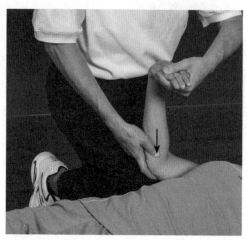

Figura 8.38 Travamento dos flexores do punho e dos dedos.

Passo 2: mantendo o travamento, estenda o punho do paciente com cuidado, para evitar que os dedos do paciente flexionem, se possível (Fig. 8.39). Note que se alcança um grande alongamento se também estender o cotovelo do paciente.

Passo 3: trabalhe no antebraço, da extremidade proximal (cotovelo) à distal (punho).

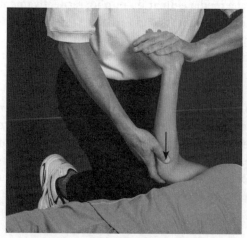

Figura 8.39 Alongamento por meio da extensão passiva do punho enquanto os tecidos são travados.

O fisioterapeuta pode achar melhor trabalhar próximo à origem desse grupo muscular, que rapidamente se torna tendinoso no antebraço. A pressão sobre a porção anterior do antebraço é desconfortável para alguns pacientes.

Vantagens
- Como essa técnica pode ser realizada com o paciente em decúbito dorsal, é um alongamento relativamente fácil de incorporar a uma massagem holística.
- Pode-se usar essa técnica para desativar pontos-gatilho.

Desvantagens
- Ao utilizar a técnica pela primeira vez, pode ser complicado para o fisioterapeuta realizar a pegada correta para que se possa flexionar e estender o punho.
- Para alongar completamente os flexores do punho e dos dedos, é melhor que os dedos, assim como o punho, sejam estendidos (ver Fig. 8.39), mas essa pode ser uma manobra difícil usando apenas uma das mãos.

LTM ativoassistida aplicada aos flexores do punho e dos dedos: paciente em decúbito dorsal

Passo 1: identifique os músculos, pedindo ao paciente que flexione o punho. Trave os tecidos sobre os ventres musculares, aplicando pressão em direção ao cotovelo (Fig. 8.40).

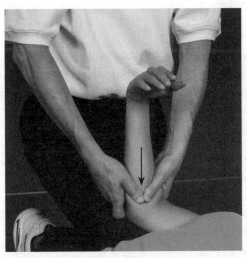

Figura 8.40 Travamento dos flexores do punho e dos dedos.

Passo 2: mantendo o travamento, peça ao paciente que estenda o punho (Fig. 8.41). A extensão ativa do cotovelo potencializa o alongamento, mas pode dificultar a manutenção do travamento.

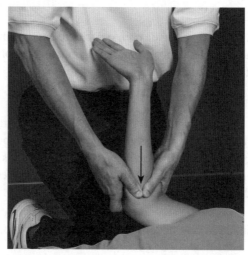

Figura 8.41 Alongamento dos flexores do punho e dos dedos por meio da extensão ativa do punho.

Passo 3: repita essa sequência de travamento e alongamento, travamento e alongamento sobre os ventres musculares.

Vantagens
- Pode-se aplicar um pouco mais de pressão usando os polegares um sobre o outro.
- Essa técnica é útil quando se trabalha com pacientes que não sentem o alongamento quando o tratamento é realizado passivamente.
- Pode-se usar a técnica para desativar pontos-gatilho.

Desvantagem
- Pode ser difícil conseguir um bom braço de alavanca sobre os ventres musculares com o paciente em decúbito dorsal.

LTM ativa aplicada aos flexores do punho e dos dedos: paciente em posição sentada ou ortostática

Passo 1: identifique os ventres dos flexores do punho e dos dedos. Para fazê-lo, palpe a superfície anterior do antebraço enquanto flexiona o punho e os dedos. Os músculos serão encontrados nas faces média e medial do antebraço. Com o punho em flexão, trave com cuidado essa área, tracionando levemente os tecidos em direção ao cotovelo (Fig. 8.42).

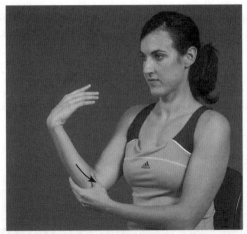

Figura 8.42 Travamento dos flexores do punho e dos dedos próximo ao cotovelo.

Passo 2: mantendo o travamento, estenda o punho suavemente (Fig. 8.43).

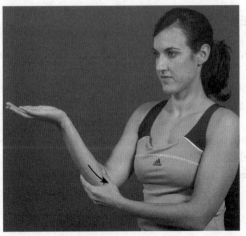

Figura 8.43 Alongamento dos flexores do punho e dos dedos por meio da extensão ativa do punho enquanto um travamento é mantido.

Passo 3: trabalhe do cotovelo até o punho.

Pode ser necessário diminuir a pressão ao trabalhar distalmente. O antebraço torna-se fibroso, com tendões, e contém muitas estruturas neurais e vasculares que podem ser comprimidas na superfície anterior.

Esse alongamento é ótimo para pessoas que digitam o dia inteiro, que estão constantemente flexionando os dedos e para motoristas que, ao segurarem o volante, estão sempre trabalhando esses músculos. Também é ótimo para golfistas e pode aliviar o desconforto do cotovelo de golfista. Massoterapeutas que usam as mãos para aplicar *petrissage* devem utilizar a LTM ativa em seus flexores do punho entre cada atendimento.

Vantagens
- Esse alongamento é relativamente fácil de aplicar.
- É ótimo para massoterapeutas utilizarem em seus antebraços entre os atendimentos.

Desvantagem
- É comum que o fisioterapeuta force demais seus polegares.

> ### CASO CLÍNICO
>
> A autora frequentemente utiliza a LTM em seus próprios flexores do punho se tiver que carregar sacolas pesadas ou macas terapêuticas. Ela também a usou enquanto escrevia este livro, quando fazia pausas na digitação.

QUESTÕES PARA ESTUDO

1. Quando se está particularmente propenso a sentir a LTM ser aplicada ao tríceps braquial?
2. Como está posicionado o paciente que recebe uma LTM passiva no tríceps braquial?
3. Ao aplicar a LTM ativa aos extensores do punho, inicia-se com o punho em extensão ou flexão?
4. Ao aplicar a LTM ativoassistida aos flexores do punho, deve-se posicionar o travamento perto do cotovelo ou do punho?
5. Dê exemplos de três pacientes que podem se beneficiar da LTM para os flexores do punho.

Parte 4

Programas de liberação de tecidos moles

Esta parte do livro abrange todas as informações em relação ao processo de avaliação do paciente, dá exemplos dos tipos de perguntas iniciais que podem ser usadas e também dos tipos de registro que alguns fisioterapeutas usam. Fornecem-se exemplos de avaliações comumente usadas nas seções relacionadas a como usar um diagrama corporal, medir sensações subjetivas, fazer uma avaliação postural, avaliar a amplitude de movimento e utilizar outros testes especiais. Entender a lógica por trás dos diferentes formulários de avaliação inicial e comparar as informações de quatro estudos de caso muito diferentes dará ao leitor uma ideia de como os dados são usados para ajudar a elaborar um programa de tratamento. Dois dos estudos de caso concentram-se especificamente no uso da LTM no tratamento de pontos-gatilho.

Embora os fisioterapeutas usem formulários de avaliação inicial específicos para garantir que atendam aos requisitos de seus órgãos reguladores e seguradoras de saúde, os que são fornecidos aqui são exemplos úteis. Como eles se comparam aos formulários que o fisioterapeuta utiliza? O fisioterapeuta faz perguntas semelhantes às listadas na seção Perguntas iniciais? Utiliza-se um diagrama corporal, por exemplo, ou uma escala visual analógica? No geral, esta seção destina-se a ajudá-lo a identificar como um programa de tratamento pode ser organizado. É descritivo e não prescritivo. O leitor deve usá-lo a fim de obter ajuda para incorporar a LTM em seus próprios programas de tratamento, alterando as várias seções do processo de avaliação inicial conforme necessário.

9
Elaboração de um programa de liberação de tecidos moles

Todo fisioterapeuta sabe da importância de avaliar um paciente. O profissional precisa descobrir o motivo que levou o paciente a procurar tratamento, o que o paciente espera do tratamento e, talvez o mais importante, se existem fatores que podem contraindicar possíveis tratamentos. O fisioterapeuta usa todo tipo de formulários para documentar informações sobre o paciente. Esses formulários incluem diagramas corporais, nos quais o fisioterapeuta (ou o paciente) destaca os sintomas, e escalas visuais analógicas (EVA), que são usadas para registrar a intensidade da dor, da rigidez ou de alguma outra sensação. A maior parte dos órgãos governamentais e seguradoras de saúde insiste que o fisioterapeuta documente os tratamentos detalhadamente. Além disso, essas instituições exigem que os pacientes deem seu consentimento para tratamentos específicos e que os fisioterapeutas tomem medidas apropriadas para garantir que o tratamento não seja contraindicado. Esses requisitos são benéficos a todos os envolvidos; eles protegem o fisioterapeuta, protegem o paciente e ajudam a manter um padrão de profissionalismo. Mesmo que o leitor já esteja familiarizado com esse tipo de documentação, é útil revisar a lógica por trás de cada um dos formulários de avaliação, bem como comparar esses formulários com os que já estão sendo utilizados. O fisioterapeuta recém-formado ou que atua em uma área de prática diferente da massagem pode achar esta revisão especialmente útil.

Parece quase desnecessário mencionar a necessidade da *medicina baseada em etiqueta*, termo cunhado primeiramente por Kahn (2008) para descrever a relação entre um profissional de saúde e um paciente. Kahn usou o termo *medicina* por estar se referindo a médicos tratando de pacientes internados, não a um profissional que presta terapia de tecidos moles. No entanto, quando os pacientes estão sendo tratados em uma clínica movimentada ou recebem tratamento de uma equipe multidisciplinar, os comentários de Kahn são um lembrete comovente de alguns princípios básicos que o fisioterapeuta pode ignorar quando está tentando manter sua agenda dentro do cronograma e está sobrecarregado com a maior necessidade de registro (que é extremamente comum no National Health Service do Reino Unido). Kahn achava que era necessário ensinar as boas maneiras gerais aos estudantes de medicina para lidar com o problema da satisfação do paciente e sugeriu o uso de uma lista de verificação de etiqueta do médico. Por exemplo, no primeiro encontro com um paciente no hospital, "1. Peça permissão para entrar no quarto; aguarde

228 Parte 4 • Programas de liberação de tecidos moles

uma resposta. 2. Apresente-se, mostrando um crachá de identificação. 3. Cumprimente com um aperto de mãos. 4. Sente-se. Sorria se for apropriado. 5. Explique resumidamente seu papel na equipe. 6. Pergunte ao paciente como ele está se sentindo em relação ao hospital" (p. 1). Parece difícil imaginar um fisioterapeuta que não se comprometa com um paciente quando seguidos esses passos, especialmente em uma área em que o ambiente é menos formal e o cuidado centrado no paciente é levado em consideração.

Este capítulo começa com algumas das perguntas que podem ser feitas ao paciente durante o primeiro contato, quando ele chega para o tratamento. Ao ler essas perguntas, pode-se marcar as que já foram perguntadas e identificar as que são novas. Em seguida, pode-se examinar o diagrama corporal e a escala visual analógica (EVA), dois métodos de registro de informações. Além disso, pode-se também considerar a importância de realizar uma avaliação postural, avaliar a amplitude de movimento (ADM) e aplicar outros testes especiais. Fornecem-se dois estudos de caso e pode-se examinar como as informações coletadas afetaram o programa geral de tratamento. Também estão incluídos exemplos dos registros completos usados em um desses estudos de caso; os outros são resumidos. Por fim, pode-se revisar mais dois estudos de caso específicos para o uso da LTM no tratamento de pontos-gatilho.

Ao final deste capítulo, pode-se ter descoberto algumas coisas que se deseja adicionar às próprias avaliações iniciais. Talvez o fisioterapeuta apenas se sinta mais confiante de que as avaliações que está realizando no momento são suficientes. De qualquer maneira, com esse conhecimento, pode-se começar a praticar a LTM em si e em seus familiares, em seus amigos e, claro, em seus pacientes.

PERGUNTAS INICIAIS

As perguntas iniciais fazem parte da avaliação inicial do paciente. As perguntas iniciais da Figura 9.1 ajudam a identificar o motivo do tratamento e a fornecer pistas sobre o tipo de LTM que pode ser usada, se é provável que seja eficaz ou se é de fato indicada ao paciente. Alguns fisioterapeutas gostam de usar perguntas guiadas; outros preferem deixar que o paciente conte a sua história de maneira semiestruturada enquanto o fisioterapeuta identifica e atribui significado às respostas. Todos os fisioterapeutas utilizam perguntas abertas, em vez de perguntas que geram respostas do tipo "sim" ou "não"; perguntas abertas tendem a extrair mais informações. Também é uma boa prática registrar as respostas usando as próprias palavras do paciente, sempre que possível, e evitar sugerir respostas. Às vezes é tentador perguntar: "Onde está doendo?", quando na verdade o paciente pode não relatar dor alguma, mas algo que ele chama de "rigidez" ou "algo repuxando".

Fazer perguntas é uma habilidade e talvez seja a parte mais importante do processo de avaliação inicial. O questionamento eficaz define o trajeto a ser seguido. Os pacientes precisam se sentir à vontade o suficiente para contar suas histórias. O fisioterapeuta precisa da confiança necessária para identificar e esclarecer comentários importantes, mantendo a avaliação inicial dentro de limites de tempo gerenciáveis, sem que o paciente se sinta apressado. Você já deve ter descoberto como essas perguntas iniciais determinam o relacionamento profissional que você tem com um paciente. Quando feitas com sensibilidade, essas

PERGUNTAS INICIAIS

Nome do(a) paciente: _____ Data: _____

1. Como posso ajudar?

2. Onde está o desconforto que você descreveu?

3. Quando ele começou?

4. O que o causou?

5. Está melhorando, piorando ou continua igual?

6. Alguma coisa o piora?

7. Alguma coisa o melhora?

8. Você já recebeu tratamento anterior para essa queixa? Foi útil?

9. Você já teve essa condição antes?

10. Você já teve alguma lesão prévia na mesma área?

11. Você pode descrever o tipo de desconforto que está sentindo?

12. Como essa condição afeta o seu trabalho e suas atividades de lazer?

13. Há mais alguma coisa que você acha que eu preciso saber?

Figura 9.1 Deve-se usar estas perguntas iniciais para identificar o motivo do tratamento e para obter pistas acerca de se e como a LTM pode ser usada.

De J. Johnson, *Liberação de tecidos moles e de pontos-gatilho*, 2.ed. Barueri: Manole, 2021.

perguntas podem ajudar o fisioterapeuta a desenvolver um bom relacionamento; quando feitas bruscamente, com pressa ou de maneira improvisada, podem afastar um paciente.

Nos casos em que é necessário processar muitas informações, geralmente é uma boa ideia, ao final da sessão de perguntas iniciais, resumir sua percepção da situação e verbalizar esse resumo ao paciente. Por exemplo, "Então, só para ficar claro, você nunca teve problemas nas pernas antes. Há um mês, você começou a correr e desde então notou uma dor de aumento gradual na parte anterior das coxas. Essa dor é desconfortável quando você se levanta ou agacha, mas parece desaparecer dentro de 24 horas, se você descansar. Você fez alguns dos alongamentos pós-exercício que encontrou em um livro didático para corredores e admite não fazê-los com muita frequência. Agora, quando você tenta se alongar, a parte anterior das coxas dói ainda mais". Esse resumo dá ao paciente a oportunidade de esclarecer quaisquer pontos. Talvez ele não tenha sido claro ao descrever o que aconteceu, ou talvez você tenha interpretado mal alguma coisa. Às vezes, ouvir a descrição da sua história lembra o paciente de algo que ele havia esquecido. Essa situação é muito comum – o paciente diz: "Ah, eu recebi um chute na coxa uma vez, mas isso foi há muito tempo. Eu tinha esquecido disso! Eu estava jogando futebol e levei um chute na perna. Não sangrou nem nada; ficou apenas um hematoma muito grande, que desapareceu depois de um tempo. Isso poderia ter alguma coisa a ver com o problema de agora?"

Uma das razões pelas quais o fisioterapeuta tende a fazer tantas perguntas e procura trabalhar holisticamente é que, embora o paciente possa apresentar um problema no quadril, por exemplo, uma lesão em uma área pode afetar outras partes do corpo. O paciente pode não estar ciente da relevância de uma lesão antiga e, portanto, pode ter esquecido de mencioná-la ou até mesmo desconsiderá-la por completo, achando que não vale a pena citá-la. Se o paciente chega com dor no ombro, por exemplo, pode não lembrar de mencionar que se recuperou recentemente de uma lesão no pescoço. A menos que tenha algum conhecimento de anatomia, o paciente pode não estar ciente de que alguns dos músculos do pescoço também afetam o ombro.

Os fisioterapeutas de todas as áreas que trabalham em ambientes hospitalares e clínicos geralmente se tornam muito habilidosos em fazer essas perguntas iniciais porque não têm muito tempo disponível. Eles aprendem a identificar quais respostas exigem mais investigação e quais são menos importantes. Frequentemente, os fisioterapeutas também aprendem com que tipo de paciente estão lidando, o que fornece informações sobre como tratá-lo. Por exemplo, alguém que se exercite regular e intensamente e que tenha a tendência de ter lesões por uso excessivo responderá de maneira diferente ao ser informado de que precisa descansar do que alguém que acabou de iniciar um programa de exercícios e deseja receber o máximo de aconselhamento possível para evitar lesões. Em casos raros, às vezes torna-se evidente durante essa primeira parte da avaliação inicial que o paciente precisa ser encaminhado a outro profissional, como um médico, um podólogo, um radiologista ou um enfermeiro. Seja qual for a estrutura da sua avaliação inicial, ao final da sessão de perguntas iniciais você deve ter uma opinião formada acerca do motivo pelo qual o paciente chegou até você, qual é e onde está o problema e se existem contraindicações à realização de avaliações adicionais.

Fornecer resumos precisos e sucintos é uma habilidade. Se quiser aumentar sua confiança nessa área, o fisioterapeuta pode tentar este método: pratique fazer perguntas a um familiar ou amigo, resumindo ao final o que a pessoa disse. É preciso encontrar alguém que tenha um motivo para vir até você buscando tratamento terapêutico. Pratique fazer perguntas e cronometrar para ver com que rapidez você é capaz de identificar a queixa principal, quaisquer contraindicações e se, após um questionamento inicial, você será capaz de ajudar. Dê a si mesmo 20 minutos. Tente novamente, dando a si mesmo apenas 10 minutos. Você consegue identificar perguntas-chave dentre as que você fez que poderiam ter suscitado as principais queixas do paciente em apenas 5 a 7 minutos se você as tivesse feito mais cedo na entrevista?

Em seu artigo intitulado *Toward patient-centred care: a systematic review of how to ask questions that matter to patients*, Rosenzveig et al. (2014) citam que as preocupações dos pacientes devem ser obtidas por meio de questionamentos diretos, a fim de estabelecer uma relação de colaboração entre o paciente e o profissional de saúde. Essa relação forma a base para o cuidado. Os autores realizaram uma revisão sistemática de artigos sobre a mensuração dos desfechos relatados pelo paciente, que foram projetados para ajudar a informar cuidados centrados no paciente e que não incluíram exame físico nem testes de desempenho. Encontraram-se medidas da percepção geral de saúde do paciente, estresse, dor, fadiga, depressão, ansiedade e sono. A partir da análise dessas medidas, criou-se o formulário de estado analógico de saúde (*Visual analogue health state*, VAHS), que contém questões clinicamente relevantes, válidas e confiáveis que podem ser usadas para estruturar as conversas com os pacientes. O VAHS contém sete perguntas, cada uma ranqueada de 0 (excelente) a 10 (ruim); estas perguntas são:

1. Como você avaliaria sua saúde geral?
2. Quanto sofrimento você tem sentido?
3. Quanta dor você tem sentido?
4. Quanta fadiga você tem sentido?
5. Quanta depressão você tem sentido?
6. Quanta ansiedade você tem sentido?
7. Quão bem você tem dormido?

A seguir estão algumas das perguntas que poderiam ser usadas como parte da sessão inicial de perguntas. Elas não precisam ser feitas nesta ordem, e pode-se achar necessário modificar essa lista. Como é possível notar, são perguntas úteis a se fazer quando o paciente chega até o fisioterapeuta com uma lesão ou problema específico em uma determinada parte do corpo. No entanto, muitas delas não precisam ser feitas se o paciente chega até o fisioterapeuta para algo simples, como para receber uma massagem de manutenção geral. Essas perguntas provavelmente serão incluídas em uma avaliação inicial realizada por um massoterapeuta. Massoterapeutas esportivos, fisioterapeutas esportivos, fisioterapeutas, osteopatas e quiropráticos podem optar por expandir e adaptar essas questões. Neste li-

232 Parte 4 • Programas de liberação de tecidos moles

> **CASO CLÍNICO**
>
> Um paciente com uma dor considerável chegou à fisioterapia em busca de uma massagem nas costas depois de experimentar um acidente muito incomum. Ele estava participando de um programa de exercícios que envolvia galopar em um cavalo em um circo. Enquanto tentava ficar em pé sobre o cavalo, um cinto de segurança preso em volta da sua cintura o arrancou do cavalo. Enquanto contava essa história, ele levantou-se com grande dificuldade e, levantando a parte de trás de sua camisa, disse: "Veja isso." Havia dois hematomas muito grandes em ambos os lados da parte lombar da coluna vertebral. Esta era claramente uma lesão grave que contraindicava qualquer tipo de massagem, e ele foi imediatamente encaminhado ao médico.

vro, deve-se presumir que o paciente provavelmente precisará de alguma modalidade de massagem, talvez incluindo a LTM.

1. Como posso ajudar?

Infelizmente, duas das perguntas iniciais mais comuns são: "Onde está doendo?" e "Então, qual é o problema?". Nenhuma dessas perguntas é aconselhável, mesmo quando mencionadas de maneira convidativa, pois embora sejam específicas, elas também induzem o paciente. Primeiro, o paciente pode não estar sentindo dor; o que ele sente pode ser uma rigidez, uma tensão ou um desconforto. É melhor deixar o paciente relatar como ele se sente antes de usar a mesma terminologia usada por ele (p. ex., "Uma sensação de repuxamento? Ela também ocorre quando você olha para o chão?"). Segundo, o paciente pode não perceber a condição como um problema. Muitos pacientes chegam para receber massagem como parte de um programa de manutenção geral. Por exemplo, os corredores podem usá-la de forma profilática para reduzir a probabilidade de desenvolver problemas associados ao trato iliotibial (TIT); alguns adeptos da musculação acreditam que ela ajuda a reduzir a probabilidade de terem dor muscular de início tardio.

O fisioterapeuta deve escolher uma pergunta de abertura que funcione para ele. Se parecer muito sentimental perguntar: "O que eu posso fazer por você?", ou muito seco perguntar: "Então, o que te traz aqui?", deve-se tentar algo deliberadamente vago, como: "A Anna me disse que era algo relacionado com seu joelho. É isso mesmo?". Essa primeira pergunta não leva necessariamente a uma explicação prolongada, mas também poderia levar o fisioterapeuta ao cerne da questão. O paciente pode dizer: "A fisioterapeuta disse que eu tenho um ombro congelado (capsulite adesiva do ombro). Ela não tinha certeza, mas disse que não havia problema em tentar a massagem se eu achasse que isso poderia ajudar".

2. Onde está localizado o desconforto que você descreveu?

A pergunta de abertura deve ajudar a determinar a queixa principal do paciente e a parte do corpo que ela afeta, ou qualquer outra razão que levou o paciente a procurar tratamento. Se o paciente está descrevendo um problema relacionado a um músculo,

Capítulo 9 • Elaboração de um programa de liberação de tecidos moles   233

o fisioterapeuta precisa determinar se o problema está no músculo todo ou em parte dele. Por esse motivo, alguns fisioterapeutas gostam de fazer uma pergunta separada específica: "Onde está localizado o desconforto que você descreveu?". Pode-se reformular a pergunta de acordo com a situação, dizendo por exemplo: "Você pode me mostrar onde dói?" ou "O desconforto é na parte da frente ou de trás do seu joelho?". A LTM pode ser usada para alongar fibras musculares específicas. Portanto, é útil, por exemplo, saber que uma antiga laceração na região posterior da coxa ocorreu especificamente no bíceps femoral porque isso significa que mais tarde pode-se palpar e talvez se concentrar mais nesse músculo específico durante o tratamento. Frequentemente, os fisioterapeutas irão vincular essa questão a um diagrama corporal (ver Fig. 9.3), anotando "ver diagrama", ou farão um pequeno esboço se houver espaço no formulário de avaliação inicial. Depois dos tratamentos subsequentes, pode-se consultar essa seção para ver se o local inicial do desconforto (se houver um) mudou.

3. Quando o problema começou?
Esta pergunta ajuda a determinar se o problema teve um início gradual ou súbito. O paciente está descrevendo uma condição aguda, talvez uma lesão que ele tenha acabado de adquirir, como um estiramento muscular, ou essa condição aconteceu há algum tempo? Um estiramento em um músculo da panturrilha ocorrido ontem, por exemplo, seria tratado diferentemente de um estiramento que ocorreu há uma semana e ainda está causando queixas. Quanto mais agudo o estiramento, menor a probabilidade de se utilizar a LTM. Esta questão também ajuda a identificar lesões por uso excessivo. As lesões por uso excessivo, como a tendinose, ocorrem gradualmente e podem ser agravadas pela atividade repetitiva. Muitas vezes, o paciente não consegue identificar quando a condição começou, mas suas respostas ainda fornecem pistas sobre o tratamento da condição com a LTM. Por exemplo, um paciente pode dizer: "Ela aparece no trabalho, quando fico no computador por 4 ou 5 horas."

4. Qual a sua causa?
Uma lesão geralmente tem uma causa conhecida (p. ex., o paciente lhe diz: "Eu estava correndo e, de repente, senti essa dor aguda na minha perna, e não consegui mais correr"). Contudo, em condições que envolvem músculos doloridos resultantes de estresse postural ou uso excessivo, o início é tão insidioso que o paciente pode não ser capaz de identificar o fator agravante. Pode-se ouvir declarações como "Isso não tem uma causa específica. Dói apenas quando eu dirijo. Piora quando há muito congestionamento e tenho que mudar repetidamente de marcha. Então meu braço começa a doer, assim como o meu ombro".

5. A condição está melhorando, piorando ou permanece igual?
Saber como a condição se comporta é especialmente útil dentro do contexto da LTM. Se uma condição estiver piorando, isso pode indicar que o paciente tem uma condição de uso excessivo que precisa de repouso ou que o paciente precisa ser encaminhado a outro profissional. Nenhuma dessas condições deve ser tratada com a LTM. Por outro

lado, se o paciente apresenta músculos posteriores da coxa tensos que parecem estar ficando mais encurtados, isso poderia indicar que a LTM seria benéfica.

6. Alguma coisa piora a condição?

Saber o que agrava uma condição é muito útil. Lesões por uso excessivo são agravadas pelo uso da parte afetada. A resposta a essa pergunta ajuda o fisioterapeuta a identificar se pode ser apropriado aconselhar, durante as recomendações pós-tratamento, o paciente a descansar e a abster-se de usar essa parte do corpo.

7. Algo melhora a condição?

Conhecer fatores de alívio também é útil. Os pacientes que relatam que o alongamento ajuda a aliviar a dor, a rigidez ou o desconforto podem se beneficiar da LTM. Alguns fisioterapeutas perguntam: "Existe algo que você mesmo faz e alivia o problema?". Às vezes, o paciente faz uma declaração direta (p. ex., "Não. Ela só para quando eu paro de pedalar; quando eu esfrego o lugar, me sinto melhor") ou demonstrará um movimento que ele usa, mas não é capaz de descrever facilmente ("Se eu me sento assim, a dor passa; às vezes, preciso ficar assim. Isso parece melhorar um pouco"). A tensão muscular é frequentemente aliviada pelo alongamento e pela mudança de posição, de modo que os pacientes que relatam que esses movimentos ajudam podem ser candidatos mais prováveis à LTM do que aqueles cujas condições podem não estar relacionadas com os tecidos moles.

8. Você já recebeu tratamento prévio para essa queixa? Ele foi útil?

Às vezes você não precisará fazer essa pergunta porque o paciente já lhe dirá: "Massagem ajuda" ou "Quando tratei com o osteopata melhorou por um tempo" ou "A funcionária da academia deu um jeito da última vez". Pode-se explorar o que a massagem anterior acarretou, o que o osteopata fez ou se ele realizou exercícios de fortalecimento ou alongamento na academia. Se o paciente relatar que já recebeu massagens antes e que elas pioraram a condição, é menos provável que você aplique novamente a massagem. Por outro lado, o paciente pode já ter recebido LTM antes e ser capaz de dizer exatamente onde o fisioterapeuta colocou seus travamentos e o quanto isso o ajudou no momento.

9. Você já teve essa condição antes?

Se o paciente apresenta constantemente uma condição em particular, isso pode significar que ele precisa de um tratamento mais regular, ou pode sugerir que uma condição subjacente precisa ser abordada. Talvez o paciente precise alterar sua rotina de treinamento. Surpreendentemente, os pacientes às vezes repetem atividades que causam a dor. O paciente pode dizer: "Eu sempre sinto dores nas pernas quando corro em terreno rígido; eu só sinto dor no pescoço quando dirijo por 4 horas sem parar e esqueço de fazer meus alongamentos".

10. Você já teve alguma lesão prévia no mesmo local?

Embora nem sempre seja relevante, essa pergunta às vezes ajuda a chegar ao cerne de problemas antigos. Por exemplo, um acúmulo de tecido cicatricial novo em cima de

Capítulo 9 • Elaboração de um programa de liberação de tecidos moles   235

uma lesão antiga que já tem seu próprio tecido cicatricial pode levar a uma área de rigidez que requer um período mais longo e mais específico de tratamento por LTM.

11. Você consegue descrever o tipo de desconforto que está sentindo?
Alguns fisioterapeutas gostam de fazer esse tipo de pergunta no início da anamnese e, às vezes, o paciente descreve sua dor, rigidez ou desconforto muito antes de ser questionado a respeito (p. ex., "Dói o tempo todo enquanto escrevo"). É importante lembrar de documentar as palavras exatas do paciente. Por exemplo, se um paciente disser: "Quando viro a cabeça, parece que algo está sendo espremido neste ponto, perto do meu pescoço", essa informação é útil e bem diferente de registrar algo como: "Sinto dor quando movo minha cabeça". Uma das melhores perguntas que se pode fazer é: "Como você se sente?". Ao tratar um paciente, o fisioterapeuta normalmente deseja checar com ele se o seu tratamento foi eficaz. Pode-se, então, perguntar, por exemplo: "Ainda parece que há algo sendo esmagado quando você vira a cabeça?". Alguns fisioterapeutas gostam de usar uma escala visual analógica (EVA; ver Fig. 9.4), que mede a intensidade do que o paciente está sentindo.

12. Como essa condição afeta seu trabalho e lazer?
Esta pergunta fornece todos os tipos de pistas sobre a rapidez com que o paciente quer se recuperar se a LTM estiver sendo usada como parte da reabilitação (p. ex., "Quando eu puder flexionar totalmente o joelho, o médico disse que posso voltar ao trabalho"); como ele pode estar se sentindo (p. ex., "Todo mundo está indo. Eu sinto que estou decepcionando o time; se eu pudesse jogar na quinta-feira seria ótimo"); ou se o problema está limitando o desempenho (p. ex., "Fico preocupado que, se começar a sentir os posteriores da coxa repuxarem, vou estirar alguma coisa. Isso aconteceu da última vez, e tive que parar de treinar por duas semanas"). Em geral, essa pergunta pode ajudar a identificar como o paciente provavelmente responderá ao tratamento e quais são suas expectativas em relação ao tratamento.

13. Há mais alguma coisa que você acha que eu preciso saber?
Esta é uma pergunta final importantíssima. O fisioterapeuta jamais saberá tudo sobre seus pacientes. Um paciente pode responder com algo muito básico, como "Sim, só posso ficar 30 minutos hoje porque a babá do meu filho está doente"; ou ele pode dizer algo que poderia ter um impacto direto no tratamento, mas que não foi captado pela anamnese, como "Eu quero tentar de novo, mas quando fui tratada por aquele outro massoterapeuta eu fiquei um pouco tonta quando me levantei".
A maneira como o paciente responde às perguntas iniciais fornece uma riqueza de informações que não são necessariamente o resultado de questionamentos diretos. Por exemplo, as respostas podem revelar como os pacientes se sentem em relação ao tratamento, aos profissionais de saúde ou ao próprio corpo, de modo que essas respostas geralmente levantam outras perguntas que o fisioterapeuta terá que fazer. A maneira como um paciente responde às perguntas iniciais fornece pistas de como se pode prosseguir com as outras partes da consulta.

HISTÓRICO DE SAÚDE DO PACIENTE

O histórico de saúde do paciente é de grande importância; não só ajuda a identificar possíveis fatores que contribuem para o problema para o qual o paciente espera ser tratado, mas também ajuda a determinar se há contraindicações à massagem. A Figura 9.2 fornece uma amostra de um formulário de histórico de saúde. É importante lembrar que as contraindicações à LTM incluem a facilidade para apresentar hematomas, a pele fina e a síndrome de hipermobilidade. Outras possíveis contraindicações à massagem ou à LTM incluem traumas fisiológicos recentes, o uso prolongado de esteroides, a pressão arterial excessivamente alta ou baixa, veias varicosas, doenças de pele contagiosas, problemas cardíacos, o diabetes, a osteoporose e o edema pulmonar. Em algumas dessas situações, a massagem pode ser realizada em algumas outras partes do corpo, mas não na parte afetada. Também é importante lembrar que a massagem de qualquer tipo, incluindo a LTM, é contraindicada nas primeiras 12 semanas de gestação.

USO DE UM DIAGRAMA CORPORAL

O diagrama corporal (Fig. 9.3) consiste em um relato rápido e útil que o fisioterapeuta pode consultar antes de fornecer tratamento adicional e registrar mudanças. Trata-se simplesmente de um esboço dos contornos do corpo, mostrando as vistas anterior, posterior e, às vezes, lateral, nas quais se registra onde estão localizados os sintomas do paciente. É útil porque é possível visualizar rapidamente se a tensão na panturrilha se estende ao longo do comprimento e largura do músculo, ou se está localizada em uma região específica, como o tendão do calcâneo. Alguns fisioterapeutas usam diferentes tipos de sombreamento para indicar diferentes sensações. O sombreamento mais escuro pode representar regiões de dor ou rigidez, por exemplo. Pode-se ainda usar o diagrama corporal para indicar áreas de lesões antigas ou contraindicações locais (p. ex., pé de atleta). Quando os sintomas relacionados com partes variadas do corpo precisam ser documentados, alguns fisioterapeutas gostam de indicar qual é a área principal, talvez usando números circulados (1, 2, 3 e assim por diante), com 1 identificando a área principal a ser tratada. Como os fisioterapeutas experientes sabem, um diagrama corporal nem sempre mostra a área do tratamento, pois a área em que os sintomas são sentidos não é necessariamente a região com problemas.

Às vezes, é útil preencher o diagrama corporal com a colaboração do paciente, de modo que ele confirme que a área correta foi marcada. Alguns fisioterapeutas decidem preencher seus diagramas corporais durante a primeira fase de questionamento da avaliação inicial para obter uma visão geral de onde estão os problemas e onde eles ocorreram no passado. Essa abordagem é especialmente útil se houver muitas áreas a serem tratadas ou um histórico complexo de lesões. Outros preferem preencher o diagrama durante a palpação do paciente ou depois de um tratamento inicial de massagem, durante o qual os tecidos são avaliados. Registrar as informações conforme o paciente as fornece obviamente possibilita documentar o que o paciente diz e é considerado como parte de uma avaliação subjetiva, ao passo que registrar os achados da palpação ou massagem é uma modalidade de avaliação objetiva. Pode não importar qual método seja usado, contanto que se mantenha a consistência.

Capítulo 9 • Elaboração de um programa de liberação de tecidos moles 237

HISTÓRICO DE SAÚDE

Nome:	Telefone (residencial):	Telefone (comercial):
Endereço:	Celular:	Data de nascimento:

Nome e telefone do(a) médico(a):

Endereço:

Profissão:	Peso:	Altura:
Medicação em uso atual:	Encaminhamento?	
Cirurgias/doenças recentes:	Gestação:	

Problemas circulatórios: (coração, edema pulmonar, pressão arterial alta/baixa, má circulação)	
Sistema respiratório: (asma, bronquite, rinite alérgica)	
Doenças de pele: (dermatite, eczema, sensibilidade, infecções fúngicas)	
Problemas musculoesqueléticos: (fibromialgia, fraturas prévias)	
Problemas neurológicos: (dor ciática, epilepsia, enxaqueca)	
Problemas urinários: (cistite, candidíase, problemas renais)	
Sistema imunológico: (propensão a resfriados, baixa imunidade)	
Problemas ginecológicos: (TPM, menopausa, terapia de reposição hormonal, períodos menstruais irregulares)	
Problemas hormonais: (diabetes)	
Problemas digestivos: (indigestão, constipação, síndrome do intestino irritável)	
Problemas relacionados com o estresse ou psicológicos: (depressão, ansiedade, crises de pânico, alterações de humor)	

TERMO DE COMPROMISSO: Eu confirmo, com pleno conhecimento, que não retive nenhuma informação relevante ao meu tratamento e que compreendo e aceito a total responsabilidade pelo tratamento que me é prestado. Também afirmo que todas as informações que relatei são verdadeiras, conforme detalhado neste formulário, e informarei ao fisioterapeuta se essas circunstâncias mudarem.

Assinatura do(a) paciente: _____

Assinatura do(a) fisioterapeuta: _____ Data: _____

Figura 9.2 Deve-se coletar o histórico de saúde de todos os pacientes. A partir deste formulário, conhecem-se informações importantes sobre o paciente, especialmente em relação às contraindicações à LTM.

De J. Johnson, *Liberação de tecidos moles e de pontos-gatilho*, 2.ed. Barueri: Manole, 2021.

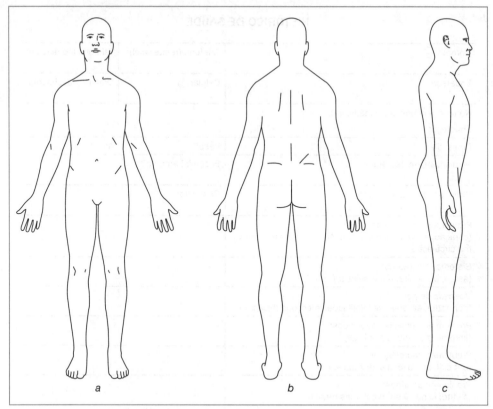

Figura 9.3 Deve-se usar diagramas corporais como este para registrar a área dos sintomas do paciente.
De J. Johnson, *Liberação de tecidos moles e de pontos-gatilho*, 2.ed. Barueri: Manole, 2021.

Outra maneira útil de usar o diagrama corporal é registrar a localização de pontos-gatilho. Dessa maneira, pode-se consultar o mapa durante as consultas posteriores para determinar se o tratamento foi eficaz na resolução de algum ponto-gatilho.

Não é aconselhável mostrar o diagrama corporal completo ao paciente após o tratamento nos casos em que o fisioterapeuta escolher documentar seus achados objetivos. O fisioterapeuta terá feito marcações em todo o mapa, indicando onde achou tecidos particularmente encurtados ou áreas de calor ou sensibilidade aumentada, e ver tantas marcações pode alarmar alguns pacientes. Eles podem pensar que têm todo tipo de coisas erradas com eles, quando, na realidade, o mapa simplesmente representa achados sutis, documentados de maneira abrangente.

MENSURAÇÃO DE SENSAÇÕES SUBJETIVAS

A Figura 9.4 mostra uma escala visual analógica (EVA), que pode ser usada para documentar medidas subjetivas, como dor, rigidez, sensação de repuxamento ou região dolorosa. As escalas são rápidas, fáceis e eficazes de usar. O fisioterapeuta pode simplesmente desenhar uma linha em um pedaço de papel. Na extremidade esquerda, escreve-se "sem dor" ou "sem rigidez"; na extremidade direita da linha, escreve-se o oposto – "pior dor possível" ou "rigidez máxima". O fisioterapeuta deve então mostrar a linha ao paciente e pedir a ele que faça uma marca para indicar a intensidade do sintoma. Depois do tratamento, pode-se pedir ao paciente que faça uma marca novamente, usando uma nova EVA. Se o objetivo do tratamento fosse reduzir a dor, por exemplo, a nova marca do paciente deveria estar mais à esquerda da linha. Nem sempre é necessário testar novamente seus pacientes imediatamente após o tratamento. Às vezes, é óbvio que o tratamento ajudou, considerando o que o paciente diz e faz. Além disso, as condições de longa duração não se resolvem necessariamente em apenas uma sessão de tratamento. Podem ser necessárias várias sessões antes que se queira testar novamente o paciente usando uma EVA. Gift (1989) enfatiza que nem todos os pacientes conseguem converter sentimentos subjetivos em uma linha reta. Isso é especialmente verdadeiro quando se usa a EVA para avaliar sensações de dores anteriores, situação em que o paciente pode não ser capaz de se lembrar da sensação.

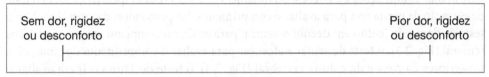

Figura 9.4 Escala visual analógica (EVA).
De J. Johnson, *Liberação de tecidos moles e de pontos-gatilho*, 2.ed. Barueri: Manole, 2021.

O *McGill Pain Questionnaire* (Melzack, 1975) é um dos muitos métodos usados para medir a dor. Se estiver trabalhando com uma população especial, como crianças, idosos ou pacientes com lesão em chicote, pode ser interessante explorar escalas que foram usadas para mensurar sensações nessa população específica. Por exemplo, Hawker et al. (2011) fornecem uma visão geral dos sistemas de mensuração de dor usados na reumatologia.

 Não se deve colocar números na EVA. Os pacientes lembram dos números e podem ter uma preferência por um número específico. Ou eles podem achar que deveriam estar se sentindo muito menos rígidos, por exemplo, e assim marcar um 3, lembrando que a marca anterior era um 6. Se for testar um paciente usando uma EVA em branco, o fisioterapeuta pode descobrir que, embora o paciente tivesse se sentindo menos rígido após o tratamento, esse número foi reduzido para 5 ou até 4, mas não para 3.

AVALIAÇÃO POSTURAL

Uma avaliação postural rápida fornece informações adicionais que podem ser relevantes para a aplicação da LTM. Deve-se procurar quais dos músculos do paciente estão encurtados ou tensos e quais estão distendidos e fracos. A LTM deve ser usada para tratar

240 Parte 4 • Programas de liberação de tecidos moles

músculos curtos e tensos, com o objetivo de alongá-los e evitar alongar os músculos que já estão muito alongados. Em geral, quando os músculos peitorais (p. ex., peitoral maior) estão tensos, os músculos da parte torácica da coluna (p. ex., fibras transversas do trapézio) estão mais alongados e mais fracos; quando os abdominais estão fracos, os músculos da parte lombar da coluna (p. ex., eretor da espinha) e flexores do quadril (p. ex., psoas) estão tensos. Para obter mais informações sobre a avaliação postural, recomenda-se consultar *Postural assessment*, de Jane Johnson, e *Muscles: testing and function with posture and pain*, de Florence Peterson Kendall, Elizabeth Kendall McCreary, Patricia Geise Provance, Mary McIntyre Rodgers e William Anthony Romani.

AMPLITUDE DE MOVIMENTO E OUTROS TESTES ESPECIAIS

Se a LTM estiver sendo usada para aumentar a amplitude de movimento (ADM), pode ser útil preencher um quadro destacando a ADM das articulações relacionadas com a área e os músculos a serem tratados. Por exemplo, se um paciente está recebendo tratamento para ombros tensos ou doloridos, conhecer a ADM da articulação glenoumeral seria útil para avaliar as limitações e a eficácia do tratamento. Outros testes especiais incluem o teste de elevação da perna reta para avaliar o comprimento dos posteriores da coxa (Fig. 2.2); o teste de flexão do joelho em decúbito ventral para avaliar o comprimento do quadríceps femoral (Fig. 2.3), o teste de sentar e alcançar para avaliar o comprimento dos músculos posteriores da coxa e da coluna vertebral (Fig. 2.4), o teste de Thomas (para avaliar o comprimento dos flexores do quadril), o teste de Ober (para determinar se há tensão no trato iliotibial) e testes para diferenciar se a tensão está no sóleo ou no gastrocnêmio.

PROGRAMA DE TRATAMENTO

Depois de reunir todos os dados, o fisioterapeuta estará pronto para preparar um programa de tratamento. Pode-se usar um formulário como o da Figura 9.5 para elaborar o programa. A seguir, uma explicação dos vários campos no formulário.

- **Subjetivo**. Esta seção documenta como o paciente se sente e o que ele relatou a você antes do tratamento; também documenta que o paciente consente em receber o tratamento.
- **Objetivo**. Esta seção inclui suas observações como fisioterapeuta, incluindo as observações detalhadas no diagrama corporal, bem como dados da avaliação postural, ADM, testes especiais e tudo o que foi descoberto por meio da palpação.
- **Tratamento**. Esta seção inclui uma lista do que foi feito e como foi feito.
- **Avaliação**. Esta seção descreve sua avaliação do tratamento realizado. Aqui anota-se planos para testar novamente, se necessário, para ver se as metas de tratamento foram alcançadas.
- **Plano**. Nesta seção, pode-se responder a perguntas como "O que você pretende fazer na próxima sessão de tratamento e quando ela será feita?" e "Há algum conselho pós--tratamento que você precisa dar ao paciente?".

PROGRAMA DE TRATAMENTO

Nome do(a) paciente: _____ Data: _____

Queixa principal:

Observações especiais:

Objetivos do tratamento:

Subjetivo:

Objetivo:

Tratamento:

Avaliação:

Plano:

Assinatura do(a) paciente: _____

Figura 9.5 Pode-se usar um formulário como este para elaborar um programa de tratamento para o paciente.
De J. Johnson, *Liberação de tecidos moles e de pontos-gatilho*, 2.ed. Barueri: Manole, 2021.

242   Parte 4 • Programas de liberação de tecidos moles

ESTUDOS DE CASO

A seguir estão descritas as avaliações de quatro pacientes diferentes, paciente A, paciente B, paciente C e paciente D. O leitor deve examiná-las e, em seguida, consultar os planos de tratamento correspondentes. É possível observar como as avaliações ajudaram a influenciar o tipo de LTM fornecido a cada um deles?

Paciente A

A paciente A chegou com dor, rigidez e redução na ADM do joelho duas semanas após a alta hospitalar pós-cirurgia de artroplastia total do joelho. Os formulários de admissão da paciente A são mostrados nas Figuras 9.6 a 9.9, no final do capítulo.

Informações da paciente A

A seguir, um resumo dos formulários de admissão da paciente A:

- **Perguntas iniciais** (ver Fig. 9.6): a partir destas perguntas iniciais, obtiveram-se informações vitais que ajudaram a elaborar o programa de tratamento. Por exemplo, o problema claramente afetava as atividades diárias da paciente. Ela tinha dificuldade para descer escadas e era incapaz de andar com seu cachorro. Contudo, ela pode ter se recusado a fazer os exercícios de fisioterapia porque eles agravavam a sua dor. No entanto, ela está determinada a melhorar; está massageando o próprio joelho e fazendo alguns dos exercícios de mobilização. Pode-se inferir que ela quer ajuda para aumentar a flexibilidade do joelho, talvez fazendo algo menos doloroso do que os exercícios que lhe foram prescritos. Sabe-se que ela gosta de caminhar e está acostumada a praticar exercícios regulares com seu cachorro, o que pode ser um importante fator motivador. O fato de ela ter sido submetida previamente à mesma cirurgia no outro joelho sugere que ela está familiarizada com o processo de reabilitação para essa condição em particular, embora possa estar frustrada por não estar se recuperando tão rapidamente quanto da última vez.
- **Histórico de saúde** (ver Fig. 9.7): A principal conclusão é que ela tem hipertensão arterial não medicada. Esse achado é significativo porque, depois dessa cirurgia, muitas vezes há um período de recuperação em que o paciente está menos ativo do que o habitual e pode ganhar peso. Isso geralmente ocorre com pacientes previamente ativos, como neste caso. O ganho de peso pode aumentar a pressão arterial. Portanto, é muito importante que essa paciente recupere sua mobilidade o mais rápido possível, sem muito esforço (o exercício também aumenta a pressão arterial). Embora a paciente não tenha relatado se sentir estressada, ela demonstra uma certa ansiedade em relação ao fato de que sua recuperação anterior pareceu ser mais rápida. O estresse também pode aumentar a pressão arterial, pois os músculos tensos restringem o fluxo capilar. A boa notícia é que se acredita que a massagem é capaz de reduzir a pressão arterial, por isso pode ser útil usar a LTM associada à massagem.

Outro fato relevante é que a cirurgia de artroplastia total do joelho esquerdo da paciente, feita há dois anos, foi bem-sucedida. Esse achado sugere que ela está ciente do processo de reabilitação e pode entender a importância de realizar os exercícios de fisioterapia (apesar de não gostar deles). Mesmo que o massoterapeuta em geral não prescreva exercícios, ele pode, às vezes, desempenhar um papel importante em incentivar o paciente a realizar o programa de exercícios que foi prescrito pelo fisioterapeuta ou fisiatra. Sabendo que a paciente recebeu tratamento de outro profissional da saúde (um fisioterapeuta), é importante obter o consentimento dele para a massagem e LTM. Em certos casos, o alongamento pode ser contraproducente a um tratamento existente, de modo que é sempre melhor obter permissão e aconselhamento, se necessário, antes de iniciar um tratamento. Como se sabe, também é uma cortesia profissional.

Os medicamentos atuais incluem analgésicos para a dor no joelho. Esse achado também é importante, pois o fisioterapeuta precisa saber se a paciente é capaz de sentir a profundidade da pressão dos travamentos, mesmo que eles sejam suaves. Todas as modalidades de massagem são contraindicadas a pacientes que façam uso de analgésicos de qualquer tipo. Isso também significa que o fisioterapeuta precisa avisar a paciente que ela não deve tomar analgésicos antes do tratamento, desse modo ela terá a oportunidade de recusar o tratamento caso sinta a necessidade de tomar analgésicos. Não havia outros pontos significativos e não havia contraindicações à massagem.

- **Diagrama corporal** (ver Fig. 9.8). A paciente tem uma cicatriz anterior longitudinal em cada joelho. Usando o diagrama corporal e o histórico de saúde, é fácil identificar que o joelho é a principal área problemática (embora não necessariamente a área a ser tratada) e que as cicatrizes representam uma intervenção cirúrgica. O joelho direito está visivelmente inchado. Além da dor, é provável que este seja um fator que limita a flexibilidade.
- **Escala visual analógica** (ver Fig. 9.8). O principal problema da paciente é a dor, e ela marcou um ponto correspondente ao nível 7 em uma escala de dor de 0 a 10, em que 10 é a pior dor possível. Essa pontuação de dor é bastante alta, tornando necessário um gerenciamento cuidadoso, pois embora não se saiba o quão irritável é o joelho (ou seja, com que rapidez a dor aparece), sabe-se que a dor é agravada pela descarga de peso. Assim, pode ser importante ajudar a paciente a subir e descer da maca e não movê-la muito quando ela estiver sobre a maca.
- **Avaliação postural**. A paciente parece estar acima do peso. Cicatrizes mostram que ela foi submetida a cirurgias no joelho; ambos os joelhos têm cicatrizes longitudinais anteriores. O inchaço no joelho direito nas vistas anterior, posterior e lateral indica que o processo inflamatório está ativo e que pode limitar o tratamento.
- **Amplitude de movimento e outros testes especiais**. Testou-se a flexão ativa e passiva do joelho nas posições sentada, decúbito dorsal e decúbito ventral. Todos os movimentos eram desconfortáveis, com a flexão – ativa e passiva – sendo o pior. A paciente preferiu realizar os testes de ADM em decúbito ventral, apesar de ter uma cicatriz anterior no joelho. Esse achado foi interessante e útil porque indicou que a LTM para os posteriores da coxa poderia ser realizada com a paciente em decúbito ventral.

244   Parte 4 • Programas de liberação de tecidos moles

- **Palpação**. A paciente tinha uma região levemente dolorosa perto da cicatriz, mas nenhuma outra dor à palpação dos tecidos circundantes.

Programa de tratamento para a paciente A

A Figura 9.9 mostra o programa de tratamento que foi elaborado para a paciente A. O principal objetivo era ajudar a paciente a obter um aumento na flexão e extensão do joelho direito. É importante observar que, embora a LTM ao quadríceps femoral pudesse ter sido usada, foi desaconselhada em decorrência da cirurgia recente. Portanto, a LTM foi aplicada apenas aos posteriores da coxa, aumentando a extensão da articulação do joelho. Como parte do tratamento, o fisioterapeuta aumentou levemente a amplitude de flexão do joelho, distraindo a paciente ao agitar com cuidado o membro inferior. O efeito geral foi o ganho de 5° de flexão do joelho em decúbito ventral e a redução da sensação de desconforto na parte de trás do joelho quando a paciente estava sentada com os joelhos estendidos.

Inicialmente, a paciente foi tratada todos os dias durante cinco dias, depois uma vez por semana, durante três semanas. É incomum que os pacientes procurem tratamento diariamente. No entanto, essa paciente estava particularmente interessada em progredir com rapidez em seu tratamento; como o tratamento era leve, não era de longa duração e resultava em aumento, embora pequeno, da amplitude de movimento, as sessões regulares pareceram apropriadas a esse caso. Depois de cinco sessões, a paciente foi aconselhada a se abster do tratamento, continuar com a automassagem e os exercícios de fisioterapia e aplicar crioterapia ao joelho, se necessário.

Paciente B

O paciente B era um corredor que procurou tratamento porque seus músculos posteriores da coxa e das panturrilhas pareciam estar cada vez mais tensos. Agora que já foi apresentado um exemplo de diferentes aspectos da avaliação inicial, deve-se comparar o exemplo da paciente A com as informações desse segundo paciente. Forneceu-se o programa de tratamento (Fig. 9.10) e os resumos dos achados das perguntas iniciais, questionário de saúde e avaliações. É importante observar como todas as avaliações ajudam a determinar não apenas se a LTM deve ser usada, mas qual modalidade de LTM pode ser usada e com que frequência.

Informações do paciente B

Segue um resumo dos formulários de admissão do paciente B.

- **Perguntas iniciais**. Este paciente havia começado a correr há quatro semanas e havia experimentado uma tensão cada vez maior nos posteriores da coxa e nas panturrilhas. A sensação de rigidez surgiu gradualmente, como seria de se esperar, e estava piorando. A rigidez é agravada pela corrida e por ficar em posição sentada por períodos prolongados e, embora inicialmente melhorasse com banhos quentes, agora parece ser constante. É importante citar que o paciente não relata qualquer dor. O paciente pode ter tido um estiramento dos posteriores da coxa em um jogo de futebol há dois anos,

Capítulo 9 • Elaboração de um programa de liberação de tecidos moles   245

mas não se lembra exatamente quando isso aconteceu. Ele tentou fazer alguns alongamentos que encontrou em um livro, mas eles lhe deram dor nas costas. Este parece ser um caso simples, com o tratamento provavelmente focado nos membros inferiores. Pode ser interessante dar uma olhada nos tipos de alongamentos que o paciente vem fazendo.

- **Histórico de saúde.** O paciente B tem cefaleia por tensão (possivelmente relacionada com o uso de um computador por períodos prolongados), mas não havia nenhum outro dado significativo e nenhuma contraindicação à massagem. A tensão do pescoço e dos ombros pode ser tratada com a LTM; isso foi anotado para referência futura, mas não se destina a fazer parte deste primeiro tratamento.

- **Diagrama corporal.** A parte posterior de ambos os membros inferiores estava sombreada neste diagrama, mostrando claramente onde estava a queixa principal. O fato de o paciente experimentar cefaleias tensionais poderia ter sido observado neste diagrama como um problema secundário.

- **Escalas visuais analógicas.** Utilizaram-se quatro EVA com este paciente para representar cada um dos músculos dos membros inferiores, onde ele estava sentindo rigidez (os músculos posteriores da coxa e da panturrilha dos membros inferiores direito e esquerdo). Curiosamente, ele relatou uma maior sensação de rigidez nos posteriores da coxa à esquerda (5 na escala), possivelmente onde havia experimentado uma lesão anterior, e na panturrilha direita (6 na escala), talvez porque ele está descarregando mais peso em seu lado direito para compensar a diminuição na função dos posteriores da coxa esquerdos. A EVA foi de 4 para os posteriores da coxa à direita e de 4 para a panturrilha à esquerda. Observou-se ainda que a sensação de rigidez do paciente ia até o tendão do calcâneo, em ambos os lados.

- **Avaliação postural.** Esta avaliação revelou que o paciente B permanecia levemente inclinado quando em pé, possivelmente com um leve grau de flexão do joelho em ambos os lados. A avaliação foi difícil porque o paciente relatou sentir-se "desconfortável" em posição ortostática com uma postura ereta; ficar em posição ortostática com as pernas estendidas parecia agravar a tensão nos posteriores da coxa. Como o paciente relatou que ficava sentado no trabalho o dia todo, foi realizada uma observação de sua posição sentada. Essa observação revelou que ele gostava de se sentar com os joelhos flexionados, com os tornozelos enganchados na base da cadeira, em uma posição que ele relatava ser "muito confortável".

- **Amplitude de movimento e outros testes especiais.** Utilizou-se o teste de elevação da perna reta para testar o comprimento dos posteriores da coxa do paciente. Os resultados foram de 70° na perna esquerda e 65° na perna direita, com o paciente relatando um aumento quase imediato na tensão em ambos os lados durante o teste. Acredita-se que o paciente fique sentado em flexão do joelho por cerca de 6 horas por dia no trabalho. Realizou-se um teste de diferenciação com o paciente em posição ortostática para testar os músculos gastrocnêmio e sóleo. Encontrou-se redução na dorsiflexão em ambos os lados e o sóleo encurtado à direita.

- **Palpação.** Esta avaliação foi feita sem óleo. Encontrou-se aumento da tensão nos músculos posteriores da coxa e da panturrilha, de ambos os lados. Havia uma massa palpável que pode ser decorrente de tecido cicatricial no ventre do músculo bíceps femoral esquerdo, que confirma o relato do paciente de uma possível lesão prévia.

Programa de tratamento para o paciente B

Com base nas informações fornecidas, elaborou-se um programa de tratamento para o paciente B (ver Fig. 9.10). O principal objetivo do tratamento era diminuir a sensação de tensão nos músculos posteriores da coxa e da panturrilha do paciente. Embora um teste de elevação da perna reta tenha sido usado na avaliação do comprimento dos posteriores da coxa e tenha melhorado desproporcionalmente depois do tratamento em ambos os lados, o aumento do comprimento desses músculos não foi o principal objetivo do tratamento. Utilizou-se uma EVA para ajudar o paciente a relatar sua sensação de rigidez muscular. A principal preocupação do paciente não era ter músculos posteriores da coxa mais alongados, mas sentir-se menos rígido; ele estava preocupado que a rigidez pudesse impedi-lo de continuar com seu novo programa de corrida.

Este caso é um bom exemplo de como a LTM ativa pode ser aplicada com eficácia somada à massagem semanal. Nesse caso, era importante explicar ao paciente a importância de evitar a LTM ativa antes de correr, pois ela poderia diminuir sua força muscular. Também era importante que o paciente fosse cauteloso em relação à aplicação da LTM ativa de forma muito profunda logo após uma corrida, porque poderia haver microlacerações inicialmente mascaradas no músculo que poderiam ser agravadas com a pressão profunda da bola de tênis. Aplicaram-se alongamentos ativos aos músculos posteriores da coxa e da panturrilha como uma alternativa à LTM pós-exercício.

O paciente foi então tratado uma vez por semana durante quatro semanas, e tratamentos semelhantes foram realizados. A sensação de rigidez diminuiu em ambos os membros inferiores. Incentivou-se a realização de alongamentos pós-exercício. Sugeriu-se que o paciente procurasse aconselhamento em relação à sua posição sentada no trabalho. Embora os achados no teste de elevação da perna reta não tenham mudado muito, houve um aumento acentuado na dorsiflexão de tornozelo, indicando uma maior flexibilidade nos tecidos da panturrilha.

Os dois estudos de caso a seguir, paciente C e paciente D, ilustram como a LTM pode ser usada para ajudar a desativar pontos-gatilho.

Paciente C

O paciente C chegou com dor e redução na ADM da parte descendente do trapézio e região posterior dos ombros.

Informações do paciente C

A seguir, encontra-se um resumo dos formulários de admissão do paciente C.

- **Perguntas iniciais**. Este paciente trabalha em uma agência de *telemarketing* há mais de três anos e durante o trabalho fica parado, sentado em uma mesa, usando um fone de ouvido, ao telefone. Nos últimos 12 meses, ele começou a experimentar períodos de dor no pescoço e no ombro, que era capaz de aliviar movendo a cabeça e os ombros. No entanto, a frequência e duração dos episódios de dor aumentaram e pioraram. A dor era inicialmente de nível baixo, descrita como "incômoda", durava apenas alguns minutos e não chegava até o final do dia, sendo aliviada pelo movimento. No momento da consulta, a dor era "intensa", ocorria durante a digitação por 60 minutos e não podia ser aliviada com movimentos nem alongamento. O paciente havia tentado usar uma bolsa quente, que inicialmente aliviou os sintomas, mas agora fazia pouca diferença e ele estava preocupado que pudesse ter um grave problema no pescoço e nos ombros.

- **Histórico de saúde.** O paciente C foi submetido à fusão das vértebras L4/L5 há 10 anos após um acidente de trânsito e usava uma mesa de trabalho elevada, uma vez que permanecer sentado por mais de 30 minutos causava dor lombar. Não há contraindicações à massagem na parte superior do corpo.
- **Diagrama corporal.** O paciente usou o diagrama corporal para sombrear os locais em que estava sentindo dor. Observou-se que a dor estava na parte descendente do trapézio, irradiando pela borda medial da escápula e para a parte posterior do ombro.
- **Escala visual analógica.** O paciente foi incapaz de converter sua sensação de dor em uma EVA, por isso ela não foi usada.
- **Avaliação postural.** Esta avaliação revelou que o paciente C tinha uma postura com anteriorização de cabeça evidente. Realizou-se uma observação deste paciente em posição sentada e ortostática. A posição ortostática não revelou problemas, mas observou-se que, quando sentado em sua estação de trabalho, o monitor do paciente estava muito alto e a parte superior do monitor não estava no nível dos olhos, fazendo com que o paciente inclinasse levemente a cabeça para trás.
- **Amplitude de movimento e outros testes especiais.** Analisou-se a ADM ativa da região cervical, que não revelou restrições na flexão ou na extensão, embora ambas fossem acompanhadas de dor "intensa" que parecia "muscular", enquanto havia uma limitação de pelo menos 30% na flexão lateral direita e esquerda. A amplitude de rotação direita e esquerda era normal, mas acompanhada de "dor e repuxamento". A amplitude ativa de ombro era completa à esquerda e à direita, mas a elevação acima de $90°$ causava dor na parte descendente do trapézio em ambos os lados, com o paciente flexionando a cabeça enquanto tentava a elevação total.
- **Palpação.** A palpação revelou um ponto-gatilho ativo no músculo levantador da escápula, que reproduzia a dor do paciente tanto do lado esquerdo como do lado direito. Ele tinha uma região dolorosa na base do crânio.

Programa de tratamento para o paciente C

Com base nas informações fornecidas, elaborou-se um programa de tratamento para o paciente C (Fig. 9.11). Os objetivos do tratamento foram (1) aumentar o tempo em que a dor surgia depois de começar a trabalhar de 60 minutos para qualquer valor acima disso, (2) reduzir a intensidade da dor, (3) reduzir o tempo em que o paciente permanece com dor durante um episódio de dor, (4) reduzir a frequência dos episódios de dor e (5) melhorar a ADM de flexão lateral do pescoço e reduzir a dor e a sensação de repuxamento à rotação.

248   Parte 4 • Programas de liberação de tecidos moles

Paciente D

A paciente D chegou com dor no braço esquerdo que irradiava ao polegar e indicador esquerdos.

Informações da paciente D

Segue um resumo dos formulários de admissão da paciente D.

- **Perguntas iniciais.** Trata-se de uma paciente bariátrica que estava confinada à casa. Ela estava desempregada, aguardando a cirurgia bariátrica como parte de um programa de controle de peso e sob a supervisão de um médico local que estava presente no momento da consulta inicial; o médico descartou angina ou problemas cardíacos como sendo a causa da dor no braço esquerdo, acreditando que a dor era de origem muscular. O médico recomendou a massagem como uma possível solução. A dor no braço esquerdo impedia a paciente de fazer crochê, um *hobby* pelo qual era apaixonada.
- **Histórico de saúde.** A paciente D relatou que seu peso era de 171 kg e que usava aspirina diariamente. Ela também tomava tiroxina diariamente para o hipotireoidismo.
- **Diagrama corporal.** A paciente usou uma imagem ampliada do membro superior de um diagrama corporal para sombrear onde estava sentindo dor. A dor ocorria principalmente na parte frontal e posterior do braço, às vezes com irradiação ao antebraço, e muito ocasionalmente dor torácica no lado direito. Esta paciente era canhota.
- **Escalas visuais analógicas.** A paciente relatou uma dor em "queimação constante" e cerca de 6, de um total de 10 na EVA, mas que aumentava para 8 a 9 quando fazia crochê.
- **Avaliação postural.** Esta paciente foi avaliada enquanto descansava em sua cadeira habitual em casa, uma cadeira construída especialmente para ela. A cadeira reclinava em cerca de 45° na vertical, fazendo com que a paciente adotasse uma posição de flexão acentuada do pescoço.
- **Amplitude de movimento e outros testes especiais.** Não foi possível avaliar a amplitude de movimento do pescoço e do ombro, uma vez que ela não conseguia se sentar ereta. Mensurou-se a ADM ativa e passiva de cotovelo, punho e dedos de ambas as mãos. A supinação estava reduzida e era "dolorosa" no punho esquerdo; a extensão do punho e dedos do punho esquerdo era total, mas descrita como "tensa", bem como a extensão do polegar esquerdo.
- **Palpação.** A palpação do membro superior revelou uma leve sensibilidade em toda a superfície anterior. Não foi possível palpar a superfície posterior. A palpação não reproduzia os sintomas da paciente. No entanto, a palpação dos escalenos esquerdos o fazia.

Programa de tratamento para a paciente D

Com base nas informações fornecidas, elaborou-se um programa de tratamento para a paciente D (Fig. 9.12). Os objetivos do tratamento foram reduzir a frequência e a intensidade da dor no membro superior esquerdo de 6 a 9, de um total de 10 na EVA, para abaixo desse número.

COMENTÁRIOS FINAIS

Agora o leitor tem uma boa compreensão da importância de fazer essas perguntas iniciais e conhece vários métodos de avaliação diferentes que podem ser usados para ajudar a embasar seus tratamentos. Os estudos de caso ilustram situações diferentes nas quais a LTM poderia ajudar. O leitor consegue se lembrar de algum de seus pacientes a quem a LTM pode ser apropriada? Este capítulo forneceu algumas informações sobre a variedade de avaliações que podem ser usadas com seus pacientes; incentiva-se que o leitor experimente algumas delas.

QUESTÕES PARA ESTUDO

1. Ao fazer as perguntas iniciais, o que se poderia dizer em vez de "Onde está doendo"?
2. Se um paciente chega com mais de uma parte do corpo precisando de tratamento, como seria possível indicar rapidamente nos registros qual local é a principal área a ser tratada?
3. O que significa EVA?
4. No programa de tratamento, o que as informações subjetivas informam?
5. No programa de tratamento, o que as informações objetivas informam?

250   Parte 4 • Programas de liberação de tecidos moles

PERGUNTAS INICIAIS

1. Como posso ajudar?

O paciente procura alívio da dor e espera que a massagem terapêutica ajude.

2. Onde está o desconforto que você descreveu?

É uma dor no joelho direito.

3. Quando começou?

Depois de uma cirurgia de artroplastia total do joelho recente nesse lado.

4. Como ela foi causada?

Conforme descrito previamente.

5. Ela está melhorando, piorando ou está igual?

Melhorando lentamente.

6. Alguma coisa a piora?

Fazer os exercícios de fisioterapia para incentivar a flexão/extensão.

7. Alguma coisa a melhora?

Não fazer os exercícios de fisioterapia. Como autotratamento, o paciente usa analgésicos; automassagem em todo o joelho evitando a ferida na região anterior; mobilização dentro da amplitude livre de dor.

8. Você já recebeu tratamento anterior para essa queixa? Foi útil?

Não. No entanto, o joelho esquerdo foi submetido à mesma cirurgia há 2 anos e pareceu melhorar mais rapidamente.

9. Você já teve essa condição antes?

Não.

10. Você já teve alguma lesão anterior na mesma área?

Osteoartrite grave, que levou à cirurgia de artroplastia total do joelho.

11. Pode descrever o tipo de desconforto que está sentindo?

Dor (nível 7 na EVA) à movimentação ativa e passiva do joelho, especialmente à flexão; rigidez.

12. Como essa condição afeta seu trabalho e lazer?

Incapacidade de andar com o cachorro; dificuldade em todas as atividades diárias que envolvem caminhada e uso de escadas.

13. Há mais alguma coisa que você acha que eu preciso saber?

Paciente relata "dor em queimação" ao tentar fazer os exercícios de fisioterapia; isso muda para "incômodo" após o exercício e pode durar várias horas.

Figura 9.6   Respostas da paciente A às perguntas iniciais.

HISTÓRICO DE SAÚDE

Nome: Paciente A	Telefone (residencial):	Telefone (comercial):
Endereço:	Celular:	Data de nascimento: maio de 1936

Nome e telefone do(a) médico(a):

Endereço:

Profissão: cozinheira de escola aposentada	Peso: 70 kg	Altura: 1,68 m
Medicação em uso atual: analgésicos para dor pós-operatória	Encaminhamento? Não	
Cirurgias/doenças recentes: artroplastia total do joelho direito	Gestação:	
Problemas circulatórios: (coração, edema pulmonar, pressão arterial alta/baixa, má circulação)	Hipertensão arterial não medicada	
Sistema respiratório: (asma, bronquite, rinite alérgica)	Nenhum	
Doenças de pele: (dermatite, eczema, sensibilidade, infecções fúngicas)	Nenhuma	
Problemas musculoesqueléticos: (fibromialgia, fraturas prévias)	Rigidez e inchaço no joelho direito após cirurgia recente, com diminuição na amplitude de movimento	
Problemas neurológicos: (dor ciática, epilepsia, enxaqueca)	Nenhum	
Problemas urinários: (cistite, candidíase, problemas renais)	Nenhum	
Sistema imunológico: (propensão a resfriados, baixa imunidade)	Nenhum	
Problemas ginecológicos: (TPM, menopausa, terapia de reposição hormonal, períodos menstruais irregulares)	Nenhum	
Problemas hormonais: (diabetes)	Nenhum	
Problemas digestivos: (indigestão, constipação, síndrome do intestino irritável)	Nenhum	
Problemas relacionados com o estresse ou psicológicos: (depressão, ansiedade, crises de pânico, alterações de humor)	Nenhum	

TERMO DE COMPROMISSO: Eu confirmo, com pleno conhecimento, que não retive nenhuma informação relevante ao meu tratamento e que compreendo e aceito a total responsabilidade pelo tratamento que me é prestado. Também afirmo que todas as informações que relatei são verdadeiras, conforme detalhado neste formulário, e informarei ao fisioterapeuta se essas circunstâncias mudarem.

Assinatura do(a) paciente: _____

Assinatura do(a) fisioterapeuta: _____ Data: _____

Figura 9.7 Histórico de saúde da paciente A.

252 Parte 4 • Programas de liberação de tecidos moles

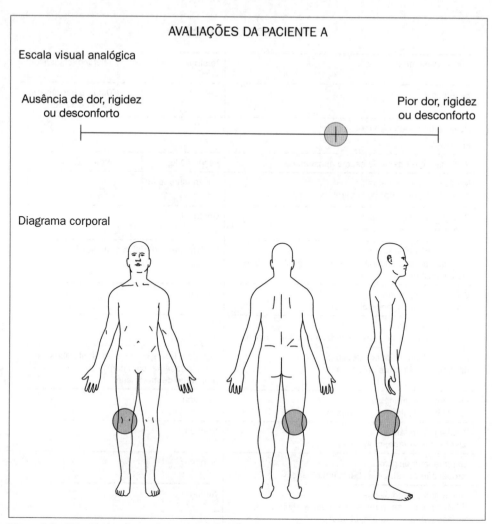

Figura 9.8 Escala visual analógica e diagrama corporal da paciente A.

Capítulo 9 • Elaboração de um programa de liberação de tecidos moles   253

PROGRAMA DE TRATAMENTO

Nome do(a) paciente: Paciente A   Data: /   /

Queixa principal: Dor e rigidez no joelho direito após cirurgia de artroplastia total do joelho.
Observações especiais: Consentimento para tratamento dado pelo fisioterapeuta; dor piorou
após o tratamento fisioterapêutico para melhorar a ADM do joelho.
Objetivos do tratamento: Ajudar a paciente a realizar flexão/extensão do joelho, conforme
recomendado pelo fisioterapeuta, começando com a flexão.

Subjetivo
A paciente está bem e concordou com o plano de tratamento. Nenhuma dor no joelho no
momento. Uso da EVA para medir dor prévia (ver avaliação inicial).

Objetivo
Joelho direito inchado.
Cicatrizes longitudinais anteriores em ambos os joelhos.
Limitação na flexão e extensão ativa e passiva quando testadas nas posições sentada, em
decúbito dorsal e em decúbito ventral, com a dor localizada sendo mais acentuada durante a
flexão do joelho.
A paciente tem dificuldade para se levantar e se deitar na maca terapêutica. Em decúbito
ventral, a flexão do joelho é limitada (pela dor) em 80°.

Tratamento
Flexão e extensão passiva leve da articulação do joelho em decúbito ventral.
LTM passiva sobre as roupas aplicada aos posteriores da coxa à esquerda em decúbito
ventral para demonstrar técnica. Aproximadamente 2 minutos.
LTM passiva aplicada aos posteriores da coxa à direita em decúbito ventral.
Aproximadamente 4 minutos (inicialmente houve desconforto na região anterior do joelho,
então continuou-se depois de posicionar um rolo de posicionamento embaixo do joelho,
levemente superior à cicatriz).
Técnica repetida por mais 4 minutos, enquanto agitava-se delicadamente a perna da paciente
durante a extensão do joelho. A cada movimento, o joelho era passivamente flexionado um
pouco mais.
Paciente aconselhada a descansar com as pernas levantadas para estimular a drenagem
linfática a fim de ajudar na redução do inchaço.

Avaliação
Demonstrar na perna esquerda da paciente me ajudou a ganhar sua confiança.
Usar um rolo de posicionamento meia-lua para evitar que o joelho tocasse na maca
terapêutica funcionou bem.
A paciente gostou muito da agitação suave da perna durante a aplicação da técnica.
A flexão do joelho aumentou 5 graus em decorrência da flexão passiva.
A paciente relatou estar "espantada" com o aumento da flexão. Em decúbito dorsal, a
extensão do joelho em repouso foi relatada como "mais confortável".

Plano
Dez minutos de LTM diariamente, conforme observado anteriormente. Paciente deve fazer
repouso na posição mostrada. Paciente deve continuar os exercícios diários de fisioterapia.
Tentar a técnica musculoenergética no quadríceps femoral, enquanto na posição sentada,
como complemento à LTM.

Assinatura do(a) paciente: _____

Figura 9.9 Programa de tratamento para a paciente A, que incorpora informações subjetivas e
objetivas, bem como informações relacionadas ao tratamento, à avaliação e ao plano de tratamento.

PROGRAMA DE TRATAMENTO

Nome do(a) paciente: Paciente B   Data: /   /

Queixa principal: Encurtamento dos músculos posteriores da coxa e da panturrilha.
Observações especiais: O paciente quer continuar o programa de corrida quatro vezes por semana.
Objetivos do tratamento: Diminuir a sensação de rigidez nos músculos posteriores da coxa e nas panturrilhas.

Subjetivo
Paciente está bem e concordou com o plano de tratamento.

Objetivo
Diminuição no teste de elevação da perna reta (EPR) em ambos os lados (70° à esquerda, 65° à direita). Diminuição na dorsiflexão do tornozelo em ambos os lados.
Escala visual analógica para avaliar a rigidez (ver consulta).
Massa pequena, palpável e não dolorosa no bíceps femoral esquerdo.

Tratamento
Massagem de aquecimento básica à região posterior de ambos os membros inferiores antes do tratamento com LTM, aproximadamente 5 minutos de cada lado.
Em decúbito dorsal, pés fora da maca, 5 minutos de LTM ativoassistida aplicada aos posteriores da coxa e 5 minutos de LTM ativoassistida aplicada à panturrilha, de cada lado, sobre uma toalha. Além disso, massagem mais profunda no membro inferior posterior (2 minutos), em seguida, LTM repetida sobre uma toalha por 3 minutos nos posteriores da coxa, 3 minutos nas panturrilhas, de cada lado. Massagem novamente por 2 minutos de cada lado.
Em decúbito dorsal, massagem aos músculos quadríceps femoral e tibial anterior, em ambos os lados, por aproximadamente 10 minutos cada lado.
LTM ativa aplicada aos músculos posteriores da coxa e da panturrilha demonstrada ao paciente; em seguida, o paciente recebeu uma bola de tênis a ser usada para esse fim.
Explicou-se que ele deveria ser cauteloso em relação ao uso da LTM antes e depois do exercício.
Alongamentos ativos dos músculos posteriores da coxa e da panturrilha demonstrados ao paciente.

Avaliação
EPR pós-tratamento = 75° à esquerda, 75° à direita. Aumento na dorsiflexão quando testada ativamente.
O paciente percebe menos tensão nas duas pernas.
O tratamento inicial geral pareceu ser eficaz na diminuição da sensação de rigidez do paciente em músculos posteriores da coxa e da panturrilha.

Plano
Massagem, conforme descrito, uma vez por semana.
Paciente pratica a LTM ativa e se alonga conforme recomendado.
Paciente considera tratar todo o membro inferior de ambos os lados com uma massagem de manutenção/profilática durante o programa de corrida.

Assinatura do(a) paciente: _____

Figura 9.10 Programa de tratamento para o paciente B, que incorpora informações subjetivas e objetivas, bem como informações relacionadas ao tratamento, à avaliação e ao plano de tratamento.

Capítulo 9 • Elaboração de um programa de liberação de tecidos moles 255

PROGRAMA DE TRATAMENTO

Nome do(a) paciente: Paciente C   Data: /   /

Queixa principal: Dor na região posterior de pescoço e ombro, bilateralmente.
Observações especiais: Paciente incapaz de permanecer sentado por mais de 30 minutos sem dor lombar.

Subjetivo
Paciente está bem e concordou com o plano de tratamento.

Objetivo
Diminuição da flexão lateral cervical ativa em 30% à esquerda e à direita.
Rotação cervical ativa completa à esquerda e à direita, mas dolorosa ao forçar.
Flexão e extensão cervical ativa completa com dor à extensão.
Pontos-gatilho ativos encontrados no levantador da escápula à esquerda e à direita.
Amplitude de movimento do ombro ativa completa, com dor na parte descendente do trapézio aos movimentos de abdução acima de 90°, bilateralmente.

Tratamento
Paciente sentado na cadeira de massagem inclinada na sala de terapia no trabalho.
Massagem básica de aquecimento à região posterior de ambos os ombros e pescoço por aproximadamente 5 minutos cada lado.
LTM para desativar os pontos-gatilho tratados nos levantadores da escápula esquerdo e direito, intercalada com as técnicas de massagem de *effleurage* e *pettrisage* leve, por um total de 20 minutos.
Em posição ortostática, o paciente foi ensinado a realizar alongamentos ativos do pescoço para os levantadores da escápula.
Paciente aconselhado a reposicionar o monitor ao trabalhar em posição ortostática na sua estação de trabalho. Dado aconselhamento em relação ao alongamento do músculo levantador da escápula.

Avaliação
ADM cervical ativa: Pouca melhora nas amplitudes de flexão lateral e de rotação, mas o paciente relata uma redução importante na sensação de dor e repuxamento. A ADM ativa de ombro é desconfortável além dos 90° de abdução, mas já não é dolorosa.
O tratamento inicial geral pareceu ser eficaz em reduzir a sensação de dor e repuxamento nos músculos do pescoço e na dor na região posterior do ombro.

Plano
Tratamento conforme descrito duas vezes por semana, no trabalho.
Paciente faz os alongamentos do levantador da escápula, conforme recomendado.
Paciente ajusta sua postura na estação de trabalho em posição ortostática. (Verificar na próxima sessão).
Ensinam-se exercícios de retração do pescoço ao paciente.

Assinatura do(a) paciente: _____

Figura 9.11 Programa de tratamento para o paciente C, que incorpora informações subjetivas e objetivas, bem como informações relacionadas ao tratamento, à avaliação e ao plano de tratamento.

256 Parte 4 • Programas de liberação de tecidos moles

PROGRAMA DE TRATAMENTO

Nome do(a) paciente: Paciente D   Data: /   /

Queixa principal: Dor no membro superior esquerdo.
Observações especiais: A paciente é bariátrica, incapaz de se sentar na posição vertical e precisa ser tratada na cadeira, na casa da paciente.

Subjetivo
O médico da paciente confirma que a dor do lado esquerdo é de origem muscular. A paciente concorda com o plano de tratamento.

Objetivo
ADM ativa e passiva de cotovelo, punho e dedo de ambas as mãos. Supinação levemente reduzida e "dolorida" no punho esquerdo; extensão total do punho e dos dedos no punho esquerdo, mas "tensa", bem como a extensão do polegar esquerdo.

Tratamento
Paciente sentada em casa em cadeira especializada. Alterou-se a inclinação da cadeira de modo a possibilitar que a paciente se sentasse mais verticalmente e facilitasse o tratamento dos escalenos. Contudo, não foi possível adotar uma posição vertical completa com esta paciente. Tentou-se realizar a LTM para desativar pontos-gatilho nos escalenos à esquerda, mas sem sucesso, pois isso fez com que a paciente tivesse náuseas. Ensinou-se a paciente a realizar a LTM ativa em pontos-gatilho nos escalenos. Aconselhou-se a paciente a manter a posição mais ereta possível, e forneceram-se explicações em relação à postura da cabeça e à dor referida aos escalenos. Ensinaram-se alongamentos ativos para os flexores do punho e dos dedos. Realizaram-se 10 minutos de *effleurage* à região anterior do braço esquerdo e à região anterior e posterior do antebraço esquerdo, seguidos de um total de 10 minutos de alongamentos passivos de pronadores do punho e flexores do punho e dos dedos. Paciente recebeu um diário para registrar a liberação ativa de pontos-gatilho nos escalenos e os sintomas. Aconselhou-se a paciente a reduzir a intensidade do crochê, intercalada com outras atividades sedentárias.

Avaliação
Houve apenas uma pequena melhora nos sintomas, mas as orientações à paciente foram bem-sucedidas. A paciente entendeu como identificar pontos-gatilho nos escalenos e concordou em trabalhar esses pontos durante a semana.

Plano
Revisitar a paciente uma vez por semana para monitorar o efeito da LTM ativa nos escalenos e os alongamentos ativos do punho e dos dedos.
Paciente pratica a desativação de pontos-gatilho nos escalenos conforme recomendado.
Paciente pratica os alongamentos do punho e dos dedos, conforme recomendado.

Assinatura do(a) paciente: _____

Figura 9.12 Programa de tratamento para a paciente D, que incorpora informações subjetivas e objetivas, bem como informações relacionadas ao tratamento, à avaliação e ao plano de tratamento.

▓ Respostas às questões para estudo

CAPÍTULO 1

1. A LTM é voltada a áreas específicas de tensão no interior de um músculo, enquanto o alongamento geral exerce efeito em todo o músculo.
2. Pode-se travar um músculo usando o antebraço, o punho, o cotovelo ou uma ferramenta de massagem.
3. Ao aplicar um travamento, deve-se iniciar pela extremidade proximal.
4. A LTM deve ser usada com cautela em uma situação pré-evento porque o alongamento diminui temporariamente a força muscular.
5. A LTM pode ser aplicada em uma situação pós-evento, mas não deve ser muito profunda porque pode haver microtraumas, que podem não estar sendo sentidos em razão do aumento no nível de endorfinas naturais.
6. Problemas musculares associados com pontos-gatilho:
   - Músculos tensos e fracos.
   - Diminuição da força muscular.
   - Dor muscular.
7. Problemas articulares associados com pontos-gatilho:
   - Rigidez articular.
   - Dor articular.

CAPÍTULO 2

1. Pode-se usar a palma da mão para travar tecidos quando precisar de um travamento suave, como ao aplicar a LTM antes ou depois de um evento esportivo.
2. A LTM não é apropriada às seguintes classes de pacientes:
   - Aquele para quem a massagem geral é contraindicada.
   - Aquele que se contunde facilmente.
   - Aquele com síndrome de hipermobilidade.
3. Os três tipos de LTM são a passiva, a ativoassistida e a ativa.

258 Liberação de tecidos moles e de pontos-gatilho

4. Não se mantém um travamento ao final de um alongamento; uma vez que os tecidos se alongaram, retira-se o travamento.
5. Para medir a eficácia da LTM, pode-se:
- Pedir *feedback* ao paciente sobre a sensação de dor antes e depois do tratamento.
- Usar uma escala visual analógica.
- Utilizar testes de movimento, como o teste de elevação da perna reta ou o teste de flexão do joelho.

CAPÍTULO 3

1. Quando um músculo está em uma posição neutra, as fibras não estão nem encurtadas nem alongadas demais.
2. O fisioterapeuta realiza o alongamento na LTM passiva.
3. Sim, um travamento é mantido enquanto um músculo está sendo alongado.
4. É mais provável que os pacientes sintam o alongamento à medida que o tratamento se aproxima da extremidade distal do músculo.
5. É preciso ter cautela ao aplicar a LTM passiva associada à massagem com óleo porque trabalhar sobre uma toalha sobre a pele que foi lubrificada possibilita um travamento extremamente firme.

CAPÍTULO 4

1. O paciente e o fisioterapeuta trabalham juntos ao utilizar a LTM ativoassistida: o fisioterapeuta aplica o travamento enquanto o paciente se move para produzir o alongamento.
2. A LTM ativoassistida é útil para o tratamento de pacientes que podem ter dificuldade em relaxar durante o tratamento e para aqueles que gostam de se envolver no tratamento.
3. A LTM ativoassistida é uma forma útil de reabilitação subsequente à imobilização articular, pois aumenta a amplitude das articulações e ajuda a fortalecer os músculos adjacentes.
4. A maior diferença entre a LTM passiva e a ativoassistida é que, na LTM passiva, músculos relaxados estão sendo alongados; na LTM ativoassistida, o músculo que está sendo alongado está com frequência se contraindo excentricamente.
5. Alguns pacientes se confundem se o fisioterapeuta alterna entre a LTM passiva e a ativoassistida porque uma delas exige que ele se mova e a outra não.

CAPÍTULO 5

1. Deve-se contrair concentricamente o músculo no qual se deseja trabalhar para encurtá-lo.
2. Deve-se contrair o músculo primeiro, depois travar os tecidos moles.

Respostas às questões para estudo 259

3. Deve-se posicionar o primeiro travamento mais próximo da origem do músculo e trabalhar em direção à extremidade distal.
4. É melhor evitar a LTM se você se machuca facilmente. Como é necessário aplicar travamentos razoavelmente fortes, isso pode induzir a hematomas não intencionais.
5. Quando se está aprendendo a utilizar a técnica, deve-se aplicar a LTM por apenas dois a três minutos em cada área.

CAPÍTULO 6

1. Na LTM passiva aplicada aos romboides, a escápula precisa protrair para provocar o alongamento. O braço, portanto, precisa ser posicionado fora da maca no início do tratamento.
2. Para dissipar a pressão de qualquer travamento, deve-se trabalhar sobre uma toalha dobrada ou uma toalha de rosto.
3. A LTM ativoassistida é um método seguro de alongamento dos tecidos do pescoço porque o alongamento é realizado pelo próprio paciente, e é provável que o paciente se alongue apenas dentro de sua amplitude livre de dor.
4. É preciso se atentar à clavícula e ao acrômio e evitar pressioná-los ao aplicar a LTM ativoassistida às fibras descendentes do trapézio.
5. Depois de ter travado os tecidos do músculo eretor da espinha com o paciente em extensão, o paciente flexiona anteriormente o tronco, provocando assim o alongamento.

CAPÍTULO 7

1. Ao tratar os posteriores da coxa passivamente, deve-se evitar aplicar travamentos no espaço poplíteo atrás do joelho.
2. Os músculos flexores plantares do tornozelo são muito fortes, por isso é necessária mais força para dorsiflexionar o tornozelo passivamente e alongar esses músculos. Usar a coxa fornece maior força e é mais seguro para o massoterapeuta do que usar a mão.
3. Jamais se deve ficar em pé sobre uma bola ao utilizar a LTM ativa, pois isso pode ser perigoso. Recomenda-se sempre aplicar a técnica em posição sentada.
4. Os pacientes com pés planos (isto é, aqueles cujos tornozelos são evertidos) muitas vezes sentem a LTM aplicada aos fibulares mais intensamente do que outros pacientes.
5. A LTM ao músculo ilíaco é aplicada com o paciente em decúbito lateral.

CAPÍTULO 8

1. A LTM aplicada ao músculo tríceps braquial é sentida particularmente após atividades que envolvem a extensão de cotovelo, como jogar tênis, praticar desenvolvimentos de ombro e realizar atividades de polimento.
2. A LTM passiva aplicada ao tríceps braquial é realizada com o paciente em decúbito ventral e com o antebraço posicionado fora da maca.

260 Liberação de tecidos moles e de pontos-gatilho

3. Ao realizar a LTM ativa aplicada aos extensores do punho, deve-se iniciar com o punho em extensão.
4. Ao aplicar a LTM ativoassistida aos flexores do punho, trava-se perto do cotovelo.
5. Atividades como digitar, dirigir e jogar golfe exigem flexão do punho e dos dedos, e qualquer um que realize essas atividades provavelmente se beneficiará da LTM aplicada aos flexores do punho.

CAPÍTULO 9

1. Como uma alternativa a "Onde está doendo?" pode-se perguntar "O que você está sentindo?".
2. Quando um paciente chega com mais de uma parte do corpo precisando de tratamento, uma maneira de indicar rapidamente qual local é a área principal a ser tratada é usar um diagrama corporal e marcar as áreas como (1), (2), (3) e assim por diante, com (1) indicando a área mais importante ou principal.
3. EVA significa escala visual analógica.
4. No programa de tratamento, as informações subjetivas informam o que o paciente disse e como o paciente se sente.
5. No programa de tratamento, as informações objetivas registram as observações do fisioterapeuta e incluem informações do diagrama corporal, da avaliação postural, do teste de ADM, de testes especiais e o que for descoberto utilizando a palpação.

Referências bibliográficas

Capítulo 1

American College of Sports Medicine. (2018). ACSM issues new recommendations on quality and quantity of exercise. Retrieved from www.acsm.org/about-acsm/media-room/newsreleases/2011/08/01/acsm-issues-new-recommendations-on-quantity-and-quality-of-exercise.

Chaitow, L. (2000). *Modern neuromuscular techniques*. London, England: Churchill Livingstone.

Davies, C. (2004). *The trigger point therapy workbook* (2nd ed.). Oakland, CA: New Harbinger.

Simons, D.G., Travell, J.G., & Simons, L.S. (1999). *Travell and Simons' myofascial pain and dysfunction: The trigger point manual*. Vol 1: Upper half of body (2nd ed.). Baltimore, MD: Lippincott Williams & Wilkins.

Stanton, T., Moseley, G., Wong, A., & Gregory, N. (2017). Feeling stiffness in the back: A protective perceptual inference in chronic pain. *Scientific Reports*, 7(1): 9681. Retrieved from www.nature.com/articles/s41598-017-09429-1.

Capítulo 6

Botha, D. (2017). A comparison between ischemic compression and foam rolling in the treatment of active rhomboid trigger points. University of Johannesburg. Abstract retrieved from https://ujcontent.uj.ac.za/vital/access/manager/Repository/uj:25556.

Cummings, M. (2003). Myofascial pain from pectoralis major following trans-axillary surgery. *Acupuncture in Medicine*, 21(3): 105-107. Retrieved from http://aim.bmj.com/content/21/3/105.

De Meulemeester, K., Castelein, B., Coppieters, I., Barbe, T., Cools, A., & Cagnie, B. (2017). Comparing trigger point dry needling and manual pressure technique for the management of myofascial neck/shoulder pain: A randomized clinical trial. *Journal of Manipulative and Physical Therapeutics*, 40(1): 11-20.

Fernandes-de-las-Peñas, C., Layton, M., & Dommerholt, J. (2015). Dry needling for the management of thoracic spine pain. *Journal of Manual Manipulative Therapy*, 23(3): 147-153. Retrieved from www.tandfonline.com/doi/abs/10.1179/2042618615Y.0000000001?journalCode=yjmt20.

Florencio, L., Giantomassi, M., Carvalho, G., Goncalves, M., Dach, F., Fernandez-de-las-Penas, C., & Bevilaqua-Grossi, D. (2015). Generalized pressure pain hypersensitivity in the cervical muscles in women with migraine. *Pain Medicine*, 16: 1629-1634.

Johnson, J. (2012). *Postural assessment*. Champaign, IL: Human Kinetics.

Lee, J., Hwang, S., Han, S., & Han, D. (2016). Effects of stretching the scalene muscles on slow vital capacity. *Journal of Physical Therapy Science*, 28: 1825-1828. doi:10.1589/jpts.28.1825.

Moraska, A., Schmiege, S., Mann, J., Butryn, N., & Krutsch, J. (2017). Responsiveness of myofascial trigger points to single and multiple trigger point release massages. *American Journal of Physical Medicine and Rehabilitation*, 96: 639-645. Retrieved from www.ajpmr.com.

Robbins, M.S., Kuruvilla, D., Blumenfeld, A., Charleston, I.V., Sorrell, M., Robertson, C.E., . . . Ashkenazi, A. (2014). Trigger point injections for headache disorders: Expert consensus methodology and narrative review. *The Journal of Head and Face Pain*, 54(9): 1441-1459.doi:10.1111/head.12442.

262 Liberação de tecidos moles e de pontos-gatilho

Shin, J.K., Shin, J.C., Kim, W.S., Chang, W.H., & Lee, S.H. (2014). Application of ultrasoundguided trigger point injection for myofascial trigger points in the subscapularis and pectoralis muscles to post-mastectomy patients: A pilot study. *Yonsei Medical Journal*, 55(3): 792-799. doi:10.3349/ymj.2014.55.3.792.

Simons, D.G., Travell, J.G., & Simons, L.S. (1999). *Travell and Simons' myofascial pain and dysfunction: The trigger point manual*. Vol 1: Upper half of body (2nd ed.). Baltimore, MD: Lippincott Williams & Wilkins.

Taleb, W., Youssef, A., & Saleh, A. (2016). The effectiveness of manual versus algometer pressure release techniques for treating active myofascial trigger points of the upper trapezius. *Journal of Bodywork and Movement Therapies*, 20: 863-869.

Tewari, S., Madabushi, M., Agarwal, A., Gautam, S., & Khuba S. (2017). Chronic pain in a patient with Ehlers-Danlos syndrome (hypermobility type): The role of myofascial trigger point injections. *Journal of Bodywork and Movement Therapies*, 21: 194-196.

Capítulo 7

Espí-López, G., Serra-Año, P., Vicent-Ferrando, J., Sanchez-Moreno-Giner, M., Arias-Buria, J., Cleland, J., & Fernández-de-las-Peñas, C. (2017). Effectiveness of inclusion of dry needling in a multimodal therapy program for patellofemoral pain: A randomized parallel-group trial. *Journal of Orthopaedic and Sport and Physical Therapy*, 47(6): 392-401.

Ferguson, L. (2014). Adult idiopathic scoliosis: The tethered spine. *Journal of Bodywork and Movement Therapies*, 18: 99-111.

Grieve, R., Barnett, S., Coghill, N., & Cramp, F. (2013). Myofascial trigger point therapy for triceps surae dysfunction: A case series. *Manual Therapy*, 18(6): 519-525.

Grieve, R., Cranston, A., Henderson, A., John, R., Malone, G., & Mayall, C. (2013). The immediate effect of triceps surae myofascial trigger point therapy on restricted active ankle joint dorsiflexion in recreational runners: A crossover randomised controlled trial. *Journal of Bodywork and Movement Therapies*, 17: 453-461.

Huguenin, L., Brukner, P., McCrory, P., Smith, P., Wajswelner, H., & Bennell, K. (2005). Effect of dry needling of gluteal muscles on straight leg raise: A randomised, placebo controlled, double blind trial. *British Journal of Sports Medicine*, 39: 84-90.

Oh, S., Kim, M., Lee, M., Lee, D., Kim, T., & Yoon B. (2016). Self-management of myofascial trigger point release by using an inflatable ball among elderly patients with chronic low back pain: A case series. *Annals of Yoga and Physical Therapy*, 1(3): 1013.

Patel, D., Vyas, N., & Sheth, M. (2016). Immediate effect of application of bilateral self myofascial release on the plantar surface of the foot on hamstring and lumbar spine flexibility: A quasi experimental study. *International Journal of Therapeutic Applications*, 32: 94-99.

Pavkovich, R. (2015). The use of dry needling for a subject with chronic lateral hip and thigh pain: A case report. *International Journal of Sports Physical Therapy*, 10(2): 246-255.

Renan-Ordine, R., Alburquerque-Sendin, F., de Souza, D., Cleland, J., & Fernandes-de-las-Peñas, C. (2011). Effectiveness of myofascial trigger point manual therapy combined with a self-stretching protocol for the management of plantar heel pain: A randomized controlled trial. *Journal of Orthopaedic and Sports Physical Therapy*, 41(2): 43-50.

Rossi, A., Blaustein, S., Brown, J., Dieffenderfer, K., Ervine, E., Griffin, S., Firierson, E., Geist, K., & Johanson, M. (2017). Spinal peripheral dry needling versus peripheral dry needling alone among individuals with a history of ankle sprain: A randomized controlled trial. *International Journal of Sports Physical Therapy*, 12(7): 1034-1047.

Trampas, A., Kitsios, A., Sykaras, E., Symeonidis, S., & Lararous, L. (2010). Clinical massage and modified proprioceptive neuromuscular facilitation stretching in males with latente myofascial trigger points. *Physical Therapy in Sport*, 11(3): 91-98.

Capítulo 8

González-Iglesias, J., Cleland, J.A., del Rosario Gutierrez-Vega, M., & Fernández-de-las-Peñas, C. (2011). Multimodal management of lateral epicondylalgia in rock climbers: A prospective case series. *Journal of Manipulative and Physiological Therapeutics*, 34(9): 635-642.

Hidalgo-Lozano, A., Fernández-de-las-Peñas, C., Alonso-Blanco, C., Ge, H.-Y., Arendt-Nielsen, L., & Arroyo-Morales, L. (2010). Muscle trigger points and pressure pain hyperalgesia in the shoulder muscles in patients with unilateral shoulder impingement: A blinded, controlled study. *Experimental Brain Research*, 202: 915-925.

Nielsen, A. (1981). Case study: Myofascial pain of the posterior shoulder relieved by spray and stretch. *Journal of Orthopaedic and Sports Physical Therapy*, 3(1): 21-26.

Simons, D.G., Travell J.G., & Simons L.S. (1999). *Travell and Simons' myofascial pain and dysfunction: The trigger point manual.* Vol 1: Upper half of body (2nd ed.). Baltimore, MD: Lippincott Williams & Wilkins.

Capítulo 9

Gift, A. (1989). Visual analogue scales: Measurement of subjective phenomena. *Nursing Research*, 38(5): 286-287.

Hawker, G., Mian, S., Kendzerska, T., & French, M. (2011). Measures of adult pain. *Arthritis Care and Research*, 63(Suppl 11): S240-S252.

Johnson, J. (2012). *Postural assessment.* Champaign, IL: Human Kinetics.

Kahn, M. (2008). Etiquette-based medicine. *The New England Journal of Medicine*, 358(19): 1988-1989.

Kendall, F.P., McCreary, E.K., Provance, P.G., Rodgers, M.M., & Romani, W.A. (2005). *Muscles: Testing and function with posture and pain* (5th ed.). Baltimore, MD: Lippincott Williams & Wilkins.

Melzack, R. (1975). The McGill Pain Questionnaire: Major properties and scoring methods. *Pain*, 1(3): 277-299.

Rosenzveig, A., Kuspinar, A., Daskalopoulou, S., & Mayo, N. (2014). Toward patient-centered care: A systematic review of how to ask questions that matter to patients. *Medicine*, 93(22): 1-10.

Índice remissivo

A

Abdução e extensão ativa do braço 128
Abdução passiva do braço 206
Acúmulo de pele 42, 65, 96, 118
Agulhamento a seco nos pontos-gatilho 185
Alongamento ativo dos extensores do punho e dos dedos 217
Alongamento de tecidos moles 3
Alongamento do bíceps braquial 201, 203, 204
Alongamento do ilíaco 193
Alongamento do quadríceps femoral 176
Alongamento dos escalenos 145
Alongamento dos extensores do punho e dos dedos 211, 215, 218
Alongamento dos fibulares 183
Alongamento dos flexores do punho e dos dedos 222, 223
Alongamento dos músculos glúteos 187, 189
Alongamento dos posteriores da coxa 150, 155
Alongamento dos tecidos do TIT 191
Alongamento do tibial anterior 180
Alongamento do tríceps braquial 198, 199
Alongamento passivo da panturrilha 160, 161
Alongamento passivo dos adutores do ombro 207
Alongamento passivo do tríceps braquial 197
Alongamento por meio da dorsiflexão ativa do tornozelo 171
Alongamento por meio da dorsiflexão passiva do tornozelo 161
Alongamento por meio da extensão do joelho durante a LTM ativa aplicada aos posteriores da coxa 156
Alongamento por meio da extensão passiva do punho 220
Alongamento realizado por meio da flexão ativa do joelho 178
Alongamento realizado por meio da rotação passiva do fêmur 186
Alongamento uniforme dos extensores do punho e dos dedos 213
American College of Sports Medicine 3
Amplitude de movimento 27, 102, 243, 245, 247
Antebraço 15, 167
Aplicação da LTM ativoassistida à planta do pé 172
Aplicação da LTM deslizante ao tibial anterior 181
Aplicação de LTM à perna 153
Aplicação de um travamento final na extremidade distal da panturrilha 161
Articulação do punho 19

Articulação do tornozelo 62
Articulações dos dedos 22
Atendimento domiciliar 96
Autotratamento 13
Avaliação postural 239, 243, 245, 247

B

Benefícios da LTM 11
Bola com corda para cães 95
Bola de plástico de alta elasticidade (macia) de brinquedo 23
Bola de tênis 23, 25, 170, 177
Bolas terapêuticas com cravos 24
Bolas usadas para direcionar a pressão 95

C

Caixa torácica 116
Cápsula articular do joelho 12
Cobertura fascial 189
Coluna vertebral 4, 21, 30, 31, 116, 184
Compressão na panturrilha 168
Comprimento do músculo 40, 94
Contração ativa do tibial anterior 166
Contrapressão 65
Correção postural 105
Cotovelo 9, 17, 154, 179, 223
Cotovelo de tenista 211
Crista ilíaca 192

D

Desconforto da tensão muscular 28
Deslizamento ao longo dos extensores do punho e dos dedos 216
Diagrama corporal 233, 243, 245, 247, 252
Direção da pressão 63, 94
Direção dos travamentos 63, 92
Diretrizes de segurança e cuidado 26
Diretrizes de segurança para a LTM ativa 106
Diretrizes de segurança para a LTM ativoassistida 83
Diretrizes de segurança para a LTM passiva 53
Diretrizes para a aplicação da LTM 14
Dor 28, 32
Dor articular 13
Dor muscular 13
Dorsiflexão de pé e tornozelo 46
Dorsiflexão do tornozelo na LTM ativa aplicada à panturrilha 169

266 Liberação de tecidos moles e de pontos-gatilho

Dorsiflexão passiva do tornozelo 159, 165

E

Effleurage (deslizamento) 41, 200
Elaboração de um programa de liberação de tecidos
    moles 227
Encurtamento do músculo peitoral maior 122, 126
Encurtamento nos músculos 5
Epicondilite lateral 3, 5
Epicondilite medial 3, 5, 10
Escala numérica de avaliação 129
Escalas visuais analógicas (EVA) 30, 115, 227, 239,
    243, 245, 247, 252
Escápula 48, 116, 118
Esportes 4
Estado analógico de saúde 231
Eversão do tornozelo 61
Exercícios (atividade física) 4
Extensão do punho 61
Extensão passiva do ombro 124

F

Face anteromedial do braço 122
Faixas elásticas 5
Fáscia 189
Fascite plantar 3, 5
Ferramentas de massagem 23, 171
Fibras musculares 9, 37, 233
Fibras posteriores da parte descendente do trapézio
    136
Flexão ativa do cotovelo 199
Flexão ativa do joelho 153
Flexão ativa do pescoço 140
Flexão ativa do punho 213
Flexão de joelho 30
Flexão do punho 61
Flexão lateral do pescoço para produzir um
    alongamento 134, 137
Flexão passiva e horizontal do braço 124
Flexão plantar 62, 180
Flexibilidade muscular 11, 53
Força muscular 11, 12
Formigamento 32
Formulário para elaborar um programa de
    tratamento 241

G

Glúteos 15, 99

H

Hipermobilidade 115
Histórico de saúde 237, 245, 247

I

Imobilização do tornozelo 182
Incorporação da LTM à massagem com óleo 43,
    65, 96
Index Knobber® 23, 24, 25
Introdução à liberação de tecidos moles 3

Introdução à LTM ativa 91
Introdução à LTM ativoassistida 59
Introdução à LTM passiva 37
Inversão do tornozelo 61

J

Jacknobber® 23, 24
Joelho 12

L

Lesão em chicote 239
Lesão musculoesquelética 5
Liberação de tecidos moles (LTM) para os
    membros inferiores 147
Liberação de tecidos moles (LTM) para os
    membros superiores 195
Liberação de tecidos moles (LTM) para o tronco
    113
Liberação miofascial 76
Limiar de dor 133
Linguagem anatômica 28
LTM ativa 28, 29, 91, 114, 147, 195
LTM ativa aplicada ao bíceps braquial 204
LTM ativa aplicada ao pé 173
LTM ativa aplicada ao quadríceps femoral com
    uma bola de tênis 177
LTM ativa aplicada aos escalenos 145
LTM ativa aplicada aos extensores do punho e dos
    dedos 216, 217
LTM ativa aplicada aos flexores do punho e dos
    dedos 222
LTM ativa aplicada aos glúteos 188
LTM ativa aplicada aos peitorais 127
LTM ativa aplicada aos posteriores da coxa 154,
    156
LTM ativa aplicada aos romboides 120
LTM ativa aplicada ao tríceps braquial 199
LTM ativa aplicada à panturrilha 169
LTM ativa aplicada à parte descendente do trapézio
    136, 138
LTM ativa como parte de um programa de
    atendimento domiciliar 96
LTM ativoassistida 28, 29, 59, 60, 113, 117, 147,
    154, 181, 195
LTM ativoassistida aplicada ao bíceps braquial 203
LTM ativoassistida aplicada ao eretor da espinha
    140
LTM ativoassistida aplicada ao ilíaco 192
LTM ativoassistida aplicada ao infraespinal 208
LTM ativoassistida aplicada ao levantador da
    escápula 130
LTM ativoassistida aplicada ao pé 171
LTM ativoassistida aplicada ao peitoral maior 125
LTM ativoassistida aplicada ao quadríceps femoral
    176
LTM ativoassistida aplicada aos escalenos 142, 144
LTM ativoassistida aplicada aos extensores do
    punho e dos dedos 213, 214, 215
LTM ativoassistida aplicada aos fibulares 182
LTM ativoassistida aplicada aos flexores do punho e
    dos dedos 221

Índice remissivo 267

LTM ativoassistida aplicada aos glúteos 187
LTM ativoassistida aplicada aos posteriores da coxa 151
LTM ativoassistida aplicada ao tibial anterior 179, 181
LTM ativoassistida aplicada ao tríceps braquial usando o polegar 198
LTM ativoassistida aplicada ao vasto lateral 190
LTM ativoassistida aplicada à panturrilha 166-168
LTM ativoassistida aplicada à parte descendente do trapézio 134, 135
LTM deslizante 66, 181
LTM deslizante à panturrilha 164
LTM deslizante aplicada aos extensores do punho e dos dedos 212
LTM e pontos-gatilho 12
LTM passiva 28, 29, 37, 113, 147, 195
LTM passiva aplicada ao bíceps braquial 201, 202
LTM passiva aplicada ao peitoral maior 123
LTM passiva aplicada aos adutores do ombro 206, 207
LTM passiva aplicada aos extensores do punho e dos dedos 210, 212
LTM passiva aplicada aos flexores do punho e dos dedos 220
LTM passiva aplicada aos glúteos 185
LTM passiva aplicada aos posteriores da coxa 149
LTM passiva aplicada aos romboides 115, 118
LTM passiva aplicada ao tríceps braquial com travamento por compressão 197
LTM passiva aplicada à panturrilha 158, 162, 164
LTM passiva deslizante aplicada ao bíceps braquial 202

M

Massagem holística 37
Mastectomia 123
Mensuração de eficácia da LTM 28
Meridianos 3
Métodos de LTM 28
Métodos de travamento 38
Microtraumas 11
Mouse de madeira 23
Movimento ativo do braço 126
Movimentos do tornozelo e punho 61
Músculo bíceps braquial 18, 49, 82, 102, 200
Músculo eretor da espinha 22, 65, 79, 138
Músculo gastrocnêmio 157, 162
Músculo ilíaco 10, 72, 191
Músculo infraespinal 82, 207
Músculo ísquio 152
Músculo levantador da escápula 65, 78, 128, 130
Músculo peitoral maior 126
Músculo quadríceps femoral 15, 25, 74, 98, 174, 177
Músculo semimembranáceo 155
Músculo semitendíneo 155
Músculo sóleo 7, 8, 9
Músculo tibial anterior 18, 72
Músculo trapézio 25, 76, 103
Músculo tríceps braquial 20, 48, 83, 102, 196, 197
Músculo tríceps sural 157, 158

Músculos adutores de ombro 49, 205
Músculos do antebraço 39
Músculos do tronco 113
Músculos escalenos 22, 77, 103, 141
Músculos extensores do punho e dos dedos 50, 80, 100, 209
Músculos extensores e flexores do punho 94
Músculos fibulares 73, 74, 182
Músculos flexores do punho 29
Músculos flexores do punho e dos dedos 51, 81, 101, 219
Músculos glúteos 15, 47, 74, 184
Músculos levantadores da escápula 17
Músculos peitorais 18, 52, 79, 105, 121
Músculos posteriores da coxa 15, 18, 25, 30, 37, 41, 46, 70, 71, 97, 148
Músculos romboides 47, 104, 114, 117
Músculos tensos e fracos 12

P

Palmas das mãos 19
Palpação 245, 247
Panturrilha 15, 20, 41, 44, 45, 67, 68, 99, 157
Parte descendente do trapézio 132
Pé 69, 97, 170
Perguntas iniciais ao paciente 229, 250
Pino de madeira de brinquedo 23
Planta do pé 24
Polegares 20, 21, 44, 167, 183
Pontos-gatilho na panturrilha 157
Pontos-gatilho na parte descendente do trapézio 132, 133
Pontos-gatilho nas cabeças lateral e longa do tríceps braquial 196
Pontos-gatilho no bíceps braquial 200
Pontos-gatilho no ilíaco 191, 192
Pontos-gatilho no infraespinal 207, 208
Pontos-gatilho no levantador da escápula 128, 129
Pontos-gatilho no pé 170
Pontos-gatilho no quadríceps femoral 174, 175
Pontos-gatilho no semiespinal da cabeça 138, 139
Pontos-gatilho no tibial anterior 179
Pontos-gatilho no tríceps braquial 196
Pontos-gatilho no vasto lateral 189, 190
Pontos-gatilho nos adutores do ombro 205
Pontos-gatilho nos escalenos 141, 142
Pontos-gatilho nos extensores do punho e dos dedos 209, 210
Pontos-gatilho nos fibulares 182
Pontos-gatilho nos flexores do punho e dos dedos 219
Pontos-gatilho nos glúteos 184
Pontos-gatilho nos músculos peitoral maior e peitoral menor 121, 122
Pontos-gatilho nos músculos redondo maior, latíssimo do dorso e redondo menor 205
Pontos-gatilho nos músculos romboides 114
Pontos-gatilho nos posteriores da coxa 148
Pontos-gatilho nos romboides 114
Posição neutra 60, 62
Posicionamento do paciente na maca 158
Postura estática 5

268 Liberação de tecidos moles e de pontos-gatilho

Preparo para a liberação de tecidos moles 15
Pressão 32, 41, 63, 116
Primeiros passos na liberação de tecidos moles 1
Principais pausas de manutenção, movimentos e
    posições para a LTM ativa 96
Principais pausas de manutenção, movimentos e
    posições para a LTM ativoassistida 67
Principais pausas de manutenção, movimentos e
    posições para a LTM passiva 44
Programa de tratamento 241, 254, 256
Programas de liberação de tecidos moles 225
Protração da escápula para alongar os músculos
    romboides 121

R

Reabilitação 59
Rigidez articular 4, 13
Rolos de madeira 23, 100
Rotação ativa do pescoço, provocando o
    alongamento 143, 144
Rotinas de massagem 11

S

Segurar e comprimir 20
Sinais elétricos 13
Síndrome de Ehlers-Danlos 115
Situações nas quais a LTM ativa pode ser útil 107
Situações nas quais a LTM ativoassistida pode ser
    útil 85, 86
Situações nas quais a LTM passiva pode ser útil 54

T

Tecido muscular tenso 6
Tecidos moles do pescoço 135
Técnica de massagem 3
Tendão do calcâneo 45
Tensão muscular 4, 5, 28
Terapia manual 175
Teste de elevação da perna reta 30
Teste de flexão de joelho 31
Teste de sentar e alcançar 31
Testes de amplitude de movimento e comprimento
    muscular 30
Tíbia 8
Tipos de LTM aplicados aos músculos do tronco
    113
Tipos de LTM usados nos músculos dos membros
    superiores 195
Tipos de LTM usados nos músculos de membros
    inferiores 147
Tórax 22
Tornozelo 61, 62, 182
Trabalho corporal 23
Trato iliotibial (TIT) 19, 75, 189
Travamento(s) 7, 9, 38-40, 45, 60, 63, 64, 92, 93,
    115, 155
Travamento-alongamento 4
Travamento ativo dos extensores do punho e dos
    dedos 216
Travamento da extremidade proximal do bíceps
    braquial 203

Travamento da panturrilha usando os polegares
    159
Travamento das fibras descendentes do trapézio
    com o antebraço 134
Travamento do bíceps braquial usando o polegar
    201
Travamento do ilíaco 192
Travamento do infraespinal 208
Travamento do quadríceps femoral 176
Travamento dos adutores do ombro posteriores
    206
Travamento dos extensores do punho usando o
    polegar 210
Travamento dos flexores do punho e dos dedos
    220, 221, 223
Travamento dos músculos glúteos 187
Travamento dos posteriores da coxa 149, 150, 152
Travamento dos tecidos do eretor da espinha com
    as articulações dos dedos 140
Travamento dos tecidos dos extensores do punho e
    dos dedos 213
Travamento dos tecidos do tórax na LTM ativa 127
Travamento dos tecidos na parte média da
    panturrilha 160
Travamento do tríceps braquial 198
Travamento por compressão 93
Travamento por compressão ativa do bíceps
    braquial 204
Travamento por compressão do tríceps braquial
    199
Travamento suave do levantador da escápula com o
    cotovelo 131
Travamento suave dos escalenos 143-145
Travamento suave dos músculos glúteos usando o
    cotovelo 186
Travamento suave do TIT 190
Travamento suave na panturrilha usando o
    cotovelo 166
Três métodos de LTM 28
Tronco 113

U

Uso da coxa para realizar a dorsiflexão passiva do
    tornozelo 163
Uso da LTM ativa para tratar pontos-gatilho 107
Uso da LTM ativoassistida para tratar pontos-
    -gatilho 84
Uso da LTM passiva para tratar pontos-gatilho 55
Uso de ferramentas para aplicar a LTM 23
Uso do corpo para aplicar a LTM 15
Uso do dorso dos dedos para realizar um
    travamento na panturrilha 163

V

Veias varicosas 106
Visão geral das aplicações da LTM ativa 110
Visão geral das aplicações da LTM ativoassistida 88
Visão geral das aplicações da LTM passiva 57